新体系看護学全書

老年看護学❶
老年看護学概論／
老年保健

メヂカルフレンド社

まえがき

　本書は特に看護学の基礎教育課程において，老年看護学を深く理解し，実践するための基礎を学ぶテキストとして，編集されている。前版（第4版）の出版から4年が経過したことを受け，このたび第5版を数える改訂を行った。

　今日の看護教育においては，新型コロナウイルス感染症（COVID-19）の拡大により，オンライン講義を取り入れることが増えてきている。ライブによるリアルタイム型の講義や録画視聴によるオンデマンド型講義，これに加えて従来の対面講義や演習と，講義の形式は多様化している。しかし，いずれの形式の講義であっても，大切なのは教員からの一方的な講義を受けるばかりでなく，学生自身が主体的に調べ，考える力を身につける学習スタイルをもつことである。老年看護学の基礎的知識を身につけ，しっかりと定着させ，実際に看護を展開する際には，身につけた知識を自身の引き出しから取り出し，組み立てていくことが必要となる。そのため，講義を受ける前の学習や，事後の復習，そして実習に臨む前の自己学習の際にも本書を活用してほしい。

　第4版刊行時よりも社会の少子・高齢化はさらに進み，日本は少子・超高齢社会かつ成熟社会の最中にある。このような社会において，老年看護学は，高齢者の健康増進・疾病予防からエンド・オブ・ライフに至るまでの連続した健康と生活にアプローチする実践科学として進展し続けている。高齢者看護では，高齢者自身が生きてきた背景や価値観を重視し尊重する姿勢が大切である。高齢者がより健康な生活を送るため，あるいは，疾患とともによりよく生きるため，そしてエンド・オブ・ライフを迎えようとしている高齢者と家族にあっては，よりその人らしく，最期まで尊厳を保った生活を送るため，多様な方向からの看護ケアを考えることが重要となる。

　『老年看護学①老年看護学概論／老年保健』では，体系立てて老年看護学を学べるよう，章構成の見直しを行った。高齢者について理解するための背景や，身体的・心理的・社会的特徴を示し，老年看護の基本となる考え方や高齢者を取り巻く保健医療福祉制度を解説している。これに加え，健康増進（ヘルスプロモーション）－急性的な疾患や病状の変化－リハビリテーション期－慢性・不可逆的疾患とともに生活する状態－エンド・オブ・ライフという，経過別の一連の状態を念頭において，高齢者への看護についてまとめた。また，自宅・医療機関・社会福祉施設といった高齢者を支える生活の場についても考慮し，医療機関だけでなく，地域の多様なケア施設，地域包括ケアに位置づけられる様々なケアサービスを視野に入れ，いずれの場においても共通する看護について言及している。

一方，『老年看護学②健康障害をもつ高齢者の看護』では，高齢者をアセスメントするための視点を重視し，老年期に多くみられる疾患をあげ，基本的な老年看護の技術について述べている。今回の改訂では，フレイル（虚弱）やロコモティブシンドローム（ロコモ），サルコペニア，スキンテアなど，近年注目されているトピックスの追加も行っている。

　このほか，本書は，国家試験出題基準を網羅した構成となっており，巻末には国家試験問題の過去問題と解答・解説も付記している。講義の際だけでなく，講義のための予習・復習や国家試験対策，ひいては看護師として看護の現場に従事する際の行動指針として，幅広く本書を活用してほしい。

　高齢者への看護サービスを提供する場は医療分野にとどまらず，保健・福祉分野にも広がっている。各々の場において，高齢者の生活の質の向上を図り，高齢者と家族がその人らしく生きることができるよう，質の高い看護支援が求められている。本書がそれについて学ぶ一助となれば幸いである。

2020 年 11 月

亀井智子

執筆者一覧

編集

亀井　智子　　聖路加国際大学大学院看護学研究科教授

執筆（執筆順）

亀井　智子　　聖路加国際大学大学院看護学研究科教授
山本　由子　　東京医療保健大学千葉看護学部看護学科准教授
高橋　恵子　　聖路加国際大学大学院看護学研究科准教授
鈴木みずえ　　浜松医科大学医学部看護学科老年看護学教授
糸井　和佳　　帝京科学大学医療科学部看護学科准教授
河田　萌生　　聖路加国際大学大学院看護学研究科助教
金盛　琢也　　浜松医科大学医学部看護学科老年看護学講師
木島　輝美　　札幌医科大学保健医療学部看護学科講師
飯岡由紀子　　埼玉県立大学大学院保健医療福祉学研究科教授
川上　千春　　聖路加国際大学大学院看護学研究科准教授
高橋奈津子　　聖路加国際大学大学院看護学研究科准教授
尾﨑　章子　　東北大学大学院医学系研究科老年・在宅看護分野教授
堀内　園子　　NPO法人なずなコミュニティ・グループホームせせらぎ
六角　僚子　　三重県立看護大学大学院看護学研究科教授

目次

第 **1** 章

高齢者の理解

この章では

- 老年期の定義・意義について理解する。
- 高齢者の生きてきた時代について学び，時代背景から高齢者を理解する。
- 高齢者の身体的特徴，心理的特徴，社会的特徴から高齢者を理解する。
- 高齢者のライフサイクル，発達課題の側面から高齢者を理解する。

I 高齢者とは

A 高齢者人口の推移と特徴

▶ **高齢化の指標**　65歳以上の高齢者人口が総人口に占める割合を**高齢化率**，15〜64歳の人口（生産年齢人口）に対する65歳以上の高齢者人口の比率を**老年人口指数**という。高齢化率が7％を超えた社会を**高齢化社会**，14％を超えると**高齢社会**，21％を超えると**超高齢社会**とされている。高齢化社会から高齢社会へ達するまでの所要年数（高齢化率が7％から14％に達するまでに要した期間）を**倍加年数**といい，フランスは115年，スウェーデンは85年であった。一方で，日本の倍加年数は24年と非常に短く，短期間で高齢化が進行したといえる。

▶ **高齢社会の現状**　わが国の超高齢社会を特徴づける最大の現象は，75歳以上の後期高齢者人口が，2065年には全人口の26％と，今後も著しく増え続けると推計されることである（図1-1）。戦後の1950（昭和25）年には5％程度であった高齢化率は1994（平成6）年に14％，2007（平成19）年に21％を超えた。生活状況の改善や医療技術の進歩による死亡率の低下や少子化の進行などにより，第2次世界大戦後わずか50年足らずで平均寿命は世界のトップレベルとなり，これを保持している（表1-1）。なお，2013（平成25）年に

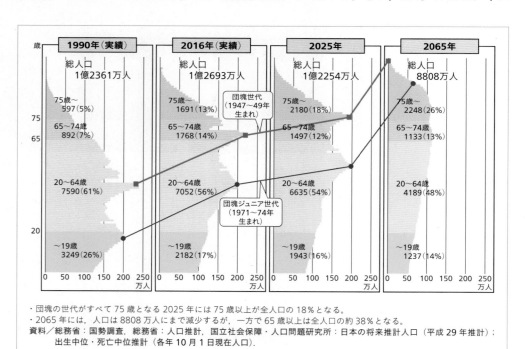

・団塊の世代がすべて75歳となる2025年には75歳以上が全人口の18％となる。
・2065年には，人口は8808万人にまで減少するが，一方で65歳以上は全人口の約38％となる。
資料／総務省：国勢調査，総務省：人口推計，国立社会保障・人口問題研究所：日本の将来推計人口（平成29年推計）；
　　　出生中位・死亡中位推計（各年10月1日現在人口）．

図1-1 日本の人口ピラミッドとその推移

表1-1 平均寿命の国際比較

	男	女	作成期間
日本	81.47	87.57	2021
アイスランド	81.2	84.3	2020
スウェーデン	80.60	84.29	2020
スイス	81.6	85.6	2021
イギリス	79.04	82.86	2018-2020
アメリカ合衆国	74.5	79.9	2020
シンガポール	81.5	86.1	2020
オーストラリア	80.85	85.04	2017-2019

資料／当該政府からの資料によるもの.

表1-2 高齢者の死因順位

	男性			女性		
	第1位	第2位	第3位	第1位	第2位	第3位
65～69歳	悪性新生物	心疾患	脳血管疾患	悪性新生物	心疾患	脳血管疾患
70～74歳	悪性新生物	心疾患	脳血管疾患	悪性新生物	心疾患	脳血管疾患
75～79歳	悪性新生物	心疾患	脳血管疾患	悪性新生物	心疾患	脳血管疾患
80～84歳	悪性新生物	心疾患	脳血管疾患	悪性新生物	心疾患	老衰
85～89歳	悪性新生物	心疾患	老衰	悪性新生物	心疾患	老衰
90～94歳	悪性新生物	心疾患	老衰	老衰	心疾患	悪性新生物
95～99歳	老衰	心疾患	悪性新生物	老衰	心疾患	悪性新生物
100歳以上	老衰	心疾患	肺炎	老衰	心疾患	脳血管疾患

資料／厚生労働省：令和4年人口動態統計.

は全国民の4人に1人が高齢者（65歳以上）となっている。また，高齢者の上位の死因は表1-2のようになっている。

▶ 医療の対象としての高齢者　高齢者は若年者と比較して慢性疾患などにかかる機会がより多く，日々の生活を送ること自体が療養である期間が長期にわたるため，医療機関では高齢者を多くみかける状況がある。20世紀の医療では，臓器ごとに専門医が分化して診断治療技術が向上し，病気を治す医療が発展した。しかし，人体は20～30歳代をピークとして各臓器の機能低下が始まる。高齢者は，加齢そのものによる心身の変化のほか，治癒に至らない生活習慣病，転倒やめまいなどの高齢者特有の問題を背景としてもっている。そこでは，治す医療の対象よりも，健康でも病気でもない状態（虚弱［フレイル］）にある高齢者が多数を占めている。虚弱高齢者の医療面を支えながら，よりよく生活を送れるようにサポートする役割が求められている。

▶ 家族機能の変化　今後，ますます医療および生活支援の依存度が高い高齢患者への対応が必要となる一方で，65歳以上の高齢者がいる世帯の，全世帯に占める割合の増加が顕著である（後出図1-13）。世帯人数は減少傾向，高齢者の単独世帯または夫婦のみ世帯は増加傾向を示しており，高齢者の日常生活や療養生活を支える家族や介護者の不足，在宅における生活支援機能の低下といった問題が生じている。

B 多様な高齢者像

　高齢者は，ほかの年齢層に比して個人差が大きく，90歳を超えても元気に活躍している人もいれば，60歳代で介護を必要としている人もいる。その身体的背景，住環境，価値観や生活スタイルなどには，長い人生をとおした様々な理由がある。そこでは人間が歳をとること（加齢）を身体的・生理的・社会的側面からのみでなく，心理的・哲学的にとらえることが必要である。

　社会構造は，おおむね若年者や生産世代である中年者の基準で整備されており，高齢者には物理的・身体機能的に不便なことが多い。戦後の医学，技術の進歩により多くの生命が救われ，平均寿命が延び長寿者が増加している。急速に高齢社会に突入したため，住居や交通システム，買い物の利便性といった社会基盤における対応が遅れている。社会政策，経済政策，マンパワー政策，何より高齢者の生活への意識変革が求められているといえる。

　また，高齢者の健康上の課題に対応する人材育成，ケアの質の確保，ケア体制などが大きな課題となっている。高齢者への支援の内容も健康長寿から終末期までと幅広く，家族や地域住民への支援をはじめ，求められる役割が広がっている。高齢者の機能をできるだけ維持し，QOLを高めていくことが求められている。以下に，老年看護の対象者の例をあげる。

事例1：転倒をきっかけに閉じこもるAさん

　Aさんは83歳の女性で，夫を早くに亡くしてから一人で都市近郊の一軒家に暮らしている。近所の知り合いと話をしたり，庭の手入れをしたりして過ごしている。車で20分ほどのところに娘が嫁いでおり，時々様子を見に訪れていた。

　Aさんは，コレステロールが少し高いと診断されて内服薬を処方されているが，ほかはこれといって悪いところはない。杖なしで歩いており，近所の集まりで，自分より若い世代（60～70歳代）の人が「膝が痛い」「椅子でないと座れない」と話しているのを聞いて，「正座もできないようじゃ困るね」とあきれた様子だった。

　ある日，玄関で靴を脱いで中に入ろうとしたところ，バランスをくずし，床に倒れた。腰と腕をぶつけ，しばらく動けないでいたところを娘が訪ねてきて，そのまま病院を受診した。検査の結果，幸い骨折はなかった。しかし，「骨が年相応にもろくなってきていますから，重いものを持たないように」と言われたことを気にしていた。診察時，医師の声はひそひそ声で聞こえにくく，看護師は早口のため何度も聞き直した。検査で戸惑っていると，検査技師から大きな声で呼ばれ，叱られている思いがした。診察や採血で，あっちへ行ったり，こっちへ行ったり，目が回るようで，すっかり疲れてしまった。検査では，以前より腰が曲がり，身長が去年より5cm縮んでいることがわかった。

　その後，Aさんは腰の痛みがとれず，自宅から少し離れた整形外科病院に通院することになった。バスや電車では，料金の支払い方法がわからずもたもたして周りに迷惑をかけないかと不安なため，娘に車で送り迎えしてもらっていた。物を持ち上げる動作は骨によくないと考え，荷物を持たなくてすむように，娘がシルバーカーを購入してくれた。舗装された平らな道路では便利だが，歩道と道路のちょっとした段差やスロープ，2，3段の階段などで疲れてしまい，休み休みでないと進めなかった。また転んでしまったらと思うと心配で，しだいに外出が億劫になった。家でじっとしている時間が長くなって，人と話す機会が減り，気分も沈みがちになった。食欲もなく，体重が減り，手足がすっかり細くなってしまった。

▶ **事例1における高齢者の理解**　高齢者が暮らす地域は様々であるが，段差がなくゆっくり歩ける安全な歩道を備えた地域はほとんどないであろう。また，高齢の買い物客が，買い物袋や荷物を運ぶ途中に，ほんの少しひと息入れたり，休めたりできるベンチがある所もまだまだ少ない。また，よろよろ歩くことしかできないと，思考力や記憶力も損なわれていると判断されてしまうことすらあり，こうした状況が高齢者の外出を妨げる一因となっている。事例のような診察時の対応に対して高齢者がどのように感じるかということにも配慮が必要である。以下のような点を考える必要がある。

- 高齢者の聴力，視力に合わせた話しかた，声の大きさ，話す速さ。
- 慣れない場所での検査，あるいは検査時の衣服の着脱，場所の移動，説明などをどのように行うか。
- 転倒への恐怖感，痛み，活動への不安感への援助。
- 高齢者が外へ出なくなったことにより身体面・心理面にどう影響するか。
- 高齢者のバランス，歩行能力を考慮した安全な歩道環境・住環境とはどのようなものか。

事例2：認知症と診断されていたBさん

　Bさんは80歳の女性である。夫に先立たれてからは，集合住宅の1階で独身の長男と暮らしていた。もの忘れが目立ち，起立性低血圧で通院先の医師から，8年前にアルツハイマー型認知症と診断されていた。

　もともと活発で，清掃などのボランティア活動もすすんで引き受けるなど，きれい好きであったが，数か月ほど前から1人で入浴することができなくなり，長男が促すと「うるさい，触るな」「昨日，入った」などと，険しい表情で言い返すようになった。困った長男が医院に相談すると，認知症の進行が指摘され，その結果，要介護3の認定を受けた。

　Bさんは介護サービスを受けることになったが，やはり入浴を嫌がり，汗をかいても服を脱ごうとしなかった。一度，何とか入浴できたが，そのときは険しい顔つきで，いつまでも着替えようとしなかった。

　ある日，Bさん宅に訪問看護師が巡回した。その日は半袖でも暑い日だったにもかかわらず，Bさんは長袖の重ね着だった。看護師は，すぐに入浴させようとはせず，まずお茶をすすめて，ゆっくり話を聞く時間をもった。次に，浴槽の高さや深さ，照明などを確認した。Bさんはたたんである服にはまったく触ろうとしないが，ハンガーにかけて吊るしてあると，腕を差し入れて着ることができることがわかった。

　初回の訪問では，看護師は次回の訪問日と時間をカレンダーに記入し，「またきます」と言って帰った。翌週はBさんの手をタオルで温め，爪を切りながらゆっくり話を聞いた。その翌週は足浴を行い，フットケア・爪切りを行った。Bさんは同じ看護師が訪問することに慣れ，自宅で入浴することを納得した。

▶ **事例2における高齢者の理解**　からだをきれいにすることは，食べること，飲むことと同様に，人間らしく生きるために欠かすことができないものであり，社会性や精神的な安寧にも深くかかわっている。看護師は患者の身のまわりを整える習慣や能力に関してアセスメントし，できる能力を見きわめ，心地よい環境をつくり，妨げとなる事柄をできるだけ排除するために，以下のような点を考える必要がある。

- 認知症の進行による記憶障害，失認，失行が，生活行動にどのように影響を及ぼしているか。

- Bさんの入浴習慣，入浴手順は，家族や介護サービスによる援助とどこが異なるか。
- 衣服の着脱の機能，保清や入浴のための身体機能はどうか。
- きれい好きのBさんの心地よい状態，入浴や身だしなみへの思いをとらえているか。

事例3：慢性疾患をかかえるCさん

Cさんは76歳の男性で，若いときから働き者で，妻と自営業の食堂を切り盛りしてきた。あまり自分のからだのことを考える余裕がなかったが，高血圧症と糖尿病は30年ほど前から内服治療を続けていた。

食べることが好きなCさんは徐々に体重が増え，身長170cmで体重86kgと肥満だった。薬を飲み忘れることもあり，血圧や血糖のコントロールは二の次だった。5年前に脳梗塞で倒れ，左半身不全麻痺が残った。リハビリテーションのかいあって，杖をつきながらも身の回りのことは何とか行えるようになったが，立ち仕事は難しくなり，仕事を息子に譲って妻と二人暮らしの生活を送っていた。

最近，Cさんは靴下を履いていても足先が冷えて眠れないことが繰り返しあった。担当医を受診すると，動脈硬化が進行して下腿の血管が閉塞してきていることがわかった。そのため数kgの減量をするよう注意され，さらに心臓の検査入院を勧められた。Cさんは「できればやりたくない。食事を制限されたり，からだに針を刺したりするのは怖い」と答えた。しかし，医師からは「このままでは血管が詰まってしまい，下肢切断になる可能性もある」と告げられた。

Cさんは，これから孫の面倒を見ながら楽しくやって行こうとしていた矢先のことで，落ち込んでいる。Cさんは「車椅子生活になると，家族や人の手を借りることになってしまうだろう。一生懸命働いてきたのに，これからどうなるんだろう」と考え憂うつだった。

▶ **事例3における高齢者の理解**　家族を支え，人生を送ってきた高齢者にとって，病気によって自分が家族に迷惑をかける状況になることへの不安は計り知れない。こうした高齢者を理解し，適切に援助するためには，以下のような点を考える必要がある。
- 検査入院に乗り気でない理由は何が考えられるか。
- 一生懸命働いてきたCさんのやりきれない思いを受けとめたか。
- Cさんは，慢性疾患とどう向き合っているか。
- Cさんのもっている力を評価したか。
- 生活習慣を変えるにはどのような支援が必要か。

C 高齢者の健康のとらえかた

1. 平均寿命と健康寿命

健康寿命*は世界保健機関（WHO）が提唱した新しい指標で，平均寿命から寝たきり状

---

* **健康寿命**：人の寿命において「健康上の問題で日常生活が制限されることなく生活できる期間」。0歳の平均余命から障害を有して生存する期間を差し引いたもので，健康上の問題で日常生活が制限されることなく生活できる期間をいう。介護保険導入後の市町村の在住高齢者の健康寿命は，健康寿命≒0歳時平均余命－（65歳時平均余命－65歳時自立平均余命）で算出されている。

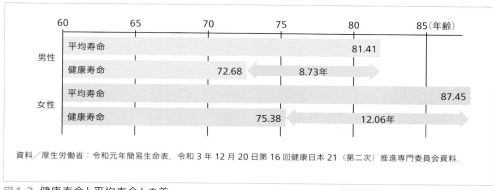

図1-2 健康寿命と平均寿命との差

態などの介護を要する期間を差し引いた期間である。平均寿命と健康寿命との差は，日常生活に制限のある「健康ではない期間」を意味し，できるだけ差が小さいことが望まれる。2019（令和元）年，男性8.73年，女性12.06年であった（図1-2）。

2. 虚弱（フレイル）

後期高齢者の特徴の一つに，これまで「虚弱」と表現されてきたフレイル（frailty）の顕在化がある。

▶ フレイル　フレイルは健康な状態と機能障害の中間に位置づけられ（図1-3），加齢に伴う様々な機能低下，予備能力の低下を基盤として，ストレスに対する脆弱性が増大し，健

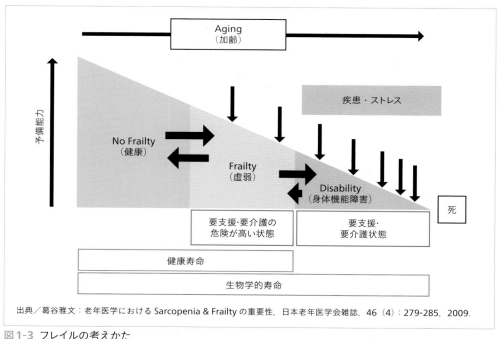

出典／葛谷雅文：老年医学における Sarcopenia & Frailty の重要性，日本老年医学会雑誌，46（4）：279-285，2009.

図1-3 フレイルの考えかた

1 高齢者の理解
2 老年看護学とは何か
3 老年看護の理論・概念
4 保健医療福祉制度
5 高齢者の権利擁護
6 経過別にみた老年看護
7 外来における老年看護
8 治療における老年看護
9 地域・在宅における老年看護
10 リスクマネジメント

表 1-3 Fried らによるフレイルの基準

❶ 体重減少
❷ 主観的疲労感
❸ 日常生活活動量の減少
❹ 身体能力（歩行速度）の減弱
❺ 筋力（握力）の低下
5 項目中 3 項目以上該当すればフレイルとする。

出典／Fried, L.P., et al.：Cardiovascular Health Study Collaborative Research Group：Frailty in older adults：evidence for a phenotype. Journals of Gerontology. Series A, Biological Sciences and Medical Sciences, 56（3）：M146-56, 2001.

康障害や日常生活行動に支障が生じやすい状態を指している。フレイルは，個体を形成する細胞や組織の機能の低下，恒常性の維持が困難になる身体的要素だけでなく，精神的要素や社会的要素が絡み合っている。単一疾患や併存疾患による機能低下だけでなく，臨床的な症状は呈していないものの複数の機能低下に起因することがあり，適切な援助によりフレイルを進行させない，状態の維持および要介護状態になることへの予防的取り組みの指標として期待されている（表 1-3）。

▶ **フレイルの顕在化と医療提供体制の変化**　人口構造の変化，疾病構造の変化に伴い，医療提供体制に変化が求められている。従来の急性期疾患を対象とした病院医療から，慢性期医療，障害者医療，リハビリテーション，終末期医療，緩和医療，在宅医療，それらを含めた包括医療の需要が今後さらに高まると予測される。

　人口構造と求められる医療の現状から，国家政策として市町村による地域包括ケアシステムの構築が進められている。これは医療の中心が，病院から地域・在宅に移行するものである。在宅医療の主体が，「不定期な往診」から，むしろ通院できない患者に対する「定期的な訪問診療」となってきており，在宅医療の整備が急速に進められている。

　自宅では対応困難と考えられていた人工呼吸器を装着した患者，胃瘻の管理を必要とする患者が，様々なサービスを活用し地域で生活することが可能となってきている。また，後期高齢者の増加によって在宅での看取りケアのニードも高まっている。

　このような背景からも，老年看護は，高齢者への看護だけではなく，病院と在宅との連携，フレイルな高齢者への対症的・予防的対応，リハビリテーションの視点，家族や地域のサービス資源の活用，各専門職との連携といった包括ケアの中心的な位置にあるといえる。

II　高齢者の生きてきた時代

　日本人の平均寿命は，女性 87.57 歳，男性 81.47 歳となっている（令和 3 年簡易生命表）。現在の 75 歳以上の高齢者は昭和の戦前・戦中生まれも多く，大きな社会変動（金融恐慌，戦争，戦後の混乱，高度経済成長など）を経験してきた人たちである。高齢者看護を行う際，高

表1-4 高齢者が生きてきた時代背景

年	主な出来事
1914 (大正3)	第1次世界大戦の開戦
1927 (昭和2)	日本の金融恐慌
1929 (昭和4)	世界恐慌
1931 (昭和6)	東北地方の大凶作, 昭和恐慌
1936 (昭和11)	二・二六事件
1937 (昭和12)	日中戦争
1941 (昭和16)	第2次世界大戦 (太平洋戦争) の開戦
1943 (昭和18)	学徒出陣
1945 (昭和20)	東京大空襲, 広島・長崎に原爆投下, ポツダム宣言の受諾
1946 (昭和21)	日本国憲法の交布, 婦人参政 (女性参政) による選挙
1947 (昭和22)	日本国憲法の施行
1947 (昭和22) ～ 1949 (昭和24)	第1次ベビーブーム (団塊の世代)
1950 (昭和25)	都市化の進行 (第1次産業48.5%, 第3次産業29.6%)
1960 (昭和35)	池田内閣「所得倍増計画」の発表 (第1次産業32.7%, 第3次産業38.2%)
1964 (昭和39)	東京オリンピック開催, 東海道新幹線の開通
1966 (昭和41)	日本の人口が1億人を突破
1973 (昭和48)	石油ショック (第1次)
1970 (昭和45)	日本は高齢化社会に突入 (高齢者の総人口に占める割合が7%に)
1994 (平成6)	日本は高齢社会に突入 (高齢者の総人口に占める割合が14%)
1971 (昭和46) ～ 1974 (昭和49)	第2次ベビーブーム

齢者の生きてきた時代背景を理解したうえで支援することは大切である。

　ここでは高齢者が生きてきた時代背景を理解するために, 大正から昭和の時代を振り返っておく (表1-4)。

1. 大正から昭和20年 (終戦) まで

　1914 (大正3) 年に, 第1次世界大戦が開戦された。その後の影響から, 1927 (昭和2) 年に日本では金融恐慌が起こり, 銀行の倒産が相次いだ。1929 (昭和4) 年には世界恐慌が始まり, 世界的な不況状態が続いた。1931 (昭和6) 年には, 東北地方が大凶作に見舞われ貧困にあえぎ, 都市部では企業倒産が相次ぐ昭和恐慌が起こっている。

　1936 (昭和11) 年には, 昭和維新の名のもとに陸軍の青年将校らによる二・二六事件が起こっている。1937 (昭和12) 年に日中戦争が始まると, 民主主義や自由主義の思想弾圧が激しくなっていった。

　1941 (昭和16) 年に第2次世界大戦 (太平洋戦争) が始まると, 物資不足が深刻化し, 物資の配給制が強化され, 国民生活は苦しいものとなった。1943 (昭和18) 年には戦地での日本軍の敗退が続き, 学徒出陣が始まっている。戦禍が増し, 都会に暮らす子どもは地方などに学童疎開を行っている。

　戦況は悪化し, 1945 (昭和20) 年3月に東京などが大空襲を受け, 次いで8月には広島・

1 高齢者の理解
2 老年看護学とは何か
3 老年看護の理論・概念
4 保健医療福祉制度
5 高齢者の権利擁護
6 経過別にみた老年看護
7 外来における老年看護
8 治療における老年看護
9 地域・在宅における老年看護
10 リスクマネジメント

長崎に原爆が投下され，その後のポツダム宣言の受諾により終戦を迎える。

　現代を生きる 75 歳以上の高齢者は，幼少期から青年期に至るまで，このような生活の貧しさ，戦争による様々な体験や苦難，日常生活への影響を受けていたといえる。

▌ 2. 戦後の発展と混乱

　第 2 次世界大戦後，1946（昭和 21）年に日本国憲法が公布され，1947（昭和 22）年に施行された。この頃，従来は男性のみに認められていた参政権が女性にも認められ，婦人参政（女性参政）による選挙や女性衆議院議員の誕生など，女性の政治への参加が始まった。

　1947（昭和 22）年から 1949（昭和 24）年に第 1 次ベビーブームが起こり，この 3 年間の出生数は 250 万人を超えている。この期間に生まれた世代を団塊の世代とよんでいる。

　1950（昭和 25）年以降，日本は急激な都市化が進行していった。1950（昭和 25）年に第 1 次産業 48.5 ％，第 3 次産業 29.6 ％であったものが，1960（昭和 35）年には 32.7 ％，38.2 ％に逆転している（2010［平成 22］年国勢調査より）。同時に地方産業は衰退し，多くの地方都市の人口を激減させ，都市の過密化，地方の過疎化を引き起こした。

　1960（昭和 35）年に池田内閣は「所得倍増計画」を発表し，その後，日本は高度経済成長を遂げていった。日本は農業国から重化学工業国へと変化し，不足した労働力は地方から集団就職などによって補われ，地方の過疎化と都市部の過密化はさらに進行した。また，重化学工業の発達により環境の悪化が進み，公害問題が続発した。

　1964（昭和 39）年に東京オリンピックが開催され，これに合わせて東海道新幹線が開通している。1966（昭和 41）年には日本の人口が 1 億人を突破した。

　1973（昭和 48）年の石油ショックを機に，紙不足，電力・ガス・石油化学製品の値上げなど，激しく物価が上昇していった。その後も不況が続き，高度経済成長は終焉を迎えている。

▶ 高齢化の進展　1970（昭和 45）年に 65 歳以上高齢者の総人口に占める割合が 7 ％に達し，日本は高齢化社会に突入した（その後，1994［平成 6］年には高齢者の総人口に占める割合が総人口の 14 ％［高齢社会］，2007［平成 19］年には 21 ％を超え，超高齢社会となった）。1971（昭和 46）年から 1974（昭和 49）年には第 2 次ベビーブームが起こり，同時期に日本人の平均寿命は 70 歳を突破している。

＊ ＊ ＊

　現在 80 〜 90 歳代の高齢者は，このような昭和の戦前・戦中に幼少期を過ごし，戦後に青年期，壮年期を送り，平成に入り老年期を迎えている。戦後の高度経済成長は，所得の増加をもたらし，人々の生活水準を向上させ，物質的な豊かさをつくりあげた。このことに現在の高齢者は大いに貢献してきたといえる。

1

高齢者の理解

2 老年看護学とは何か

3 老年看護の理論・概念

4 保健医療福祉制度

5 高齢者の権利擁護

6 経過別にみた老年看護

7 外来における老年看護

8 治療における老年看護

9 地域・在宅における老年看護

10 リスクマネジメント

Ⅲ 高齢者の身体的特徴

A 老化のメカニズム

▶ 老化の要因　老化に関与する要因には諸説ある（表 1-5）。人の身体細胞は酷使と乱用によって損傷するという**消耗説**，内分泌系（ないぶんぴつけい）の低下による**神経内分泌説**，DNA により遺伝的要因が規定されているという**遺伝子説**，老化には活性酸素による酸化障害が関与しているという**フリーラジカル説**，細胞分裂を繰り返すうちに細胞の染色体末端にある構造たんぱくのテロメアの末端が短くなりすぎると，細胞分裂が鈍化して老化が起こるという**テロメラーゼ説**などである。

老化には，これら遺伝子や細胞レベルの老化と，それにより引き起こされる身体面の機能低下がある。身体的な機能低下が顕著（けんちょ）に現れるのは，75 歳を超えた後期高齢期であるといわれるが，老化やその速度は個人差が大きい。

▶ 老化の特徴　アメリカの老年学者ストレーラー（Strehler, B. L.）[1] は，老化の特徴を「すべての生命体に認められ，決して避けてとおることはできない（普遍性），老化は環境因子

表 1-5　老化の諸学説

学説	老化の考え方
消耗説	1882 年にドイツの生物学者オウグスト・ワイズマン（Weismann, A.）が唱えた説。生体を長く使用した結果，補給と再生が追いつかなくなり，心身が消耗していくという考えかた。
老化プログラム説	老化は生体内に組み込まれたプログラムに従って進行するという説。1960 年代に細胞分裂の回数には限度があることが発見された。
機能衰退説	生体の内分泌系などの器官や臓器の萎縮や機能低下が，老化の要因であるという説。
エラー破局説	細胞に不規則な変性・変異が蓄積して最終的に細胞分裂が止まり，老化をもたらすという説。
体細胞廃棄説	老化プログラム説あるいはエラー破局説単独では老化をうまく説明できないために考えられた。加齢とともに細胞数の減少や細胞機能の低下により，細胞が失われていくという説。
変性生体物質説	生体機能の低下を起こす原因として，加齢による生体物質の変化・変性と，それらが十分に修復できないことをあげた説。
細胞障害説	環境温度，酸素，放射線，紫外線など，環境因子の変化が寿命に影響を与えるという説。
神経内分泌説	ロシアのウラジミール・ディルマン（Dilman, V.）は，内分泌系に焦点を当てて「消耗説」をさらに発展させた。加齢によって体内で生産されるホルモンの量が減るため，自己治癒力や自己調節機能がしだいに衰えるという説。
遺伝子説	DNA の遺伝形質によって，寿命はあらかじめプログラムされているという説。
フリーラジカル説	アメリカのデナム・ハーマン（Harman, D.）によって明らかにされた。「フリーラジカル」とは，自由に動き回る電子をもった分子構造で，非常に不安定で，ほかの分子とすばやく反応しやすい。それによって破壊的な作用をもたらす「酸化」が起こり，老化につながるという説。
テロメラーゼ説	遺伝子工学の進歩によって生まれた新しい学説。染色体の末端にある構造自体をテロメアといい，これは染色体を保護する役目を果たしているが，細胞が分裂を繰り返すたびに短くなり，これが短くなりすぎると，細胞の分裂は鈍化し，最終的には分裂できなくなる。これが細胞の老化のメカニズムではないかという説。

表1-6 一般的な高齢者の身体的特徴

①予備力の低下	病気になりやすくなる
②内部環境の恒常性維持機能の低下	環境の変化に適応する能力が低下する a) 体温調節能力の低下：たとえば外気温が高いと体温が上昇してしまうことがある。 b) 水・電解質バランスの異常：発熱，下痢，嘔吐などにより容易に脱水症状を起こす。 c) 耐糖能の低下：血糖値を一定に維持する能力の低下。インスリンや経口糖尿病薬治療を受けている糖尿病患者は低血糖を起こしやすくなる。 d) 血圧の変化：加齢とともに血圧が上昇する傾向にある。
③複数の病気や症状をもっている	治癒もするが障害が残ったり，慢性化しやすくなる
④症状が教科書どおりには現れない	診断の基準となる症状や徴候がはっきりしないことが多い 例えば肺炎の一般的な症状といわれる高熱・咳・白血球増多も高齢者の場合50〜60％しかみられないといわれている
⑤現疾患と関係のない合併症を起こしやすい	病気により安静・臥床が長期にわたると，関節の拘縮，褥瘡の発症，深部静脈血栓症，尿路感染などさまざまな合併症を起こしやすくなる
⑥感覚器機能の低下	視力障害，聴力障害などが現れる

出典／東京都介護職員スキルアップ研修カリキュラム検討委員会監：医療ニーズを見逃さないケアを学ぶ介護職員・地域ケアガイドブック：介護職員スキルアップテキスト，東京都医師会，2011，p.39.

によっても影響されるが，あらかじめ遺伝的に規定されており，成熟後に発現する（内在性），老化の過程は時間とともに進行し，しかも一度起こった老化は不可逆的で，元に戻ることはない（進行性），老化の過程で出現する現象は機能の低下を伴うため，生体にとって有害なものばかりである（有害性）」と述べている。

このことから，生物体としての人の老化は不可避であるといえるが，個人に生じる老化のプロセスは規定されるものではないと考えられる。その人が置かれている生活環境や生活習慣，本人の心理的状態，社会的状態によって老化のしかたには違いが生じるといえる。

▶ 老化の身体的特徴　一般的な高齢者の身体的特徴として，加齢に伴い身体予備力や防御機能は低下する。また，内部環境の恒常性維持機能が低下するため，体温調節，水・電解質バランス，耐糖能は低下する。複数の疾病や症状をもつことも多くなり，その症状は非定型的である。合併症リスクも高く，原疾患とは関係のない合併症を起こしやすくなる。感覚器機能の低下も生じやすい。疲労からの回復力は低下し，環境への適応力の低下が現れる（表1-6）。

B 老化と加齢

老化（senescence）とは「成熟期後もしくは生殖期後に加齢とともに不可逆的に進行する多くの分子的，生理的および形態学的な衰退現象」[2]をいう。これは成熟以後の衰退を指している。

一方，加齢（エイジング：aging）とは「生物体が年齢をとる過程で自然に起こるすべての変化の総体」[3]を指し，必ずしも衰退のみを指すものではない。

1
高齢者の理解

2
老年看護学とは何か

3
老年看護の理論・概念

4
保健医療福祉制度

5
高齢者の権利擁護

6
経過別にみた老年看護

7
外来における老年看護

8
治療における老年看護

9
地域・在宅における老年看護

10
リスクマネジメント

C 身体的機能の加齢性変化と日常生活への影響

　人体の臓器の重量は，加齢とともに低下していく（図1-4）。同時に各器官は機能の低下を招く。以下，各臓器・器官の加齢性変化を表1-7にまとめ，その詳細と加齢性変化に伴う日常生活への影響について本文に示す。

1. 脳・神経系の加齢性変化と日常生活への影響

1 加齢性変化

　加齢に伴い脳重量は減少し，大脳の萎縮，神経細胞・神経線維数の減少，神経伝達物質の活性低下，脳血流量の部分的低下，脳代謝の低下などをきたす。そのため一般的に，記銘力の低下，反射の減弱，知覚や反射の遅れ，動作の緩慢さが生じる。

　認知機能の低下は，これらに起因する老化によるもの忘れと，脳の器質的変化を認める認知症によるものとに大別される。

▶ 老化によるもの忘れ　人の名前を思い出せない，ど忘れするなど，体験の一部分を忘れるもので，本人自身はもの忘れに対する自覚があり，見当識障害などは通常みられず，日常生活にも支障は生じない。

▶ 神経認知障害（認知症）　脳の萎縮など，器質的障害を伴う。図1-5に示すとおり，年齢が高くなるほど有病率も高い。神経認知障害の代表的疾患であるアルツハイマー病は，大脳皮質に老人斑と神経原線維変化（図1-6）が広範に認められ，アミロイドβたんぱくが大脳皮質に蓄積するもので，脳の神経細胞が減少して脳全体が萎縮する疾患である。

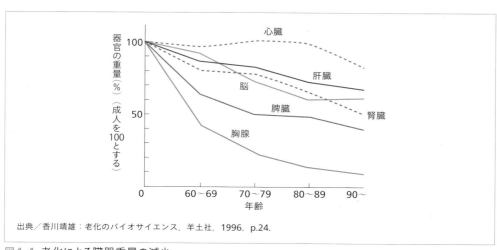

出典／香川靖雄：老化のバイオサイエンス，羊土社，1996，p.24.

図1-4　老化による臓器重量の減少

表1-7 臓器・器官別の主な加齢性変化

臓器・器官	機能の変化	疾患・外観上の変化・日常生活の変化
脳・神経系	• 脳重量・脳血流量の低下 • 神経細胞の減少 • 腱反射の減弱	• 記銘力低下・認知機能／判断力低下・認知症 • 知覚・反射運動の遅れ • 動作緩慢
心・血管系	• 心臓予備力の低下 • 心肥大，心拍出力の低下 • 血管の弾力性の低下 • 動脈硬化，血流不良	• 虚血性心疾患，高血圧 • 動脈硬化（粥状硬化・細動脈硬化など） • 持久力低下 • 下肢静脈怒張
呼吸器系	• 脊椎，姿勢の変化 • 呼吸筋力低下 • 肺胞数減少 • 咳嗽反射の低下	• 呼吸機能の低下 • 呼吸筋疲労 • 肺気腫，慢性気管支炎など • 異物誤飲 • 呼吸器感染，肺炎
消化器系	• 消化液の分泌低下 • 胃液酸度の低下 • 腸蠕動運動の低下 • 歯牙の脱落，欠損 • 嚥下機能の低下 • 嚥下反射の低下 • 皮下脂肪沈着	• 消化不良，胃のもたれ • 消化管吸収能力の低下 • 便秘 • 咀嚼力の低下 • 食事に時間がかかる，下顎突出 • 誤嚥 • 肥満，やせ
腎・泌尿器系	• 動脈硬化による腎機能低下 • 腎血流量低下 • 腎濃縮力低下 • 膀胱頸部萎縮 • 膀胱括約筋の硬化 • 男性では前立腺肥大	• 頻尿 • 夜間頻尿 • 残尿 • 排尿困難 • 尿失禁 • 排尿障害（尿漏れ，切れが悪い，残尿感）
骨・筋・運動器系	• 骨密度低下，骨粗鬆症，脊椎彎曲 • 全身筋力の低下 • バランス維持力の低下 • 身体の動きとの協応性低下 • 手指の巧緻性低下 • 反射的な防御姿勢が困難 • 筋持久力低下 • 関節液の減少，関節軟骨の老化 • 関節可動域の減少 • 脊椎に骨棘の形成，靭帯の肥厚 • 靭帯の石灰化	• 立位不安定，動作緩慢 • 易転倒性 • 危険回避行動の遅れ • 細かい動きができない • 転倒時に手が出ず，衝撃が骨に直に伝わる • 同じ動きや運動を続けることが困難 • 関節炎，関節痛 • 変形性関節症が起こる • 身体の可動域が減少 • 円背，変形性脊椎症 • 運動など柔軟性の低下
感覚器系	• 視力：水晶体の退化，変性，調節力の低下，暗順応の低下 • 聴力：高音域から中音域の聴力低下，語音の弁別機能の低下 • 味覚の低下 • 嗅覚の低下 • 皮膚感覚：表在感覚，深部感覚の低下	• 視力低下・遠視，老人環，水晶体混濁 • 細かい字の判読困難，ピント調節機能の低下 • 照明を暗く感じる • 日常会話の聞き取り障害 • 音声として聞こえても言葉の意味の理解が困難 • 反射による危険回避能力の低下 • 味の感じ方の変化 • 嗅覚能力の低下
造血器系	• 造血機能の低下	• 貧血
生殖器系	• エストロゲンの低下 • 外陰部分泌の減少 • 性欲の減退	• 女性は閉経 • 性交回数の減少 • 性的欲求は維持される

2 ｜ 日常生活への影響

　神経認知障害（認知症）による認知機能の低下に伴い，会話や日常生活動作，社会生活の自立性は低下していく。それまでもっていた機能が徐々に失われていくことにより，日

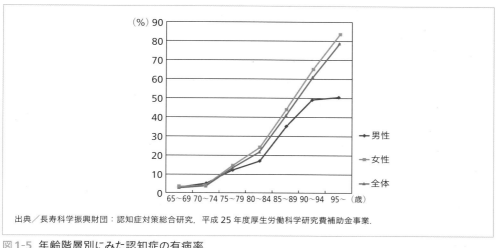

出典／長寿科学振興財団：認知症対策総合研究，平成25年度厚生労働科学研究費補助金事業．

図1-5 年齢階層別にみた認知症の有病率

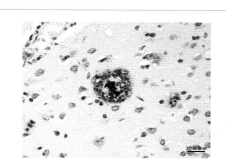
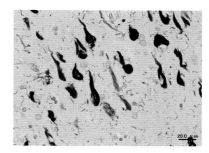

a：老人斑（抗アミロイドβ抗体による免疫組織　　b：神経原線維変化（Gallyas-Braak染色像）／
　　化学染色像）／側頭葉皮質（60歳女性）　　　　　海馬CA1領域（60歳女性）

写真提供／柿田明美教授（新潟大学脳研究所病理学分野）．

図1-6 老人斑と神経原線維変化の病理組織像

常生活に支障をきたすようになる。中核症状では，記憶力，特に近時記憶や即時記憶など
の記憶障害，ものごとを計画し順序立てて行うことが困難となる実行機能の低下，五感を
通じて状況を把握する機能が低下する失認，構音機能には異常がないのにものの名前が出
てこないなど言語機能が低下する失語，衣服を着る方法など一連の動作を行う機能が低下
する失行，時間・場所・人物などがわからなくなる見当識の低下，周囲への関心が薄れる
意欲の低下，意識の清明さの低下，社会生活を送るうえでの適切な判断力の低下などが生
じる（**図1-7**）（周辺症状については，新体系看護学全書老年看護学②第4章‐Ⅰ「認知症と看護」参照）。
　レビー小体型認知症では幻覚・幻視が起こりやすい。前頭側頭型認知症では，人格の変
化が現れることがある。症状が落ち着かない場合，向精神薬など薬物療法が行われること
がある。

1 高齢者の理解

2 老年看護学とは何か

3 老年看護の理論・概念

4 保健医療福祉制度

5 高齢者の権利擁護

6 経過別にみた老年看護

7 外来における老年看護

8 治療における老年看護

9 地域・在宅における老年看護

10 リスクマネジメント

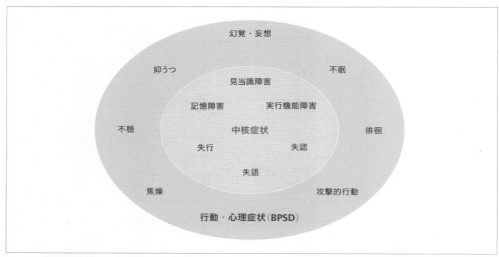

図1-7 認知症による中核症状と行動・心理症状（BPSD）

2. 心・血管系の加齢性変化と日常生活への影響

1 加齢性変化

　心臓は，加齢に伴い左室壁が肥厚するため，心肥大，高血圧を生じやすい。安静時の心拍出量はあまり変化がないといわれるが，運動時に最大心拍数の低下が生じ，運動耐用能の低下が生じる。動脈硬化による血管弾力性の低下が生じ，そのため高血圧や虚血性心疾患（狭心症，心筋梗塞），不整脈，心不全などを生じやすくなる。心筋梗塞は，高血圧，脂質異常症，糖尿病，肥満，喫煙，精神的ストレスなどがリスクファクター（危険因子）である。

　心臓肥大および間質の線維化により，心拡張障害や心不全が生じやすい。弁尖の肥厚，石灰化により心臓弁膜症が起こる。心房の拡大により，心房細動を起こしやすい。刺激伝導系の変性により，房室ブロックや脚ブロックなどが生じやすい。

2 日常生活への影響

　心拍出量が低下すると，各臓器が必要とする血液量を供給できなくなり，心不全を起こす。すると，動悸，息切れなどを生じやすい。

　左心のポンプ機能が低下すれば，肺から左心系への血液の流入に大きな抵抗を受けるようになる。左心不全の症状は呼吸困難，脱力感などが主である。右心不全では，うっ血により肺静脈圧が上昇し，右室から肺への血液拍出が障害される。右心不全の症状は浮腫，腹水，肝腫大，チアノーゼなどであり，日常生活に支障をきたすようになる。

3. 呼吸器系の加齢性変化と日常生活への影響

1 | 加齢性変化

脊柱および胸郭の形態的変化が生じ，姿勢が変化して肺を圧迫しやすい。肋間筋など呼吸筋力の低下が起こりやすい。肺胞の弾力性の低下，肺胞数の減少によりガス交換量が低下する。努力性肺活量や1秒量，1秒率は低下し，残気量が増加する。換気が不十分になると気道分泌物が貯留するため，呼吸器合併症のリスクが高まる。運動時の最大酸素摂取量は低下する。動脈血酸素分圧（PaO$_2$）の低下など呼吸機能低下が生じる。

肺の防御能では，咳嗽反射の低下により異物が気管に入りやすい。また，痰の喀出ができずに上下気道感染を生じやすくなる。嚥下反射が低下した高齢者では誤嚥性肺炎を生じやすい。

喫煙歴の長い者では，肺胞破壊による慢性閉塞性肺疾患を発症することがある。罹患率は年齢とともに高くなり，息切れ，咳，痰，やせ，動脈血酸素飽和度（SpO$_2$）の低下などを生じる。

2 | 日常生活への影響

呼吸機能低下により，有酸素運動ができにくくなる。呼吸困難，労作時の息切れ感が生じるようになるため歩行距離が減少し，労作性呼吸困難が生じて，日常生活動作に制限が生じる。

胸部X線検査などに異常がないのに慢性の咳が2か月以上続くものを慢性咳嗽というが，呼吸機能低下や長年のたばこ煙などの有害物質への曝露により，慢性咳嗽を生じやすい。

また，咳嗽反射の低下により，気道内に痰や咽頭分泌物，食物，異物があっても咳によって自然に喀出することができにくくなる。そのため，細菌感染やウイルス感染の後に肺炎を起こす危険性が高くなる。嚥下障害も加われば，誤嚥性肺炎をしばしば繰り返すようになり，誤飲による窒息の危険性も高くなる。高齢者では，インフルエンザや肺炎球菌ワクチン接種を勧めることが重要である。

4. 消化器系の加齢性変化と日常生活への影響

1 | 加齢性変化

消化液の分泌低下，胃液酸度の低下により消化不良や胃もたれ，胸やけ，逆流性食道炎，食欲低下が生じやすくなる。また，腸蠕動の低下により便秘が生じやすい。腸管壁の脆弱化，腸からのカルシウム吸収の低下が起こりやすい。

口腔内では，歯牙の脱落や欠損，下顎の突出により，噛み合わせが不良になると咀嚼機

1
高齢者の理解

2
老年看護学とは何か

3
老年看護の理論・概念

4
保健医療福祉制度

5
高齢者の権利擁護

6
経過別にみた老年看護

7
外来における老年看護

8
治療における老年看護

9
地域・在宅における老年看護

10
リスクマネジメント

能の低下が生じる。咀嚼(そしゃく)がうまく行われなければ，嚥下(えんげ)機能の低下により，誤嚥性(ごえんせい)肺炎を起こしやすくなる。歯周病により歯周に炎症や腫脹(しゅちょう)があれば，歯牙(しが)の脱落がさらに生じやすい。最近では，残歯の本数と認知症発症リスクとの関連性が指摘されている。

2 ｜ 日常生活への影響

　歯牙の脱落や欠損，義歯が合わないなどにより，咀嚼機能は低下する。食品の咀嚼が十分にできなければ，唾液の分泌が不足し，唾液成分であるアミラーゼなど消化作用のある酵素が不足し，消化不良や胃もたれ，食欲低下が生じやすい。また，腸管壁の脆弱化(ぜいじゃくか)により吸収能力は低下する。

　咀嚼機能の低下ともあいまって，高齢者は体重減少，低栄養を起こしやすくなる。腸蠕(せんどう)動の低下，食物繊維の摂取不足により便秘も生じやすい。

▶ 高齢者と低栄養　栄養状態は，摂取する食品のエネルギー量や食品の種類，消化吸収能力などにより決められる。高齢者は，食事回数が減ったり，1回の摂取量が少なくなったりすることがあるため，低栄養に注意が必要である。低栄養とは，様々な機序により栄養素の量的・質的な供給ないし利用の障害をきたし，栄養素の不足が，ある期間にわたり存続することによって起こる様々な身体的または精神的な症状をいう。高齢者の低栄養の有病率は，地域在住高齢者の4%程度であるが，要介護度が高いほど高くなるといわれ，入院高齢者では，男性30%，女性41%と報告されている[4]。判断基準や対象高齢者によって異なっている。

▶ 低栄養の要因　低栄養には，身体的要因，社会・経済的要因，心理的要因がある（詳細は新体系看護学全書老年看護学②第2章 - Ⅷ「高齢者への食事の援助」参照）。

▶ 低栄養の検査・診断　年齢が高くなるほど基礎代謝率が低下するため，エネルギー必要量は少なくなるが，エネルギー必要量を計算するときには，高齢者一人ひとりの活動量，慢性疾患などを考慮する。

　低栄養を判断するために必要な情報は，身長，体重，BMI，慢性・急性疾患の罹患(りかん)の有無や疾病(しっぺい)の状態，これまでの食習慣，歯牙の欠損状態，義歯の適合，食事をする場所，回数，食事を共にする人の有無，調理する人，食事摂取量，経済的状況，薬物処方の種類と内容，6か月以内の体重減少または増加の有無，食事に関連するADLの自立度などである。これらの情報から低栄養のリスクを把握する。

　血液生化学検査データがあれば，血清アルブミン値（3.5g/dL以下），血中コレステロール値（150mg/dL以下）などが指標になる。また，体重減少率は低栄養リスクの評価に活用され，1か月に5%以上，3か月に7.5%以上，6か月に10%以上の体重減少があれば，「高リスク」と判断される場合がある。

5. 腎・泌尿器系の加齢性変化と日常生活への影響

1 | 加齢性変化

　高齢者では腎血流量の低下，糸球体の喪失，糸球体濾過率の低下により，腎濃縮力の低下が生じやすく，それにより電解質バランスを崩しやすい。日中よりも臥床した夜間などに腎血流量が増して夜間多尿が起こる。膀胱頸部の萎縮，膀胱括約筋の硬化により，排尿困難，残尿，頻尿が生じやすい。

▶ 尿失禁　高齢者では，尿失禁の原因となる病態も生じやすい。尿失禁の種類を表1-8に示す。**腹圧性尿失禁**は，骨盤底筋群の筋力低下により，腹圧がかかったときに尿漏れが起こるもので，女性に多い。**切迫性尿失禁**は，脳血管疾患，パーキンソン病など脳神経系の疾患の発症により排泄中枢が障害されると，尿意を感じても運動神経が障害されているため，骨盤底筋群を意図的に動かすことができずに生じる。**溢流性尿失禁**は，膀胱内に尿が充満しあふれ出てしまう状態で，男性では前立腺肥大による排尿障害などが原因となる。**反射性尿失禁**は，脊髄損傷など上位感覚神経障害により尿意が大脳に伝わらず，尿意は切迫しないが，膀胱からの感覚が脊髄反射を介して膀胱括約筋などを刺激することで生じる。**機能性尿失禁**は，認知機能の低下により，トイレの位置がわからず間に合わずに失禁してしまうものをいう。

2 | 日常生活への影響

　加齢により，腎濃縮力の低下が生じ，尿量は増える。特に就眠時，臥床による腎血流量の増加が起こり，夜間に多尿が起こる。そのため，就寝後の排尿回数が2～3回となり，不眠になる場合がある。電解質バランスが変化しやすいため，低ナトリウム血症，低カリ

表1-8　尿失禁の種類

種類	特徴	原因（一例）
切迫性尿失禁	急に尿意をもよおし（尿意切迫感），我慢できずに，漏れてしまう状態。高齢者に多い。	・脳血管障害（脳卒中など）に伴う神経障害 ・過活動膀胱，尿路感染 ・下部尿路の通過障害（前立腺肥大など）
腹圧性尿失禁	急に立ち上がったときや重いものを持ったとき，咳やくしゃみをしたときなど，下腹部に力が入る（腹圧がかかる）と尿が出てしまう状態。加齢や出産を契機に出現することが多い。	・尿道括約筋の緩みや骨盤底筋群の脆弱化 ・骨盤内臓器下垂 ・運動不足，出産経験，肥満
溢流性尿失禁	自分で尿を出したいのに出せないが，尿が少しずつ出てしまうもの。膀胱内に尿が充満し，あふれ出てしまう状態。	・前立腺肥大による尿道の閉塞 ・糖尿病などの神経障害
反射性尿失禁	尿意がないのに，膀胱にある程度の尿がたまると反射的に膀胱が収縮して尿が漏れてしまう状態。	・脊髄損傷や脳障害
機能性尿失禁	排尿機能は正常にもかかわらず，身体運動機能の低下や認知機能の低下により尿が漏れてしまう状態。	・脳卒中後の運動機能障害 ・認知症に伴う見当識障害，失行，実行機能障害

ウム血症などを起こしやすい。

▶ 尿失禁の影響　切迫性尿失禁は女性に多く，外出を控えがちになりやすい。男性では前立腺肥大による溢流性尿失禁が起こることがある。これらの尿失禁があるからといって，安易におむつを使用することは，高齢者の自尊心を低下させ，ひいては生活の質を低下させる。

　認知症による機能性尿失禁は，トイレの位置が理解できない場合や，衣類の着脱に時間がかかる場合などに起こりやすい。

6. 骨・筋・運動器系の加齢性変化と日常生活への影響

1 ｜ 加齢性変化

　加齢により，骨量は低下する。骨密度が低下し，特に閉経後の女性は骨粗鬆症を起こしやすい。これにより骨強度は低下するため，骨折を起こしやすい。

　筋収縮力の低下，靱帯の肥厚や石灰化により身体柔軟性の低下が生じる。低栄養などで筋量は低下し，筋萎縮，筋力低下，持久力の低下が生じる。関節液の減少，椎間の変性により関節炎，関節痛が起こりやすい。また，骨盤底筋群の弛緩が生じると，骨盤臓器脱が発症しやすくなる。

　姿勢は，特に後期高齢者では骨盤の後傾により重心が後ろに位置するようになる。後ろに倒れないように頭を前に突き出すことで，全身のバランスをとった姿勢に変化する（図1-8）。この姿勢では，膝が曲がり，歩幅が狭くなる。また，脊椎の変形により前傾姿勢となりやすい。反射的な防御姿勢がとりにくくなり，危険回避動作は遅延する。関節可動域の減少，バランス維持力の低下などにより転倒を生じやすくなる。

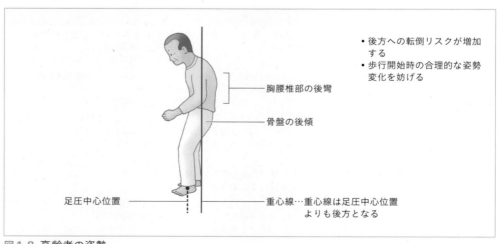

・後方への転倒リスクが増加する
・歩行開始時の合理的な姿勢変化を妨げる

胸腰椎部の後彎

骨盤の後傾

足圧中心位置

重心線…重心線は足圧中心位置よりも後方となる

図1-8　高齢者の姿勢

　身体柔軟性の低下，関節可動域の減少，バランス維持力の低下，下肢の感覚不良，筋力低下，認知機能の低下，薬物使用などにより高齢者は転倒を生じやすい。また，反射的な防御姿勢がとりにくくなり，危険回避動作は遅延するため，車や自転車，人などをとっさによけきれず，交通事故や他者との衝突などの可能性も高くなる。

▶ 転倒　転倒とは，歩行している状態から何らかの理由によりバランスを失い，足底以外の身体の部分が床についた状態をいい，椅子などからの転落も含めていう。高齢者の歩行姿勢は，歩幅の減少，股関節の屈曲の減少，着地面の踵の角度，腕ふり，肘の角度の減少などが起こる。そのため，つまずきやすく，バランスが悪い。高齢者の 10 〜 20％は 1 年以内に 1 回以上の転倒をしている[5]。

　転倒のリスクファクターは内的要因と外的要因に分類されている。**内的要因**には，めまい，歩行障害，錯乱，近視，慢性疾患，薬物使用など，主に本人に関する要因がある。**外的要因**では，床が滑りやすい，じゅうたんなどの敷物，照明の不良，段差など，主に周囲の環境に関連する要因がある。

▶ 骨折　高齢者の転倒のうち約 10％で骨折が起こるといわれる[6]。主な骨折の部位は，転倒時の方向，着地部位により異なる（表 1-9）。

▶ 転倒・骨折による影響　転倒により外傷や骨折などを引き起こすと，外科的治療が必要となることも多い。術後早期のリハビリテーションが重要である。安静の状態が長く続けば筋力低下が進んで歩行が困難となり，ひいては寝たきりとなることが大きな問題である。また，一度転倒を経験した高齢者は，転倒に対する恐怖心をもちやすく（転倒恐怖症），外出を控えがちになる。同様に，骨粗鬆症や関節炎により膝，腰などの痛みをもつ者も外出を控えがちになり，行動範囲は狭くなりやすい。

　パーキンソン病，白内障，頻尿などの疾患により頻繁に転倒が繰り返されることがある。1 回の転倒では外傷や骨折を生じなくても，転倒を繰り返すうちに骨折，転倒恐怖感により外出を控えがちとなり，閉じこもり，抑うつを起こすなどの悪循環になることが知られている。

表 1-9　転倒した方向と骨折の部位

転倒した方向	骨折の部位
前方への転倒（25％）	手関節，足関節
側方への転倒（37％）	大腿骨，手関節，肩など
後方への転倒（28％）	頭部の傷害，胸椎・腰椎圧迫骨折など
不明（10％）	—

出典／眞野行生編：高齢者の転倒とその対策，医歯薬出版，2000，p.12. を元に筆者作成.

1 高齢者の理解

2 老年看護学とは何か

3 老年看護の理論・概念

4 保健医療福祉制度

5 高齢者の権利擁護

6 経過別にみた老年看護

7 外来における老年看護

8 治療における老年看護

9 地域・在宅における老年看護

リスクマネジメント

7. 感覚器系の加齢性変化と日常生活への影響

1 | 加齢性変化

▶ 視力　水晶体の屈折力，透光性低下により視力は低下する。調節力の低下による視界の
ぼやけ，近方視力の低下が起こる。暗順応は低下する。そのため急に暗い部屋に入ったと
きなどに調節に時間がかかったり，暗く感じることが起こる。また，水晶体の混濁により
白内障の罹患率が高くなる。高齢者に多い印象のある緑内障は眼圧が上がるものと上がら
ないものがあり，加齢には関係がないというみかたが一般的である。なお，血液中の脂質
が角膜の周辺に沈着すると，外観してわかるような角膜周辺の環が見えるようになるが，
これを**老人環**という。

▶ 聴力　加齢による聴力の低下は，全周波数領域にみられるが，特に高音域の聴力低下が
著しい。高齢者は感音性難聴により音がひずんで聞こえる。加齢による聴力低下は，50
歳を超えると著しくなるといわれている。

▶ 味覚　加齢により味蕾の減少が起こり，味覚（酸味，苦み，甘味，塩味）の感じ方が変化す
るといわれている。このほか，薬剤の影響により味覚に障害をきたすことがあるため，味
覚に変化が生じた場合には服用している薬剤を確認する必要がある。

▶ 嗅覚　通常，70歳代から80歳代で嗅覚能力が低下しはじめ，徐々に進行していくが，
極めて高齢でない限り，嗅覚が完全に失われることはないといわれている。

▶ 皮膚　皮膚は表皮，真皮，皮下組織（脂肪層）の3層で構成され，厚さ約2mm，表皮は
約0.2mmと薄い。加齢に伴い，表皮，真皮，脂肪層が薄くなり，皮膚は弾力を失う。皮
膚に分布する神経終末の数が減るため，皮膚感覚は表在感覚，深部感覚ともに低下する。
汗腺や血管の数も少なくなり，外気温に対する反応性が低下する。さらに，皮脂の分泌低
下により皮膚表面を覆う皮脂膜が菲薄化し，皮膚表面から水分が失われやすくなる。脂肪
組織の薄化により皮膚弾力性が低下し，しわがみられるようになる。また色素斑，疣贅な
どが生じることがある。毛髪は白髪となり，脱落が増える。眉毛や外耳道の毛は長毛化する。

2 | 日常生活への影響

▶ 視力　視力の低下により遠くが見えない（近視），手もとが見えにくい・新聞の見出しな
どの大きな文字しか読むことができない（老視）など，高齢者は視覚により得られる情報
が大きく低下する。

　暗順応の低下により，暗いところでの視力低下が著しく，足元が見えずにつまずきやす
い。逆に，明るすぎるとまぶしさを感じる。そのため，夜間は廊下の足元を明るくするな
どの配慮をすることは転倒事故を防ぐ一手となる。白内障があれば，ものがかすんだり，
黄色がかって見える，光をまぶしく感じる（羞明）などの症状をきたす。また，黄色・ピ
ンク・白などの色の識別が困難になり，日常生活に支障をきたすこともある。

視野の狭窄や，半側空間無視がある場合には，歩行時の転倒の危険が増し，食事のとき
に見えていないところに置いた食器の食物が摂取できないなどの支障を生じる。

▶ 聴力　高齢者は高音域の聞き取りに障害が生じる。伝音性難聴であれば，補聴器の使用
により聞こえを改善できる。また，感音性難聴があれば音がひずんで聞こえるため，補聴
器で音を大きくするのみでは聞こえないことがある。唇の動きからも会話の内容が読み取
れるよう，口の動きが見えるように話すなどの工夫をするとよい。

▶ 味覚　味覚に変化が生じると，食事の味つけを濃いと感じたり，おいしくないと感じる
ことがある。口腔内の乾燥も味覚に影響するため，口腔内乾燥を防ぐことが必要となる。

▶ 嗅覚　嗅覚の機能低下によって食品のにおいを感じる能力が大幅に減退すると，食事を
楽しむことへの興味が低下しやすい。また，腐敗したにおいに気づかずに腐った食品を摂
取してしまうことも考えられる。

▶ 皮膚　高齢者では皮膚の老化，栄養不足や天然保湿因子の減少などの生理的な原因でド
ライスキン（皮膚乾燥）が生じやすく，高齢者の95％はドライスキンを生じているといわ
れる[7]。また，物理的刺激（乾燥した室内環境，皮脂を落とす高温の湯での入浴，ナイロンタオルな
どの機械的刺激，おむつ使用者で殿部が長く濡れたままで皮膚が浸軟状態にある，直接肌に触れる衣類［下
着や寝衣］の素材による刺激，衣類がきついなど）も，表皮に傷をつくり，そこから水分が喪失
するなど，様々な要因でドライスキンが生じる。

ドライスキンでは皮膚のバリア機能が低下し，細菌が侵入しやすくなる。また，皮膚の
瘙痒感を生じ，かきむしることにより皮膚表面の傷から水分が蒸発し，ドライスキンを悪
化させる。

高齢になると，皮膚の表在感覚，深部感覚が共に鈍化するため，高温なものに触れた場
合などの危険回避が遅くなる。

皮下脂肪量の低下により，体温調節を行う皮膚の機能が低下すると，低体温症になりや
すい。また発汗機能の低下によっても体温調整が難しくなり，熱中症を起こすリスクが高
くなる。

▌8. 造血器系の加齢性変化と日常生活への影響

1 ｜ 加齢性変化

造血機能の低下により赤血球やヘモグロビン産生が不足すると貧血が起こる。高齢者に最
も頻度が高いのは，鉄欠乏性貧血と血液疾患以外の基礎疾患から起きる二次性貧血である。

2 ｜ 日常生活への影響

軽度の貧血では，疲労感や脱力感，顔面蒼白などが生じやすい。貧血が進むと，失神，
めまい，口渇，発汗，脈の微弱，頻脈，呼吸が速くなるなどの症状が加わる。

重度の貧血で，特に脚の血行が悪くなっている場合や，肺疾患や心疾患がある場合に，

1 高齢者の理解
2 老年看護学とは何か
3 老年看護の理論・概念
4 保健医療福祉制度
5 高齢者の権利擁護
6 経過別にみた老年看護
7 外来における老年看護
8 治療における老年看護
9 地域・在宅における老年看護
10 リスクマネジメント

運動中に痛みを伴った痙攣が下肢に生じたり，息切れや胸痛が現れることがある。

　症状を自覚する前から，食事において，鉄，ビタミン B_{12}，葉酸などの摂取量に留意する必要がある。

9. 生殖器系の加齢性変化と日常生活への影響

1 ｜ 加齢性変化

　40 ～ 79 歳の配偶者のある男女の性意識・性行動調査によれば，性的活動性は，男女とも年齢とともに低下し，女性は男性より低い結果が示されている[8]。高齢者では性欲が減退するものの性的興味がなくなるとは一概にはいえないといわれている。

　ただし機能的な変化として，男性では射出される精液量が少なくなり，射精時の満足感は低下する。女性では閉経後には腟の組織が薄くなるほか，性的刺激によっての腟の潤いが低下するため，性交時の満足感に影響を及ぼす。このように性欲の減退には男女差がある。

2 ｜ 日常生活への影響

　老年期にも性欲は維持されるが，老年期の性は必ずしも直接的な性交渉だけでなく，スキンシップや性的空想など，より広範な身体的・心理的性活動に広がる傾向がある。

10. 内分泌・代謝の加齢性変化と日常生活への影響

　視床下部，下垂体，甲状腺，膵島，副腎，性腺など，多くのホルモン分泌は加齢により低下する。また，ホルモン受容体の感受性低下が生じることで，内分泌機能の低下による症状が生じることがある。

　甲状腺では，甲状腺機能低下症が多くなる傾向があり，疲れやすくなる，寒さへの抵抗性が低下する，体重が増加する，また認知症様症状が生じるなどの症状と関連がある。

　性腺では，男性ではテストステロンの分泌低下がみられ，女性では 50 歳頃にエストロゲンとプロゲステロンの分泌が急激に低下し，閉経が起こる。

　代謝では，加齢とともに耐糖能の低下が生じる。これは体細胞組織中，筋肉量が減少し，脂肪組織の割合が増加するため，インスリン抵抗性が増大し，糖の処理能力が低下してインスリンへの反応が低下するものである。そのため糖尿病や食後の血糖値上昇が起こりやすい。また，加齢に伴う身体活動量の低下などにより，肥満となりやすいことにもこれらは関係している。

Ⅳ 高齢者の知的機能・認知機能の特徴

Ａ 高齢者の知的機能・認知機能

　加齢という理由だけで，知的能力がほかの年代よりも低くなることはないと考えられている。知的機能には，流動性知能と結晶性知能がある。

　流動性知能は，新しいことを学習して身につけていく集中力や暗記力・記銘力などで，生得的な能力であり，加齢により衰えが生じる。一方で**結晶性知能**である一般的常識，判断力，理解力などの学習や知識・経験などの影響で発達する能力は，学習や経験の継続によって衰えることはないといわれている（図1-9）。

　言語機能では，言語の流暢さ，語彙の豊かさは，ほかの年代よりも高く，文章を書く能力も優れているといえる。また，次のようなこともいわれている。数的処理能力は若い世代よりも優れている。前期老年期の知能低下はそれほど大きくなく，低下が目立つのは80歳以降である。創造性や拡散的思考は維持され，ミステリー小説で犯人を推理することや数学の問題を解くこと，1つの問題に対して種々の異なった独創的な答えを出すことなど，独創性はほかの年齢群との差はない[9]。

　このように得意な領域や趣味などでは，ほかの世代よりも創造性は高いといえる。作曲家，画家，書家など芸術家には，老年期に創造性が最も高まる人もいる。これら老年期の知的機能や創造性の維持は，老年期の発達課題を達成することに寄与することが示唆されている。

　一方，認知機能の低下は一般には年齢相応のもの忘れという形でみられることが多い。

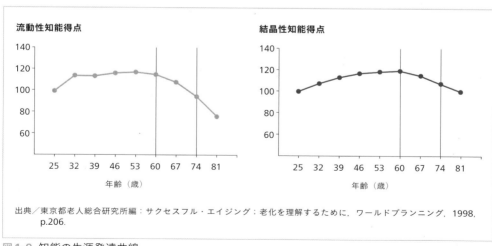

出典／東京都老人総合研究所編：サクセスフル・エイジング；老化を理解するために，ワールドプランニング，1998，p.206.

図1-9 知能の生涯発達曲線

1 高齢者の理解
2 老年看護学とは何か
3 老年看護の理論・概念
4 保健医療福祉制度
5 高齢者の権利擁護
6 経過別にみた老年看護
7 外来における老年看護
8 治療における老年看護
9 地域・在宅における老年看護
10 リスクマネジメント

脳の器質的変化による認知機能の低下は，認知症など疾患による場合にみられる。

Ｂ 知的機能・認知機能の加齢性変化と日常生活への影響

　知的機能・認知機能とは，外部から入る視覚情報，聴覚情報，皮膚感覚情報，嗅覚情報，味覚情報を解釈・判断し，状況を認識したうえで，過去の記憶や情報と対比し，思考しながら，言語機能を用いて表現するという総合的な機能を指している。

　高齢者の知的機能・認知機能は個人に内在する要因（遺伝，ストレス，精神状態）や，社会文化的要因（教育，職業，趣味，生活習慣など）が関連するため，個人差が大きい。そのため個別の背景を含めて知的機能を把握することが重要である。

　一般的に，加齢に伴い情報処理に要する時間がかかり，課題を行うことが総じて遅くなるため，何か物事を行うには十分な時間が必要である。

　記憶の面では，エピソード記憶（個人的な体験や出来事などの記憶）は衰えやすいが，意味記憶（言葉の意味などの記憶）や手続き記憶（からだを使って獲得した技能など）などの長期記憶は維持される。また，加齢に伴う記憶の変化では，体験そのものではなく体験の一部を忘れるという特徴がある。

Ⅴ 高齢者の心理的特徴

　高齢者は，物をなくしたなど一過性の喪失とともに配偶者や友人との死別などによる大切な人の喪失による心理的影響を受ける。また，他者からの批判，家族，友人からの激しい敵意など，感情的な対立から受ける心理的侵襲が大きくなる。

　疾病，不快感，苦痛，外傷などによる心身への侵襲，体力の減退，疾患による身体機能の低下，さらに疾患による後遺症など，多様な原因により心身への侵襲を受けやすい。これらの影響により，高齢者はうつ状態を生じやすい。

1. アイデンティティの成熟

　高齢者が老年期へ適応するためには，身体的な健康の衰えに高齢者自身が適応すること，引退や収入の減少を受け入れること，配偶者の死を受け入れること，同年代の新しい人との関係を結ぶこと，社会から期待される高齢者の役割を引き受けることなどである。

　これらをとおして新たなアイデンティティを確立し，成熟したアイデンティティのもとで老年期を送ることができる（図1-10）。

2. 性格特性の加齢性変化

　高齢者の性格特性として，内向的，頑固，猜疑的などがあげられる。また，物事には慎

1 高齢者の理解
2 老年看護学とは何か
3 老年看護の理論・概念
4 保健医療福祉制度
5 高齢者の権利擁護
6 経過別にみた老年看護
7 外来における老年看護
8 治療における老年看護
9 地域・在宅における老年看護
10 リスクマネジメント

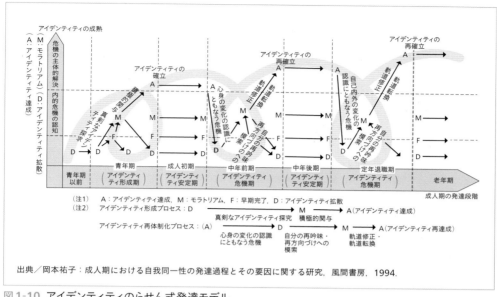

出典／岡本祐子：成人期における自我同一性の発達過程とその要因に関する研究，風間書房，1994.

図1-10　アイデンティティのらせん式発達モデル

重で，用心深い。このような性格特性から，内向的で他者との会話や交流などが少ないと抑うつに陥りやすく，心気的傾向が現れやすい。意識化された自己像を高齢者がどう評価しているかという自己概念は，加齢と共に上昇するとも低下するともいわれている。

3. 不安特性の加齢性変化

　老年期は喪失を体験する時期ではあるが，精神面で円熟の時期でもある。

　一般にはストレスが大きければ不安も大きいと考えられているが，高齢者では喪失などによる急性不安よりも，低いレベルの慢性不安があるといわれている。慢性不安としては，死に対する不安や健康状態への不安がある。

4. 環境の変化への適応力

　外界への注意力，集中力の維持は困難となる。保守的傾向が強くなり，新しいものへの興味は薄れる。

　バトラー（Butler, R.）は，高齢者の特徴を表1-10のように示している。

5. 心理的機能の加齢性変化と日常生活への影響

　高齢者では，性格特性が内向的となり，内側に閉じこもりやすくなる。性格変化では頑固さが増し，他者のいうことを受け入れないようになる場合もある。

　新たな場所や環境への適応は困難となることが多いため，入院・入所，転居などの生活環境の急な変化に適応するには時間がかかる。生活環境が変化した初期には，適応しきれずに一時的にせん妄を生じることがある。

表1-10 高齢者の一般的な特徴

①時間感覚	高齢者は自分にとって人生の残り時間を考え，量よりも質を重要視するようになる。
②ライフサイクルの感覚	高齢者は世代間の歴史的つながりという感覚と，全ライフサイクルを生きてきた自覚がある。人生経験や体験に基づく知識の蓄積，経験者としての洞察もある。これは他者への助言のよりどころとなる。
③人生の回顧への傾斜	高齢者は過去の経験を意識し，過去の未解決の問題を気にするようになる。回顧には，罪悪感・精神内部の葛藤の解消，家族関係の和解，後世への知識価値観の伝承などがある。
④償いと決意	高齢者は，絶えず自分の生涯のシナリオを書き，書き直している。時間がなくなったという感覚から，ほかの年齢層の人よりも償いの意味を込めた行動をとりがちになる。自分の意志でない要因で行動が決められたにもかかわらず（戦争など），自分の意志と責任で決めたかのように振るまう傾向がある。独立心，自分を頼ること，誇り，倹約を自分の"杖"として行動に強い責任感をもちがちとなる。
⑤慣れ親しんでいるものへの愛着	慣れ親しんできた自分の家，写真アルバムなど思い出のものや愛着のものは人生回顧に関連し，昔のことを思い出させ，愛着や安心，満足感を与える。
⑥伝承のための保守主義	高齢者は価値あるものを評価し，抽出し，後世に伝えるという"長老"としての機能があるが，これは価値のあるものを評価し，後世に伝えるための円熟した行動として現れる。
⑦遺産を残したい欲望	高齢者は，後世に伝える知的遺産，宗教的遺産，後継ぎなど，死ぬときには後世に何かを残したいという強い欲望をもつ。
⑧権力の委譲	社会的な第一線からの引退の時期など，身の引き際を知ることが高齢者の課題である。
⑨人生を全うしたいという感覚	自分の人生を振り返って納得し，死を見つめられるようになるころから生まれる静かな落ち着きや穏やかさ，分別をもつ。
⑩成長する能力	好奇心，独創性，驚きを感じる力，変化する力は年齢とともに衰えるものではない。性格の変化，挙動の変化は死ぬまで起こりうる。

出典／Butler, R. 著，内薗耕二監訳：老後はなぜ悲劇なのか？：アメリカの老人たちの生活，メヂカルフレンド社，1991，p.469-478.

▶ 高齢者のうつ　高齢者の抑うつ気分の割合は8〜35％程度といわれ[10]，ほかの年代に比較して高い。要因としては，高齢者では外出の機会が少なくなる傾向にあり他者との交流が少なくなりがちである点，また，配偶者との死別といった喪失体験などがあげられる。

高齢者のうつでは，不安や焦燥感を伴うことが多い。また，うつが身体症状として現れる場合もあり，身体的な疾患と間違うこともあり，心気傾向がみられる。思考力の低下や意欲の低下のために認知症と間違われる場合もある。うつ状態を呈するほかの疾患との鑑別を行い，必要に応じて抗うつ薬など薬物療法を検討する。また，前述のように，他者との交流の減少は抑うつの一因となる。そのため，集団レクリエーションの参加，デイサービスなど，本人にとって意味のある外出先をもち，他者との交流の機会を継続的にもつことは，抑うつ予防や改善に有効であるといえる。

VI 高齢者の生活

A 高齢者の生活を考える視点

1. 高齢者にとっての「生活」とは

「生活（life）」は英語では「生命」「暮らし」「人生」「生存」「救い」「（命のように）貴重な人」「生きがい」などの意味をもつ[11]。生命や生存という意味の生活では，平均寿命や健康寿命が指標となる。今日，わが国の平均寿命が世界のトップクラスにあることは，個人の健康維持とともに環境面での安全，公衆衛生，保健医療福祉が一定の効果を示した結果であるといえよう。しかしながら，男性 81.47 歳，女性 87.57 歳という平均寿命の延び（2021〔令和 3〕年，厚生労働省）は，定年後に 20 年以上の長い期間を過ごすことにほかならない。前期高齢者（65 ～ 74 歳）は元気な人が多いが，後期高齢者（75 歳以上）は，生活場面での衰えが顕著で虚弱（フレイル）状態や介護が必要になる人がいる一方で，90 歳になっても元気に外出して社会的交流をもつ人もおり，人によってまちまちである。人々の生活は老年期になる前の職業生活，住生活，家族生活，社会とのつながりの延長線上にあり，「高齢者の暮らし」といっても，ライフスタイルは一人ひとり異なる。世界保健機関（WHO）によると，高齢者の健康指標は死亡率や罹患率よりも生活機能の自立に置かれることからも，できる限り自立した生活を送れるような健康づくりや介護予防が重要である。また老後の生活に必要な費用も多く，生活を維持するための貯蓄を若いうちから計画的にしておくべきである。

高齢者の単身世帯は年々増加しており，ひとりで生活している高齢者は，家族と暮らしている高齢者と比べると日常の買い物，食事の準備，洗濯，掃除，ゴミ出しなどすべてにおいて自分で行わなければならず，不便を感じている。令和 2 年度東京都福祉保健基礎調査「高齢者の生活実態」[12] によると，ひとり暮らしの高齢者は，「近所付き合いがない」割合が 18.1% となっており，他の世帯構成に比べて高い。心配ごとの相談相手は，「世帯員以外の親族」が 54.6%，「友人・知人」が 31.9% となっており，さらに「相談したりする人はいない」人の割合も 7.3% であり，それぞれ全体に比べて高い。相談したりする人がいない高齢者が，病気が悪化したり倒れたりしたりしたときには危機的な状況になりやすく，万一のときの不安がある。こうした誰にも相談できない生活の延長線上に孤立死があるといっても過言ではなく，各市区町村では高齢者の総合相談窓口として地域包括支援センターを設置し，個々の高齢者の支援を行うとともに，地域のネットワークをつくり，見守り体制を構築しながら，高齢者の生活を支援している。

▌ 2. 高齢者の生活リズム

　高齢者の生活は一人ひとり異なり，多様であるが，人の生活行動として一般的な「1次活動」「2次活動」「3次活動」の3つに分類される。**1次活動**は睡眠・食事・身のまわりの用事などであり，**2次活動**とは，通勤・通学，仕事，学業，家事，介護，育児，買い物などの，社会生活を送るうえで日常的に行う義務的な活動，**3次活動**は，余暇活動ともいわれ，1次活動，2次活動以外で自由に使える時間に行う活動をいう。総務省統計局の2016（平成28）年社会生活基本調査[13]によると，高齢者では，睡眠・食事・身のまわりの用事の「1次活動」の時間が一番長く，次に余暇活動である「3次活動」が続き，仕事や家事などの「2次活動」は短い。1次活動のなかでも最も長いのは睡眠であり，睡眠の質は高齢者の生活を左右する大きな要素である。高齢者では睡眠-覚醒リズムが変調しやすいといわれ，「寝つきが悪い」「眠りが浅い」「途中でトイレに起きる」など，睡眠の質が落ちると「昼間も眠い」状況となり，日中の活動性が低下することが起こる。加齢変化に加え，疾病や，身近な親しい人との死別などのストレスが，生活リズムを変調させる原因となる。

▌ 3. 高齢者のQOL

　生活を考えるうえで，その質，つまり **Quality of life**（**QOL**）は重要であり，フェランス（Ferrans, C. E.）[14]らは，QOLをみる視点として以下の13点をあげている（表1-11）。
　QOLは，本人の身体・心理（認知）・社会的要因や周囲（家族，友人，近隣，地域）との関係性と関連していることがわかる。

表1-11 QOLを評価する視点

> ❶QOLや生活の満足（life satisfaction）に関する本人の認知
> ❷社会経済的状態：職業，教育，収入および経済的状態を含む
> ❸身体的健康状態：活動レベルや身体的症状を含む
> ❹情感
> ❺ストレス認知
> ❻友情：ソーシャルサポートを含む
> ❼家族：子どもを含む
> ❽結婚
> ❾人生の目標設定
> ❿家や近隣への満足
> ⓫市町村や国への満足
> ⓬自己への満足：自己評価を含む
> ⓭うつ，心理的防衛機構およびコーピング

1
高齢者の理解

2 老年看護学とは何か

3 老年看護の理論・概念

4 保健医療福祉制度

5 高齢者の権利擁護

6 経過別にみた老年看護

7 外来における老年看護

8 治療における老年看護

9 地域・在宅における老年看護

10 リスクマネジメント

B 高齢者の生活を支える経済と住まい

1. 高齢者の経済状況

1 収入・経済的困窮度

　日常生活を送るための収入面から高齢者の生活を考えると，高齢者世帯の所得は種類別にみて公的年金・恩給が最も多く，次いで稼働所得となっている[15]（表1-12）。所得の平均をみると，高齢者世帯は全世帯の60%程度である。

　内閣府調査によると，貯蓄の額は個人により異なり幅が広い。貯蓄の目的は，「病気や介護の備え」が47.5%で最も多く，次が「生活の維持」となっている[16]。

　わが国の60歳以上の者の暮らし向きを調べた調査[17]によると，経済的にまったく心配ないかそれほど心配なく暮らしている人が全体の74.1%であり，心配である人は25.4%であった。年金が少なく貯金を切りくずして生活したり，経済的余裕のない高齢者もおり，格差が広がっている（図1-11）。

2 就業

　65歳以上の高齢者の就業者は，2021（令和3）年に909万人となり，就業者全体の13.3%を占め，増加してきている[18]。

　一方で，2021（令和3）年の65歳以上の生活保護受給者は106万人おり，65歳以上人口に占める割合は2.93%と，全人口に占める生活保護率の1.60%より高い。世帯の単身化が進み，特に高齢者保護世帯（生活保護を受ける高齢者世帯）においては単身世帯が9割弱を占める。

3 高齢者世帯が抱える経済的な問題

　公的な年金や自治体の手当を受給するためには手続きが必要となるが，高齢者単身世帯

表1-12 高齢者世帯の所得（令和2年）

区分	平均所得金額		世帯人員一人当たり（平均世帯人員）
	一世帯当たり		
高齢者世帯	総所得　　　　　　　　　　　332.9万円		212.4万円（1.57人）
	稼働所得　　　　　　　　　　 71.7万円	(21.5%)	
	公的年金・恩給　　　　　　　207.4万円	(62.3%)	
	財産所得　　　　　　　　　　 22.9万円	(6.9%)	
	年金以外の社会保障給付金　　 2.1万円	(0.6%)	
	仕送り・その他の所得　　　　 28.8万円	(8.7%)	
全世帯	総所得　　　　　　　　　　　564.3万円		236.3万円（2.39人）

注）高齢者世帯とは，65歳以上の者のみで構成するか，またはこれに18歳未満の未婚の者が加わった世帯をいう。
資料／厚生労働省：国民生活基礎調査（令和3年）.

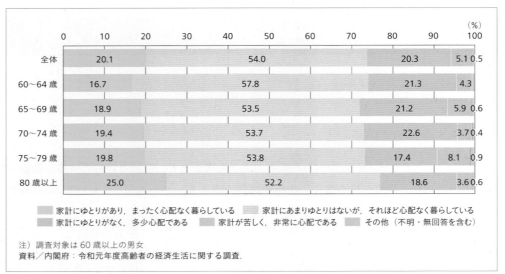

図1-11　60歳以上の者の暮らし向き

で軽度の認知機能障害などがあると，手続きを行うことが困難な場合がある。必要な手続きができるような支援は家族の役割であるが，連絡がとれない場合，地域包括支援センター職員などがやむなく手伝いをすることもある。

　また，一人暮らし高齢者をねらった悪徳商法や振り込め詐欺が問題となっており，啓発活動を行い，高齢者が被害に遭わないようにすることが重要である。

┃ 2. 高齢者の住まい

　令和2年度の国勢調査における世帯の種類によると，65歳以上人口3533万6000人のうち，単独世帯の人口は671万7000人と19.0％を占めている。また，社会施設の入所者の179万8000人と病院・療養所の入院・入所者の40万2000人を合わせても，全体の6.2％にすぎない。すなわち，高齢者の93.8％は一般住宅に住んで地域での生活を送っているのである。一般住宅の内訳では，高齢者のいる主世帯の82.1％が持ち家に居住しているが，高齢者単身世帯の持ち家率は66.2％と下がり，高齢者単身世帯638万世帯のうち33.5％（214万世帯）は借家に住んでいる[19]。

　高齢者が暮らしやすい住宅の設備に関しては，手すり，またぎやすい高さの浴槽，車椅子で通行可能な幅の廊下，段差のない屋内，道路から玄関まで車椅子で通行可能なアプローチなどがあげられる。それらが整っている住宅の割合について図1-12に示した。建築の時期が新しくなるほど，こうした設備が整っている割合が高くなる。建築の時期が古い住宅においては，設備が整っていないことが多く，自宅での転倒予防がより必要とされる。介護保険や自治体独自の住宅改修費などが利用できるため，受けられるサービスについてケアマネジャーに相談するとよい。

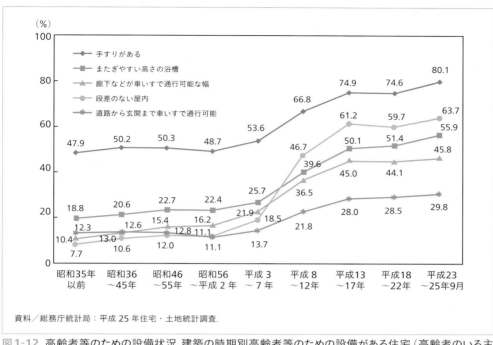

図 1-12 高齢者等のための設備状況，建築の時期別高齢者等のための設備がある住宅（高齢者のいる主世帯が居住する住宅）の割合

C 高齢者と家族の状況

1. 高齢者のいる世帯の状況

2021（令和 3）年現在，65 歳以上の高齢者のいる世帯は 2580.9 万世帯あり，総世帯の49.7％にあたる[20]。世帯の類型では，1980（昭和 55）年には三世代世帯が最も多かったが，三世代世帯は減少し（9.3％），夫婦のみ世帯 32.0％，単独世帯 28.8％と，世帯の核家族化・単身化が進んでいる。また親と未婚の子のみの世帯も 20.5％と増加している（図 1-13）。

2. 家族のライフサイクルからみた老年期

高齢者と家族のライフサイクルを考えると，老年期の課題は，①身体的な衰えに直面しながら，自身あるいは夫婦の機能と興味を維持し，家族・社会での新たな役割を探求する，②家族や社会のシステムのなかで，高齢者の知識と経験を生かす場を見つける，③配偶者，兄弟や友人の喪失に対処しながら，自身の死の準備をすることである[21]（表 1-13）。

3. 高齢者のいる世帯が抱える問題

▶ 老老介護　65 歳以上の者のいる世帯では夫婦のみの世帯が最も多いが，高齢者夫婦のど

1 高齢者の理解

2 老年看護学とは何か

3 老年看護の理論・概念

4 保健医療福祉制度

5 高齢者の権利擁護

6 経過別にみた老年看護

7 外来における老年看護

8 治療における老年看護

9 地域・在宅における老年看護

10 リスクマネジメント

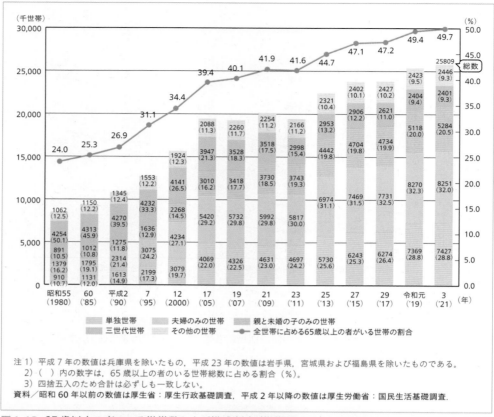

図1-13 65歳以上の者のいる世帯数および構成割合（世帯構造別）と全世帯に占める65歳以上の者が
いる世帯の割合

注 1） 平成 7 年の数値は兵庫県を除いたもの，平成 23 年の数値は岩手県，宮城県および福島県を除いたものである。
　 2） （　）内の数字は，65 歳以上の者のいる世帯総数に占める割合（％）。
　 3） 四捨五入のため合計は必ずしも一致しない。
　 資料／昭和 60 年以前の数値は厚生省：厚生行政基礎調査，平成 2 年以降の数値は厚生労働省：国民生活基礎調査.

ちらかが慢性疾患の悪化あるいは要支援，要介護状態となると，その配偶者が介護を担う
ことが多く，自らも高齢で健康問題を抱えながらの介護（老老介護）となる。支援するう
えでは，夫婦の希望する生活，その生活を維持する力や健康状態，子どもなどからの支援
状況を確認しながら，適切な社会資源を導入するなど，生活の継続を意識して支援するこ
とが重要である。

▶ **男性高齢者の孤立**　独居世帯も増えているなか，高齢期に配偶者に先立たれた男性が食
事を作ることができず市販の弁当などばかりを利用し，栄養が偏ることがある。また，男
性は地域とのつながりが少なく，退職後，地域の触れ合いの場や介護予防の場に，なかな
か出てこられないといわれており，男性高齢者の孤立予防が課題である。

▶ **親と未婚の子のみの世帯の増加**　親と未婚の子のみの世帯が増えていることから，子ども
の独立という老年期以前の発達段階の課題を積み残している家族が増えていることがうか
がえる。中高年となっても定職につかずにアルバイトをしながら老親に経済的に頼ってい
たり，両親に介護が必要な状態になっても，子どもに何らかの精神疾患があってその状態
が認識できずに介護放棄となってしまったりする家族もある。

1 高齢者の理解

2 老年看護学とは何か

3 老年看護の理論・概念

4 保健医療福祉制度

5 高齢者の権利擁護

6 経過別にみた老年看護

7 外来における老年看護

8 治療における老年看護

9 地域・在宅における老年看護

10 リスクマネジメント

表1-13 平均的な家庭の発達段階と課題（Carter, McGoldrick, 1988, 1999）

家族のライフサイクル	段階に移行するにあたっての情緒的経過	成長するために達成すべき家族の第2段階の変化
〔ステージ1〕 結婚前期：大人として独立する	情緒的・経済的責任を受容する	1）定位家族（源家族・実家）との情緒的な絆を保ちながらも，自己のアイデンティティを確立する 2）親密な人間関係を築く 3）職業的・経済的独立により自己を確立する
〔ステージ2〕 結婚：結婚初期	新しいシステムがうまく軌道に乗るよう専心する	1）夫婦としてのアイデンティティを確立する 2）拡大家族と夫婦の関係を調整し直す 3）いつ親になるかの意思決定を行う
〔ステージ3〕 出産：小さい子どものいる家族	新しい家族員をシステムに受け入れる	1）新たに子どもが家族システムに参入することにより家族システムを調整し直す 2）子育ての役割が新たに加わり，家族，仕事の役割を調整し直す 3）夫婦による子育てと祖父母による子育ての役割を調整する
〔ステージ4〕 思春期の子どものいる家族	子どもの独立と両親の世話に対応できるように，家族の境界を柔軟にする	1）思春期の子どもが物理的に親に依存しながらも，心理的に独立を求めることによる親子関係の変化に対応する 2）結婚生活と職業生活を再度見直すことに焦点をあてる 3）年老いた世代を夫婦が世話する
〔ステージ5〕 子どもが独立する	子どもが家族システムに出たり入ったりすることを受け入れる	1）2人だけの夫婦システムとして調整し直す 2）成長した子どもと親が大人としての関係を築く 3）成長した子どもとその配偶者と配偶者の家族との関係を調整する 4）祖父母の病気，障害や死に対応する
〔ステージ6〕 老後を迎えた家族	世代・役割交代を受け入れる	1）身体的な衰えに直面しながら，自身あるいは夫婦の機能と興味を維持する：家族・社会での新たな役割を探求する 2）家族や社会のシステムのなかで，高齢者の知識と経験を生かす場を見つける 3）配偶者，兄弟や友人の喪失に対処しながら，自身の死の準備をする

出典／森山美知子編：ファミリナーシングプラクティス：家族看護の理論と実践，医学書院，2001，p.87．一部改変．
Carter, B., & McGoldrick, M.(Eds.)(1988). The changing family Life cycle: A framework of family therapy (2nd ed.). Gardner Press.
Carter, B., & McGoldrick, M. (1999). Overview: The expanded family life cycle: Individual, family and social perspectives. In B. Carter & M. McGoldrick (Eds.), The Expanded family life cycle: individual, family and social perspectives (3rd ed.)(pp.1-26). Allyn & Bacon.

4. 介護と看取りの場

　内閣府の「日常生活を送るうえで介護が必要となった場合に，どこで介護を受けたいか」に関する調査[22]によると，男性42.2％，女性30.2％が自宅での介護を望んでおり，子どもの家で介護してほしいと望む高齢者は男性1.3％，女性3.6％にすぎない。介護老人福祉施設や介護老人保健施設，病院などの医療機関を利用したいと考える高齢者の割合は，それぞれ1～2割程度となっている（図1-14）。

　また，「治る見込みがない病気になった場合，どこで最期を迎えたいか」については，自宅が54.6％，病院などの医療施設が27.7％となっている（図1-15）。高齢者のいる家族において，介護や死の準備が必要となった時期には，個々の家族の生活背景を理解し，その家族の価値観に基づく生活と守られるべき基本的人権を踏まえて，その家族の生活を支えていくことが求められる。

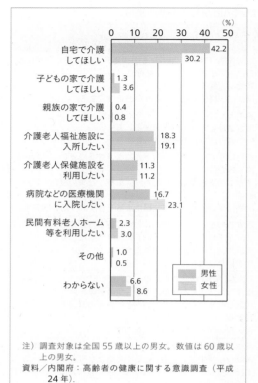

図1-14 介護を受けたい場所

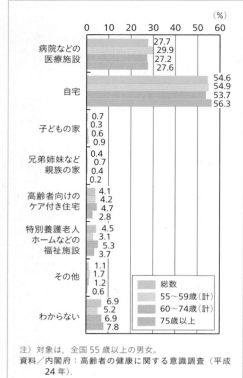

図1-15 最期を迎えたい場所

1. 高齢者の生きがい

1 高齢者の生きがいとは

　高齢者の生きがいについては，いろいろな定義がなされているが，野村[23]による概念分析では，「高齢者が生きるために見いだす意味や目的，価値であり，生きることに対する内省的で肯定的な感情が生まれ，実感できるもの」と定義し，高齢者は生きがいを喪失しやすいものの，再獲得できる力をもつとした（図1-16）。

2 統計データにみる高齢者の生きがい

　内閣府の行った全国の60歳以上の男女3000人を対象とした「生きがい」に関する調査（平成30年度）[24]では，生きがいを感じている者は，女性84.8%，男性80.3%と，女性のほうが多い結果であった。また家族類型では，生きがいを感じるのは夫婦世帯86.2%，

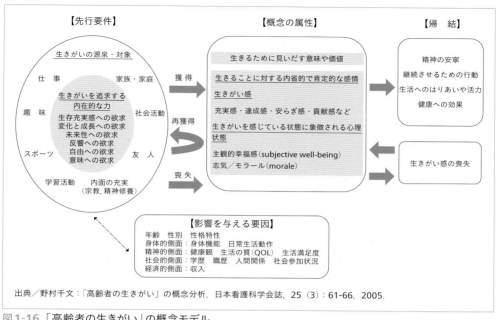

出典／野村千文：「高齢者の生きがい」の概念分析. 日本看護科学会誌, 25（3）：61-66, 2005.

図1-16 「高齢者の生きがい」の概念モデル

1 高齢者の理解

2 老年看護学とは何か

3 老年看護の理論・概念

4 保健医療福祉制度

5 高齢者の権利擁護

6 経過別にみた老年看護

7 外来における老年看護

8 治療における老年看護

9 地域・在宅における老年看護

10 リスクマネジメント

三世代世帯85.6％と高いが，単身世帯は73.5％とやや低くなっている。

　一般に，女性の多くは家族との交流を生きがいとすることが多いが，男性の多くは仕事が生きがいであるため，退職後に生きがいが薄れがちであるとされている。統計データからも男性の一人暮らし高齢者は生きがいを感じる割合が低い状況であることがわかる。

3 　高齢者の生きがいづくりへの支援

　高齢者の生きがいづくり活動として，社会参加，ボランティアなどが勧奨^{かんしょう}されている。老人福祉法の第3条には，次のように規定されている。

- 老人は，老齢に伴つて生ずる心身の変化を自覚して，常に心身の健康を保持し，又は，その知識と経験を活用して，社会的活動に参加するように努めるものとする。
- 老人は，その希望と能力とに応じ，適当な仕事に従事する機会その他社会的活動に参加する機会を与えられるものとする。

　つまり，高齢者本人の健康維持のための自己努力の必要性と，国や地方自治体による高齢者の社会参加の機会を保障するという内容である。

▌2. 高齢者の社会参加

1 　高齢者の社会参加の状況

　「平成18年版国民生活白書」²⁵⁾によると，高齢者の社会貢献意識は，60歳代では，1983（昭和58）年には46.6％であったが，2006（平成18）年には64.4％となっている。70

歳以上でも，同じく 31.9 % から 52.1 % に高まっている。具体的にどのような活動をとおして社会に貢献したいかという問いでは，「町内会などの地域活動」「社会福祉に関する活動」「自然・環境保護に関する活動」の割合が高くなっている。特に町内会などの地域活動は 20 歳代では 14.5 % しか希望していないのに対し，60 歳代，70 歳代では半数近い者が希望しており，高齢者が生活の場である地域社会に関心をもっていることがわかる（図1-17）。

社会参加の一つとしてボランティア活動があるが，ボランティア活動が高齢者の心身の健康に及ぼす影響に関する研究[26]によると，ボランティア活動は，生活満足度，抑うつ度，自己統制感，自尊心，健康度自己評価などと関連すると報告されている。

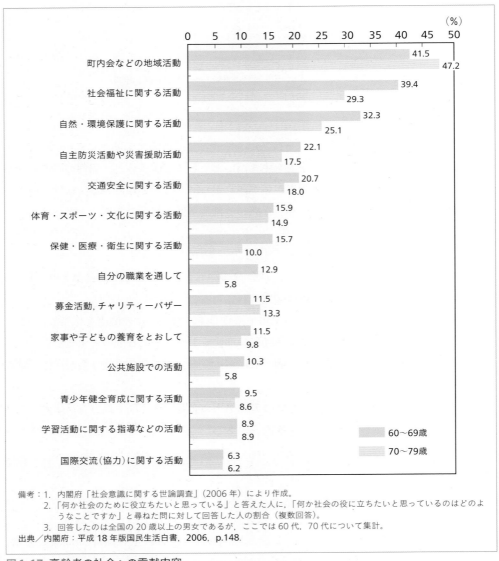

備考：1. 内閣府「社会意識に関する世論調査」（2006 年）により作成。
2. 「何か社会のために役立ちたいと思っている」と答えた人に，「何か社会の役に立ちたいと思っているのはどのようなことですか」と尋ねた問に対して回答した人の割合（複数回答）。
3. 回答したのは全国の 20 歳以上の男女であるが，ここでは 60 代，70 代について集計。
出典／内閣府：平成 18 年版国民生活白書，2006，p.148.

図1-17 高齢者の社会への貢献内容

しかし，社会活動に参加する積極的な高齢者ばかりではなく，人との交流が少なく，孤立しがちな高齢者もいる。単身世帯高齢者の交流の観点からみると[27]，高齢者の会話の頻度が「2〜3日に1回」以下の者の割合は，男性単身世帯で28.8％，女性の単身世帯で22.0％を占める。また病気のときや，一人ではできない日常生活活動（電球の交換や庭の手入れなど）の手伝いについて「頼れる人がいない」者の割合は，全体では2.4％であるが，男性単身世帯では20％にもなる。もちろん自宅がその人の大切なパーソナルスペースであることには異論がない。かといって自宅にばかり閉じこもっていると，社会とのつながりがなくなり，抑うつ的になる。人と顔を合わせて話すことで気分が明るくなるし，外出するきっかけにもなる。

単身高齢者や高齢者のみの世帯が増加し，地域のコミュニティ意識の希薄化も指摘されているなかで，都市部などにおいて，地域から孤立した状態で高齢者が死亡する事例（＝**孤独死・孤立死**）が問題となっている。厚生労働省では2008（平成20）年に「高齢者等が一人でも安心して暮らせるコミュニティづくり推進会議（「孤立死ゼロ」を目指して）」を開催し，各地域における孤立予防，見守り体制づくり，ネットワークづくりを推進している。

Ⓔ 身体機能の低下による生活への影響

1. 身体機能の低下と生活への影響

1 ｜ 初期（生活上の不便）

世界保健機関（WHO）は，高齢者の健康指標は，死亡率や罹患率（りかんりつ）よりも生活機能の自立におくことが有用であるとしている。高齢期の身体機能の低下が最初に個人の生活に及ぼす例としては，身近な生活のなかでのささいなことであることが多い。たとえば「天井の照明器具の電球が切れたが，高いところに登っての作業で転ぶのが怖いので取り換えができない」「庭の手入れをしたいが，かがむと腰が痛いので雑草が伸び放題になっている」「季節が変わってカーテンを変えたいが，カーテンフックの付け替えが難しい」など，介護とまではいかなくても，多少の生活支援が必要となってくる。

また，単独世帯や高齢夫婦のみの世帯が増加しており，息子や娘に頼みたいが遠方に住んでいて頼めない，他者に頼むのは気が引けるなど，何らかの生活上の不便を感じている高齢者は多い。

2 ｜ IADL，BADLの低下

身体機能の低下が生活に影響を及ぼす例として，次いで起こるのは，買い物や外出など

1 高齢者の理解
2 老年看護学とは何か
3 老年看護の理論・概念
4 保健医療福祉制度
5 高齢者の権利擁護
6 経過別にみた老年看護
7 外来における老年看護
8 治療における老年看護
9 地域・在宅における老年看護
10 リスクマネジメント

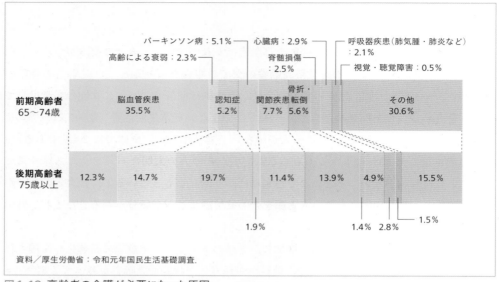

図1-18 高齢者の介護が必要になった原因

資料／厚生労働省：令和元年国民生活基礎調査.

の動作が困難となる，あるいは痛みを伴うなど，**手段的日常生活動作**（instrumental activities of daily living：IADL）の低下である。たとえば，腰痛が原因で動かないで自宅にこもっていると，しだいに筋力が衰え，歩行が困難となる。あるいは，転倒することで歩行に対する自信のなさや不安が強くなり，自宅に閉じこもりがちとなる。食用品などの買い物に行けないと食生活が貧しくなり，低栄養状態となってしまう。

　これらの IADL の低下が進むと，個人の生活動作である食事，更衣，入浴，排泄といった**基本的日常生活動作**（basic activity of daily living：BADL）が低下し，総合力である生活機能が低下し，日常生活において支援や介護が必要な状態となってくる。

3 ｜ 介護が必要となる原因

　わが国は，平均寿命は長いが健康寿命はそれほど長くないといわれている[28]。高齢者の介護が必要になった原因[29] をみると，前期高齢者では脳血管疾患の割合が最も高く35.5％を占め，高齢による衰弱はわずか2.3％である。しかし，後期高齢者では脳血管疾患は12.3％となり，高齢による衰弱は14.7％，そのほか認知症19.7％，骨折・転倒13.9％，関節疾患11.4％など，生活機能の低下によるものが多くなってくる（図1-18）。これらにより，前期高齢者のうちから生活機能の低下を予防する必要があるといえる。

2. 身体機能の低下を予防する地域の取り組み

　わが国の高齢者の生活の場をみると，特別養護老人ホームなどの施設入所者は4.7％，病院，療養所の入院者は1.2％にすぎず，残りの94.1％の高齢者は通常の住居に住み，地域生活を送っている[30]。また，8割の高齢者は自立した生活を送っている[31]。これらの

地域在住高齢者が健康的に自立してすごすためには，生活機能の低下などの老年症候群を早期に発見し，介護を予防していくことが重要である。

2006（平成18）年に改正された介護保険法では，要介護者への介護給付中心から予防重視型へと移行し，65歳以上の高齢者に対し，市町村が「基本チェックリスト」を用いて生活機能低下を評価し，介護予防につなげていくこととなった（図1-19，20）。基本チェッ

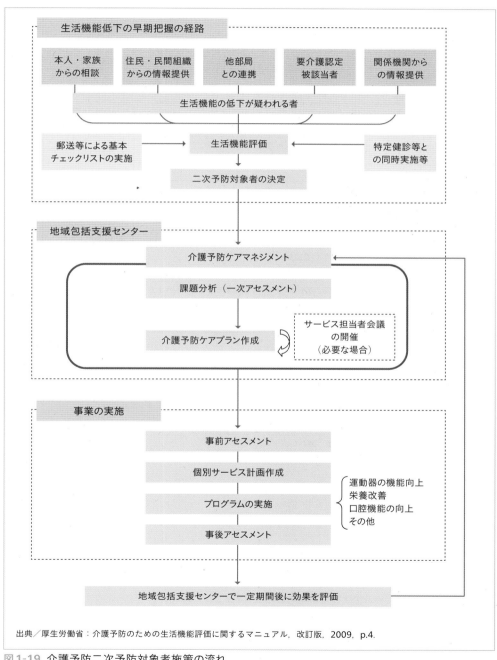

出典／厚生労働省：介護予防のための生活機能評価に関するマニュアル，改訂版，2009，p.4.

図1-19 介護予防二次予防対象者施策の流れ

1 高齢者の理解

2 老年看護学とは何か

3 老年看護の理論・概念

4 保健医療福祉制度

5 高齢者の権利擁護

6 経過別にみた老年看護

7 外来における老年看護

8 治療における老年看護

9 地域・在宅における老年看護

10 リスクマネジメント

	No	質問項目		回答
	1	バスや電車で1人で外出していますか	0. はい	1. いいえ
	2	日用品の買い物をしていますか	0. はい	1. いいえ
	3	預貯金の出し入れをしていますか	0. はい	1. いいえ
	4	友人の家を訪ねていますか	0. はい	1. いいえ
	5	家族や友人の相談にのっていますか	0. はい	1. いいえ
			No.1〜5 の合計	
運動	6	階段を手すりや壁をつたわらずに昇っていますか	0. はい	1. いいえ
	7	椅子に座った状態から何もつかまらずに立ち上がっていますか	0. はい	1. いいえ
	8	15分位続けて歩いていますか	0. はい	1. いいえ
	9	この1年間に転んだことがありますか	1. はい	0. いいえ
	10	転倒に対する不安は大きいですか	1. はい	0. いいえ
			No.6〜10 の合計	
栄養	11	6か月間で2〜3kg以上の体重減少はありましたか	1. はい	0. いいえ
	12	身長（　　cm）体重（　　kg）（＊BMIが18.5未満なら該当とする）＊BMI（＝体重（kg）÷身長（m）÷身長（m））	1. はい	0. いいえ
			No.11〜12 の合計	
口腔	13	半年前に比べて固いものが食べにくくなりましたか	1. はい	0. いいえ
	14	お茶や汁物等でむせることがありますか	1. はい	0. いいえ
	15	口の渇きが気になりますか	1. はい	0. いいえ
			No.13〜15 の合計	
閉じこもり	16	週に1回以上は外出していますか	0. はい	1. いいえ
	17	昨年と比べて外出の回数が減っていますか	1. はい	0. いいえ
認知症	18	周りの人から「いつも同じ事を聞く」などの物忘れがあると言われますか	1. はい	0. いいえ
	19	自分で電話番号を調べて，電話をかけることをしていますか	0. はい	1. いいえ
	20	今日が何月何日かわからない時がありますか	1. はい	0. いいえ
			No.18〜20 までの合計	
			No.1〜20 までの合計	
うつ	21	（ここ2週間）毎日の生活に充実感がない	1. はい	0. いいえ
	22	（ここ2週間）これまで楽しんでやれていたことが楽しめなくなった	1. はい	0. いいえ
	23	（ここ2週間）以前は楽にできていたことが今ではおっくうに感じられる	1. はい	0. いいえ
	24	（ここ2週間）自分が役に立つ人間だと思えない	1. はい	0. いいえ
	25	（ここ2週間）わけもなく疲れたような感じがする	1. はい	0. いいえ
			No.21〜25 の合計	

基本チェックリストにおいて次のiからivまでのいずれかに該当するものが二次予防対象者
 ⅰ．1から20までの項目のうち10項目以上に該当する者
 ⅱ．6から10までの5項目のうち3項目以上に該当する者
 ⅲ．11および12の2項目すべてに該当する者
 ⅳ．13から15までの3項目のうち2項目以上に該当する者

出典／厚生労働省：介護予防のための生活機能評価に関するマニュアル，改訂版，2009，p.5-6.

図1-20 介護予防のための生活機能評価における基本チェックリスト

クリストの結果は市町村が一括して評価し，生活機能の低下（二次予防対象者）と判定された対象者の情報を，地域包括支援センター（第4章-Ⅳ「高齢者の生活を支える地域包括ケアシステム」参照）に伝える。それを受けた地域包括支援センターが対象者に連絡し，各種の介護予防プログラムへの参加を促したり，訪問を行ったりして，介護予防事業ならびにその後の評価を行っている。

F 認知機能の低下による生活への影響

1. 認知症の現状

現在，わが国では高齢者の約4人に1人が認知症の人またはその予備群といわれ，高齢化の進展に伴い，この数はさらに増加するといわれている。具体的には，団塊世代が75歳以上になる2025（令和7）年には，認知症の人は700万人になると推計されている[32]。認知症とは，国際疾病分類第10版（ICD-10）によると，新しい事象に関する著しい記憶力の減退，判断と思考に関する能力の低下や情報処理全般の悪化により，日常生活動作や遂行能力に支障をきたす病気であり，日常生活の大部分で支援が必要とされる。

認知症になると，記憶障害とともに，しだいに日常生活における失認・失行が現れ，様々な行為の遂行が難しくなる。たとえば買い物で計算ができない，帰る道がわからなくなる，人の顔や食事や排泄の方法がわからなくなるなどで，介護が必要となる。

介護する家族は，本人が認知症であるだけではなく，家族を疑ったり怒ったりする症状により，不安や悲しみを抱えている。時には家族も怒りを覚えてしまい，優しく接することができない自分に対する罪悪感やマイナスの感情を抱くなど，介護負担は重い。また，こうした問題を周囲に相談することができずに抱え込み，地域で孤立しやすい状況もある。

2. 認知症対策の施策——新オレンジプラン

厚生労働省は，2012（平成24）年に「認知症施策推進5か年計画（オレンジプラン）」，2015（平成27）年には「認知症施策推進総合戦略（新オレンジプラン）～認知症高齢者等にやさしい地域づくりに向けて～」を策定し，都道府県および市町村で推進すべき各種施策と数値目標を公表している。

新オレンジプランでは，「認知症高齢者等にやさしい地域づくり」を推進していくための7つの柱として，①認知症への理解を深めるための普及・啓発の推進，②認知症の容態に応じた適時・適切な医療・介護等の提供，③若年性認知症施策の強化，④認知症の人の介護者への支援，⑤認知症の人を含む高齢者にやさしい地域づくりの推進，⑥認知症の予防法・診断法・治療法・リハビリテーションモデル・介護モデル等の研究開発およびその成果の普及の推進，⑦認知症の人やその家族の視点の重視をあげている（図1-21）。早期診断・早期対応のための体制整備として，認知症疾患医療センターの計画的な整備を進め

1 高齢者の理解
2 老年看護学とは何か
3 老年看護の理論・概念
4 保健医療福祉制度
5 高齢者の権利擁護
6 経過別にみた老年看護
7 外来における老年看護
8 治療における老年看護
9 地域・在宅における老年看護
10 リスクマネジメント

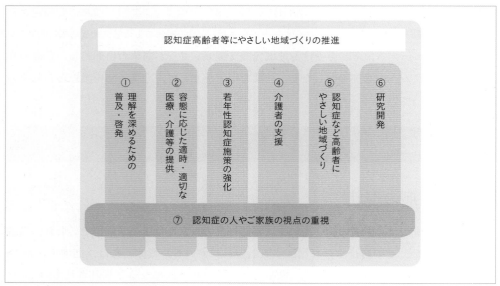

図1-21 新オレンジプランの7つの柱

ている。これは，認知症の速やかな鑑別診断や，行動・心理症状と身体合併症に対する急性期医療，専門的相談，関係機関との連携，研修会の開催等の役割を担う医療機関である。また，認知症初期集中支援チームの市町村への設置を推進し，認知症の疑いがある人，認知症の人とその家族に対し，複数の専門職が訪問し，アセスメントや家族支援などの初期の支援を包括的・集中的に行い，自立生活のサポートを行っている。

　認知症の人やその家族などに対する支援として，認知症カフェ（オレンジカフェ）の普及が位置づけられている。認知症カフェとは認知症の人と家族，地域住民，専門職など誰もが参加でき，集う場である。

VII　高齢者のライフサイクルと発達課題

1. ライフサイクルからみた老年期

　ライフサイクルからみた老年期は，子育てが終わり，社会のなかでの役割からも引退する時期であり，喪失や機能低下を中心としたライフイベントが生じる時期である。以下に示す身体・心理・社会的喪失が生じやすく，高齢者の日常生活の意欲や生きる目的にも大きく影響する。

・身体的な機能低下，慢性疾患による健康の衰退，あるいは疾患や身体機能の障害に伴う自立生活の支障など，自立の喪失。

・社会の第一線や仕事からの引退など，社会的役割の喪失。

- 退職による収入の減少や喪失など，経済基盤の喪失。
- 配偶者や友人との死別など，重要な人を亡くすという人的喪失。

▍2. 高齢者の発達課題

▶ **エリクソンによる発達課題**　人間が健全で幸福な発達をとげるために各発達段階で達成しておかなければならない課題を，発達課題という。アメリカの心理学者エリクソン（Erikson, E. H.）により示された老年期の発達課題は「統合」対「絶望」である（図 1-22）。

　老年期は，ライフサイクルのなかでも人生を完結する時期である。幼少期から今まで歩んだ人生を総合的に評価し，振り返りや集大成を図る時期でもある。高齢者が自分の人生を肯定的に受け入れることができれば，心理面での安定が得られ，人間としての円熟や平安な境地が達成され，統合性が図られる。しかし，これに失敗すると，後悔の念や挫折，すなわち絶望を感じることになる。

▶ **ハヴィガーストによる発達課題**　アメリカの教育者ハヴィガースト（Havighurst, R. J.）は，老年期の発達課題では，身体面や社会面での衰退に適応して，高齢者との新しい関係性を築くことをあげ，これらの達成により人は幸福になり，社会から承認されるとしている（表 1-14）。

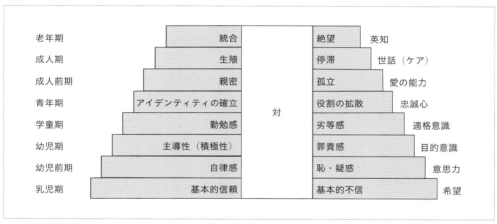

図 1-22 ライフサイクルにおける発達課題と危機（エリクソン）

表 1-14 ハヴィガーストの老年期の発達課題

> ❶ 肉体的な強さと健康の衰退に適応すること
> ❷ 引退と減少した収入に適応すること
> ❸ 配偶者の死に適応すること
> ❹ 自分と同年輩の人々と明るい親密な関係を確立すること
> ❺ 社会的・市民的義務を引き受けること
> ❻ 肉体的生活を満足に送れるように準備態勢を確立すること

1 高齢者の理解
2 老年看護学とは何か
3 老年看護の理論・概念
4 保健医療福祉制度
5 高齢者の権利擁護
6 経過別にみた老年看護
7 外来における老年看護
8 治療における老年看護
9 地域・在宅における老年看護
10 リスクマネジメント

文献

1) Strehler, B.L.：Time, cells and aging, Academic Press, 1962.
2) 折茂肇編：新老年学，第2版，東京大学出版会，1999，p.3.
3) Matteson, M.A., McConnell, E.S. 著，石塚百合子，他訳：身体的変化とケア，看護診断にもとづく老人看護学2，医学書院，1993，p.2.
4) Constans, T., et al.：Protein-energy malnutrition in elderly medical patiens. Jarnal of the American Geriatrics Society, 40（3）：263-268, 1992.
5) 東京都衛生局：東京都健康推進プラン21；生活習慣病と寝たきりの予防をめざして，2001，p.104.
6) 新野直明，他：在宅高齢者における転倒の疫学，日本老年医学会雑誌，40（5）：484-486，2003.
7) Hara, M., et al.：Senile xerosis；functional, morphological, and biochemical studies. Jarnal of Geriatric Dermatology, 1：111-120, 1993.
8) 大川玲子：女性高齢者の性，medicina, 45（7）：1290-1293, 2008.
9) 前掲書1).
10) 佐藤聡，他：特集 高齢化社会と精神医学 老年期精神障害の進歩と問題点 老年期うつ病 疫学研究をめぐる諸問題，臨床精神医学，22（6）：833-847, 1993.
11) 高橋作太郎，他編：リーダーズ英和辞典，第3版，研究社，2012.
12) 東京都福祉保健局：令和2年度東京都福祉保健基礎調査「高齢者の生活実態」．
https://www.fukushihoken.metro.tokyo.lg.jp/smph/kiban/chosa_tokei/zenbun/reiwa2/index.html（最終アクセス日：2023/10/11）
13) 総務省統計局：平成28年社会生活基本調査，http://www.stat.go.jp/data/shakai/2016/index.html（最終アクセス日：2023/10/11）
14) Ferrans,C.E., Power,M.J.：Quality of life index；development and psychometric properties, Advance inNursing Science, 8（1）：15-24, 1985.
15) 厚生労働省：令和3年国民生活基礎調査.
16) 内閣府：平成28年度高齢者の経済・生活環境に関する調査結果（全体版）.
17) 内閣府：令和元年度高齢者の経済生活に関する調査.
18) 総務省統計局：高齢者の就業，http://www.stat.go.jp/data/topics/topi1322.htm（最終アクセス日：2023/10/11）
19) 総務省統計局：平成30年住宅・土地統計調査，http://www.stat.go.jp/data/jyutaku/2018/pdf/kihon-gaiyou.pdf（最終アクセス日：2023/10/11）
20) 厚生労働省：2021年国民生活基礎調査.
21) 森山美知子編：ファミリーナーシングプラクティス；家族看護の理論と実践，医学書院，2001.
22) 内閣府：平成24年高齢者の健康に関する意識調査.
23) 野村千文：「高齢者の生きがい」の概念分析，日本看護科学会誌，25（3）：61-66, 2005.
24) 内閣府：平成30年度高齢者の住宅と生活環境に関する意識調査結果（全体版），p.11-12, http://www8.cao.go.jp/kourei/ishiki/h30/sougou/zentai/pdf/s2.pdf（最終アクセス日：2022/10/25）
25) 内閣府：平成18年版国民生活白書，2006，p.148.
26) 藤原佳典，他：ボランティア活動が高齢者の心身の健康に及ぼす影響；地域保健福祉における高齢者ボランティアの意義，日本公衆衛生雑誌，52（4）：293-307, 2005.
27) 内閣府：平成27年度版高齢社会白書，2015，p.45.
28) 星旦二：ピンピンコロリの法則「おでかけ好き」は長寿の秘訣，ワニブックス，2010，p.54.
29) 厚生労働省：令和元年国民生活基礎調査.
30) 総務省統計局：平成27年国勢調査；人口等基本集計結果の概要，2016，p.43.
31) 柴田博：8割以上の老人は自立している！，ビジネス社，2002，p.56.
32) 厚生労働省：認知症施策推進総合戦略（新オレンジプラン）概要，http://www.mhlw.go.jp/file/06-Seisakujouhou-12300000-Roukenkyoku/nop1-2_3.pdf（最終アクセス日：2016/6/14）

参考文献

・折茂肇編：新老年学，第2版，東京大学出版会，1999.
・小玉敏江，亀井智子編著：改訂高齢者看護学，中央法規出版，2007.
・東京都老人総合研究所編：サクセスフルエイジング，ワールドプランニング，1988.
・Yamamoto, T., et al.：Association between self-reported dental health status and onset of dementia；a 4-year prospective cohort study of older Japanese adults from the Aichi Gerontological Evaluation Study（AGES）Project, Psychosomatic Medicine, 74（3）：241-248, 2012.
・日本泌尿器科学会：尿失禁の種類について，https://www.urol.or.jp/public/symptom/04.html（最終アクセス日：2016/6/2）.
・吉川春樹，芦田淳編：ポシェット総合栄養学事典，同文書院，1991.
・Erikson, E.H., Erikson, J.M. 著，村瀬孝雄，近藤邦夫訳：ライフサイクル，その完結，増補版，みすず書房，2001.
・Havighurst, R.J. 著，荘司雅子監訳：人間の発達課題と教育，玉川大学出版部，1995.
・Newman, B. M., Newman, P. R. 著，福富護訳：新版 生涯発達心理学；エリクソンによる人間の一生とその可能性，川島書店，1988.

第 **2** 章

老年看護学とは何か

この章では

● 老年看護の対象である「高齢者」を理解する。

● 高齢者像は多様であり，そこにあるニーズも多様であることを理解する。

● 老年看護の発達過程から今後の看護の役割を理解する。

● 老年期の発達課題を理解し，そこでの看護の役割を理解する。

● 老年看護に役立つ看護理論を理解する。

I 老年看護のなりたち

1. 老年看護の誕生

　わが国の人口構成の変遷をみると，終戦後の社会の近代化，高度成長期を迎えた 1960（昭和 35）年以降，平均寿命が著しく伸びてきた。その結果，当時 5％程度であった高齢化率は上昇の一途をたどっている。

　老年看護に関する実践・研究・教育の発展経緯は，その国の社会状況などの影響を受けている。次に示すアメリカにおける老年看護の発展経緯は，わが国の場合とは異なる事情が多いが，類似する側面も多くみられる。

1 ｜ アメリカにおける老年看護の発展

　アメリカでは 1950 年，ニュートン（Newton, K.）により「老年看護」の最初の教科書が著された [1]。この時代は看護研究への取り組みが始まり，慢性疾患と高齢者に関する最初の看護研究が発表された時期でもあり，ニュートンの教科書は政府管掌の老年医療保険を創設しようとするアメリカ政府の動向とあいまって，老年看護を一つの専門領域として確立する橋渡しとなった。

　1962 年にはアメリカ看護師協会は第 1 回老年病看護業務委員会を招集し，1967 年には老年看護業務部会が設立された。この 1965 年から 1981 年の間は，医療保険制度・医療保障制度が急成長し，加齢過程に関する研究も急速に進んだ。実践・研究・教育への政府資金援助も増大し，大学レベルで老年医学や老年学の教育・研究活動が発展した。さらに高齢者に対する看護の質を高めるため，老年看護領域のクリニカル・ナース・スペシャリスト（CNS），プライマリヘルスケアを提供するナース・プラクティショナー（NP）養成プログラムもこの時期に開発された（日本において，老年看護学が専門領域としてカリキュラムに認められたのは 1989［平成元］年である）。

　高齢者への看護は，かつては成人看護領域に包含されていた。青年期・壮年期人口が多数を占めた時代では，病気そのものに主眼が置かれ，治療が最優先され，そのための看護が実践されたのである。

2 ｜ 日本における高齢社会をめぐる社会状況・制度の変遷

　日本における 1960 年代は，国民皆保険制度の実施，老人福祉法の制定，老人医療費の無料化など老人医療・福祉制度の基盤づくりが検討され始めた時代である。この当時は，高齢者率は 5 〜 6％と低く，年齢を重ねることは喜ぶべきことであった。

　1970 年代からの人口の高齢化のスピードは著しく，日本の平均寿命は，男女とも世界のトップとなる長寿国となった。こうした急激な少子高齢社会の到来は，従来の個人生活

のありかたや家族制度，地域社会や国政のレベルに様々なひずみを招くことになった。

　高齢者をめぐるこうした社会状況の変化に対する制度改正が行われ，1982（昭和 57）年の老人保健法の制定，1985（昭和 60）年の医療法の第一次改正，1990（平成 2）年の老人福祉法の改正，1994（平成 6）年の地域保健法の制定，2000（平成 12）年の介護保険制度の創設などが次々と実施された。高齢者医療は「病院から在宅へ」の方針が強化され，1990 年代以降，1991（平成 3）年の訪問看護ステーションの創設をはじめ診療報酬の大幅改定などが行われた。1989（平成元）年の「高齢者保健福祉推進 10 か年戦略（ゴールドプラン）」の策定など，高齢社会に向けての諸施策，老年看護実践の場を取り囲む状況も大きく変化した。

　世界に先駆けて本格的な高齢社会へ突入しているわが国では，複雑で多様な人の生活と保健・医療・福祉ニーズに対応できる看護への期待に応えるため，新しい役割モデルの確立が急がれている。

■ 2. 老年看護の定義の検討

　人口の高齢化，疾病構造の変化，人々の健康意識の変化，医療技術の進歩，病院から地域への制度施策など医療をめぐる環境変化から，老年看護の役割や位置づけを模索する作業が重ねられている。表 2-1 に老年看護の主な定義を示し，以下に解説する。

1 ┃ アメリカでの定義

　老年看護の最初の定義は，1950 年にニュートン（Newton. K）によって示された。これには既に「健康の促進と疾病の予防」という概念が含まれており，老年期は不可避の死を待つ時間ではなく，老年期にふさわしい満足感が得られる可能性があることを示した。その後，アメリカ看護師協会（American Nurses Association; ANA）で老年看護事業業務部会が誕生し，1970 年に健康の促進と疾病の予防を含めた定義が示された[2]。

　また，ガンダー（Gunter, L. M）とエステーズ（Estes, C. A）は加齢に伴って生じる「苦しくつらい出来事」や「死を迎える患者へのケア」を含めた多様な定義を包括的に整理した。1995 年にアメリカ看護師協会が発行した「老年看護実践の視点と基準」[3] において，「老年看護は，高齢者の健康と機能状態をアセスメントし，適切な看護または必要な医療サービスを計画・実施し，そのようなケア効果を評価することである。特に重要なことは，ADL 機能を最大限維持すること，精神面を含む健康の増進，維持，回復を図ること，急性ならびに慢性疾患による障害を予防または最小限に抑えること，死の瞬間まで生命の尊厳と安楽を維持することである。高齢者とその家族を対象とする老年看護は，老人ホームや関連施設，病院，高齢者の家庭，診療所，そして地域のあらゆる場面で展開される」と示されている。

高齢者の理解

2 老年看護学とは何か

3 老年看護の理論・概念

4 保健医療福祉制度

5 高齢者の権利擁護

6 経過別にみた老年看護

7 外来における老年看護

8 治療における老年看護

9 地域・在宅における老年看護

10 リスクマネジメント

表2-1 老年看護の定義

提唱者	特徴	主な定義の柱
ニュートン (Newton, K., 1950)	老年看護最初の定義	「医学を補助する科学である看護は，人々の老齢期を健康で経済的に恵まれたものにする責任を有する」「老齢とは，人間に満足感をもたらしうるものであって，怠惰に座して不可避の死を待つ時期ではないということである。（中略）大切なのは当人を再び若返らせることではなく，その年齢に見合った健康に適応させることであり，（中略）確信をもって自らの正常な能力を発揮できるよう援助することである。その確信とは，その年齢に見合った健康を維持し，また自己の潜在能力を活用する機会を社会から与えられるかぎり，人生の各段階には，それにふさわしい満足感と可能性があるということである」*
アメリカ看護師協会老年看護業務部会 (1970)	アメリカで広く認定された老年看護の定義	「老人看護は，老人の看護上のニードのアセスメントを行い，それらのニードを充足するための看護ケアを計画・実施し，老人が加齢過程に伴う制限を踏まえて一定の安寧を達成し維持するうえでのそのケアが有効であったかどうかを評価する」**
ガンダーとエステーズ (Gunter, L. M.,Estes, C. A.,1978)	死にゆく患者のケアを明確に取り上げ，老年看護の進展を反映	老年看護は，一般的な看護の方法と老人に関する専門知識とを統合し，次の目標に役立つような条件をクライアントと環境の内部につくり上げることを目指すヘルスケアサービスであるといえる。 ❶ 老人の健康促進行動を強化する ❷ 加齢過程に伴って生じる健康上の喪失や障害をできるだけ防ぎ，また代償する ❸ 加齢に伴って生じる苦しくつらい出来事（死の過程も含まれる）に対し，慰安を与え支える ❹ 老人の病気の診断，処置，治療を促す***
中島紀恵子 (1986)	日本における老年看護学の定義	老年看護とは，老人ゆえのリスク（老化と複合する病気像，完全な回復，それらと戦い，自立した生活を営むには不足する潜在力と時間）をもった人々を対象とし，その個々人にふさわしい援助をすることである。ふさわしい援助とは，その老人の生命と日常生活活動にとって必要なこと，まだ働けるものを選びとりサポートすることで，生命と生活を維持し，目指しうる望ましい態様（修復される健康像，時には修復の結果の死）を獲得していく看護活動をいう。

* ：文献／Newton, K.：Geriatric nursing，Mosby，1950.
** ：文献／Matteson M. A., McConnel E. S. 著，小野寺杜紀，川原礼子訳：看護診断にもとづく老人看護 1，医学書院，1992，p.33.
*** ：文献／Gunter,L. M., Estes,C. A.：Tomorrow's aged；impact of transgenerational trends on nursing education，American Nurses' Association 51st Convention，1978.

2 日本での定義

　日本での統一的な定義では，中島が 1986（昭和 61）年に対象である高齢者の特徴と看護実践の内容を統括的に捉えた定義を示した[4]。

　また，2004（平成 16）年，日本看護協会は高齢者を取り巻く環境は複雑で多岐にわたること，看護を提供する場は医療機関に限らず，在宅，介護施設など様々であることを前提に，看護実践内容および看護実践方法などについて具体的な医療機関における老人看護領域の看護業務基準を示した[5]。

1 高齢者の理解
2 老年看護学とは何か
3 老年看護の理論・概念
4 保健医療福祉制度
5 高齢者の権利擁護
6 経過別にみた老年看護
7 外来における老年看護
8 治療における老年看護
9 地域・在宅における老年看護
10 リスクマネジメント

II 老年看護の役割

A 老年看護の特徴

1. 老年看護の基本

1 老年看護の特徴

　高齢者は，回復力の低下，予備力の低下，免疫力の低下，適応力の低下，ホメオスタシス（恒常性）の低下などの身体的特徴から，ささいなことで病気になりやすい。若年成人であれば数日で回復するような疾患であっても，高齢者では入院を要する場合もある。また疾患によって，出現する症状は非定型的で，肺炎であっても熱が上昇しないなどのことがある。さらに回復も慢性的な経過をたどることが多く，典型的とはいいにくい。

　治療による安静臥床から容易に廃用症候群（生活不活発病）になりやすく，合併症が起こりやすい。合併症が起きればさらに経過が長引き，感染症や酸素欠乏状態，脱水，低血糖などに陥りやすく，せん妄や意識障害を起こす。

　薬物に対しては，肝機能や腎機能の低下により薬物が体内に蓄積し，有害作用が出現しやすい。そのため老年看護は予防活動を重視し，日常生活活動の維持・改善に努めることが大切である。

　これらの高齢者の特性から老年看護では，問題解決型思考（対象者本人について問題点を見いだし，その解決に向けた支援を行う）の看護ではなく，目標志向型思考（対象者のもつ強みを生かして目標達成に向けた支援を行う）の看護を行う。看取りを念頭において行う看護や，生活の自立を支援するための介護支援専門員（ケアマネジャー）によるケアマネジメント，さらに多職種によるチームアプローチを意識しておくことも必要である。

2 尊厳と権利擁護（アドボカシー）

　どのような健康状態にあっても，普通の生活を送る権利を可能な限り保障していくノーマライゼーションの理念に立ち，人としての尊厳を保持できるようなかかわりかたをすることが，高齢者の生活の質（QOL）を保つ基本である。権利擁護（アドボカシー）の理念に則って，自尊心を傷つけず，高齢者の生きる意欲を低下させないかかわりが不可欠である。

2. 高齢者における安全・安楽

　看護においては安全と安楽は，共に看護の目標とされ，実践場面においても看護目標として多用されている。安全は人間の基本的欲求の一つとして位置づけられ，アメリカの心

理学者マズロー（Maslow, A. H.）は「安全が阻害されたとき，人間のほとんどの欲求に障害を起こすとともに生命をおびやかすことになる」とし，安楽についてはナイチンゲール（Nightingale, F.）が「安楽というものは，それまでの，その人の生命力を圧迫していたあるものが取り除かれて生命がふたたび生き生きと動き出した徴候」としている。

1 | 高齢者にとっての安全

安全という用語は，看護の技術化を図る問題意識と，患者が有害な環境因子を避け，感染など潜在的な有害因子から守られることへの評価として用いられている。さらに，単に手技上の問題や事故防止のための目標ではなく，生命や人権に関する看護，医療技術全般にかかわる課題が含まれている。

2 | 高齢者にとっての安楽

安楽とは，他人が決めるものではなく，患者に苦痛や不安，不快がないというだけでもない。病気や障害があっても高齢者の尊厳を維持した，個別的な生活様式や生活習慣に沿った，より人間らしい生活を送るという意味を含んでいる。

たとえば次のような例がある。

> Dさんは88歳で，誤嚥性肺炎のために入院した。家では何とか起き上がって食べられていたが，入院後は，ほぼ寝たきり状態となってしまった。息が苦しいせいか動きたがらず，自力でトイレに行くのが困難なため，紙おむつを当てていた。食欲もなかった。ある日の受け持ち看護師は，Dさんの腹部の聴診を行った結果，腰部の温罨法を行った。Dさんは「ああ，いい気持ちだ」と目をつぶって満足そうに深い息をしていた。その後，多量の排ガスと排便があった。すっきりとした表情のDさんは「お腹が減った」と自分で箸を持って，ゆっくり食べ始めた。

入院によって緊張していたからだが温罨法で緩み，安楽な状態をもたらし，食欲が増したと考えられる。

3 | 自立支援とエンパワメント

高齢者自身も自立への意識は高く，認知症や寝たきりによって依存状態になることを恐れている。一般に，高齢者は保護すべき対象という見かたをしやすいが，「高齢者が自分の生活や健康，権利などを，自分自身の力を発揮することで，より良い方向にもっていくことができる」ように，自立した生活維持へ向けた支援が重要である。

▌ 3. キュアとケア

医療にはキュア（cure）とケア（care）の2つの側面が含まれている。

疾患を正確に判断し，それに対して的確な治療を行うものがキュアである。そのため医師や看護師は，疾患や人体に対する高度な知識や技術が必要である。キュアは疾病の除去，

表2-2 老年看護におけるキュア（cure）とケア（care）の比較

キュア（cure）：治療を重視する	ケア（care）：生活を重視する
● キュアの目的は疾病の治癒 ● 加齢（aging）の進行を遅らせる ● 加齢現象の克服	● ケアの特徴は癒し支えること ● 老いを受け入れることを支える ● 個別の健康レベルでウェルビーイング（well-being）を目指す

すなわち疾病治療が目標になる。

　ケアは，疾患に侵された患者に対し，精神的・身体的なサポートを提供するものである。ケアに際しては，主に看護師が役割を担い，患者のQOL（生活の質）の向上を目標とする場合が多い。キュアが可能でなくとも，ケアができない患者はいない。ケアにあたる者には，患者に対する共感と思いやりが求められる（表2-2）。

▶ 治療技術の発展と人間性の回復　治療技術の発展は現在の長寿時代の到来に，大きな貢献をした。しかし，治療技術の進歩の適用だけで，高齢患者の人間性の回復を図ることが可能であるかというと，必ずしもそうではない。床上安静や点滴・膀胱留置カテーテルといったチューブ類の装着に伴う高度の制限は，治療過程においては避けられないが，これが廃用症候群を発生させるもとになる。救命効果が上がっても，一方で寝たきり状態に陥らせる原因となることも少なくない。

　若年層ならばすぐに回復する身体機能も，高齢者では回復に時間がかかり，寝たきりやせん妄，認知機能低下を引き起こす原因となる。また，高齢者には環境への不適応という特性があり，入院そのものが認知症などを発症する機会となる。本来，病気の治療を目的に行われる医療行為がマイナスの効果を生むこととなれば，治療が成功したとはいえない。

▶ QOLを高める看護　患者のQOLを高めるためには，治療だけに偏ることなく，看護の側面から一人ひとりの患者への適用を考える必要がある。この視点が老年看護に必要とされている。病状や治療の必要から生じる生活機能の低下を，あらゆる面で防ぎ，患者のQOLの維持に努めることを第一義的に考えなくてはならない。そのことは救命と同時に，常にQOLを考慮した視点をもつことでもある。

　患者や家族の望みは「もとの日常生活に戻る」ことである。生命の維持とQOLの維持がなされて初めて高齢者は生き生きとした人間的な営みができるのである。

　看護師はそのQOLを高める重要な責任を負っている。

B 老年看護実践の視点と役割

　長い人生を歩み，様々な体験を経てきた人の興味や価値観，嗜好，趣味は多彩である。たとえば食事に関しても，生まれ育った土地，育った環境，過ごしてきた長い時間のなかで調理法や味が知らず知らずのうちに身につき，画一的な食事で満足することはあり得なくなる。看護師は高齢者の疾患への思い，医療者への態度，検査や薬への考えかたを加味することで，よりニーズに合ったケアが可能となる。

1 高齢者の理解
2 老年看護学とは何か
3 老年看護の理論・概念
4 保健医療福祉制度
5 高齢者の権利擁護
6 経過別にみた老年看護
7 外来における老年看護
8 治療における老年看護
9 地域・在宅における老年看護
10 リスクマネジメント

1. 高齢者の尊厳を支える

　高齢者はいかなる状態にあっても尊敬に値し，その人独自のニーズと個性の発現が尊重されなければならない。看護師は寝たきりの高齢者や，認知症の高齢者のセルフケアの代行者になる場合が多い。そのとき看護師は，人間としての価値はいかなる状況であっても失われるものではないという人間として尊重される権利と，それを保証される権利を有する倫理的な視点から，高齢者の思いや声を，高齢者の立場に立って医療チームに仲介する代弁者として権利擁護の役割を果たすことが期待されている。また，療養生活に対して不安を抱いているような場合には，自己効力感（セルフエフィカシー）を高められるよう，同様の治療経験をしている人の話を聞いたり，成功体験を伝えたりといった支援を行うことも有効である。

2. 生活の可能性を見いだす

　加齢に伴う心身の変化の多くは，日常生活の場面での様々な機能低下や慢性的な障害をもたらし，生活の有様に大きく影響する。QOL への視点が言及されるようになったが，治療モデルの医療現場では生活への働きかけが積極的になされていないことが多い。本人の生活背景から，今起きている状態の根拠と，本人の心身の力を高めるための手がかりを，ていねいに見いだし，生活全体を豊かにするために働きかける必要がある。

3. 老いのプロセスを支える

　老年期は，若年期からの移行期を経て，いくつかの老いの生活ステージをたどりつつ死に向かっていく過程にある。心身の機能の低下や，疾病・障害により日常生活の自立性が低下すると，医療・看護・介護を受けつつ，在宅で，施設で，入院または入所して療養生活，日常生活を送ることになる。

　一人の看護師が高齢者にかかわるのは，その人の老いの過程の一時期に過ぎない。現在のかかわりが老いのどのステージに位置づけられるのか，生活の継続性においてどの部分を担っているのか，常に確認し援助していくことが求められる。一方，高齢者にとっては，それらの老いの体験が否定的な側面のみならず，より深い意味や希望に富んだ体験になることが明らかにされている。自分のありかたや人生の意味を見つめ直し，納得して生きていく契機になる。老年看護においては，高齢者の衰えや死を前にしたなかでの前向きな人生の意味と希望を分かち合い，生命力の可能性を最期まで引き出す支援が重要である。

4. 家族を支える

　高齢者と家族の関係性は多様で，高齢者から濃厚なかかわりを求める場合があれば，かかわりや支えを求めない場合も少なくない。また，介護をめぐる家族の負担と生活への影響も様々である。

家族全体に援助が必要なケースには，それぞれの立場に沿って支えていくことも必要となる。家族は心身の力が回復するにつれて，その家族なりにもっている力を発揮することができる。高齢者と家族の個々の意識や実状を正確にとらえ，支援していくことが求められる。

▌ 5. 関連職種とのチームアプローチ

高齢者の生活にかかわる専門家チームによるサービス提供が不可欠である。チームメンバーは，医師，看護師，薬剤師，管理栄養士，理学療法士（physical therapist：PT），作業療法士（occupational therapist：OT），言語聴覚士（speech-language-hearing therapist：ST），臨床心理士，社会福祉士，介護支援専門員（ケアマネジャー）など多様である。チームアプローチでは，支援の目標を患者・家族を含めたチームで共有し，各職種が特有の視点をもち，それぞれの判断に基づいた実践者として意見を出し，連携を図りながら支援を行う。

▌ 6. 多職種連携による高齢者ケア

1 │ 高齢者ケアとチーム

高齢者は一般に，長期にケアが必要である慢性疾患を複数もっていることが多いことから，生活上の課題をもつことが多い。身体疾患に加え，麻痺や拘縮など生活上の機能障害を伴うなど，生活の再構築が必要となり，複数のケアニーズを抱えている場合も少なくない。そのニーズは医療的ケアのほか，生活支援やリハビリテーション，制度や社会資源の利用など多岐にわたる。高齢者の複数のケアニーズに対応するうえで，保健・医療・福祉の複数の専門職とともに，地域における非専門職も含めたチームアプローチが不可欠である。チームとは，能力と努力を重ね合わせ，協調を通じてプラスの相乗効果を生み出す集団をいう[6]。

チームの形態には，学際的チーム，集学的チーム，分野横断チームとよばれるものがある（図 2-1）。学際的チームは，利用者を中心に置き，多職種が対等な関係で連携するものである。集学的チームは，チームリーダーのトップダウンにより協働するもので，救急領域などでとられているチームの形態である。分野横断チームは，多様な分野の専門職や非専門職が分野を超えて利用者を中心に協働するチームの形態である。チーム形態の各々には強みと弱みがある。

わが国の医療は高度化・複雑化・専門分化し，また，高齢者とその家族の価値観の多様化が生じているため，それらのニーズに応じるためにはチームによる推進が不可欠となっている。多職種によるチームであれば，多角的アセスメントを行うことができ，高齢者の課題の解決にもつながりやすい。しかし，各専門職には独自の領域があるため，相互に専門性や役割を理解し合うことが必要である。チームで協働するための効果的コミュニケーションの方法を取得し，同じ目的に向かって互いに尊重し合いながら，最善のケアを提供

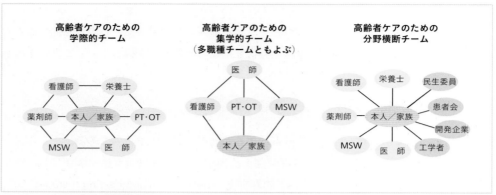

図2-1 チームの形態の模式図

できるようにすることが重要である。

2 | 高齢者ケアとチームメンバー

　高齢者を中心としたケアのチームメンバーには，医師，看護師，訪問看護師，理学療法士，作業療法士，社会福祉士，介護福祉士，ホームヘルパー，管理栄養士，薬剤師，歯科医師，歯科衛生士，臨床心理士，言語聴覚士などがあげられる（表2-3）。高齢者がもつ課題に合わせて，チームリーダーを担う職種を決め，メンバーと共に多職種による協働を図る。また，地域や在宅ケアでは，専門職のみならず，民生委員，町会や自治会，近隣居住者，商店など，非専門職も大切なチームメンバーであることを理解し，必要に応じて協働を図る。

　病院や施設では，同一機関内での多職種チームによるアプローチをとることが多く，カ

表2-3 高齢者ケアに関連する専門職の主な役割

専門職種	主な役割
医師	疾患・合併症の治療，薬剤処方，治療方針の説明，看取り（死亡診断）など
看護師 （病院，通所・入所施設）	治療・療養に関する看護（診療の補助），本人や家族の疾患や治療法などに関する理解の確認，食事・排泄・清潔・睡眠の援助，心理的支援，エンドオブライフ・ケアなど
訪問看護師	訪問看護指示書に基づく医療的ケアの実施，バイタルサインの観察，清潔・食事・排泄・睡眠・生活リズム・リハビリテーション・日常生活の楽しみなどの支援，看取り，家族支援など
歯科医師	口腔機能の評価，う歯・歯周病・口内炎・義歯などの歯科治療
歯科衛生士	口腔衛生の指導，口腔ケア，口腔機能訓練，嚥下訓練など
社会福祉士	医療・保健・福祉サービスの利用調整，近隣住民との協力体制の構築など
介護福祉士 ホームヘルパー	日常生活上の介護（買い物，調理，食事援助，排泄，入浴など）
理学療法士（**PT**） 作業療法士（**OT**）	廃用症候群の予防や身体機能維持・向上のためのリハビリテーション，生活障害に対する作業療法など
管理栄養士	食事・栄養摂取の評価，食形態のアセスメント
薬剤師	服薬指導，服薬確認など
言語聴覚士（**ST**）	音声・言語機能，聴覚障害の検査や訓練など

表2-4 代表的なチーム医療と関連する主な職種

	チームの役割	関連する主な職種
認知症ケアチーム (dementia care team：DCT)	認知症あるいは認知機能低下を伴う入院患者の身体疾患治療への影響を最小とするため，行動心理症状（BPSD）への対応やコミュニケーション支援，身体拘束を行わないケアを促進するケアを行う。	医師，専門看護師（老人・精神），認知症看護認定看護師，作業療法士，薬剤師 など
糖尿病チーム	患者が食事療法，運動療法，薬物療法を実践できるように知識や技術を提供し，患者が本来備えている自己管理能力を最大限に引き出す。	医師，看護師，薬剤師，臨床検査技師，管理栄養士，理学療法士，歯科衛生士，医療ソーシャルワーカー など
感染制御チーム(infection control team：ICT)	院内の感染症に関する予防，教育，抗菌薬・消毒薬の使用に関する管理を行い，感染対策の基本である「標準予防策および経路別感染対策の徹底」を行う。	医師，看護師，薬剤師，管理栄養士，臨床検査技師 など
栄養サポートチーム(nutrition support team：NST)	各患者の栄養状態の評価や患者への適切な栄養療法の提案（カンファレンス・回診活動など）を行い，患者の早期回復を支援する。	医師，歯科医師，看護師，薬剤師，管理栄養士，臨床検査技師 など
褥瘡管理チーム	褥瘡のある患者や褥瘡になりやすい状況の患者の把握とデータ管理，褥瘡ラウンドによる治療とケア方法の指導を行う。	医師，看護師，薬剤師，管理栄養士，理学療法士 など
緩和ケアチーム(palliative care team：PCT)	病気により起こるからだや心の様々な苦痛を和らげ，患者と家族のQOLの改善を行う。	医師，看護師，薬剤師，理学療法士，医療ソーシャルワーカー など
摂食・嚥下チーム	患者の栄養状態，食事の状態，口腔内の衛生状態をチェック・評価し，治療や安全な食事の摂り方の訓練をすることで，食べる機能の回復や肺炎の防止をし，日常生活における活動性の向上を目指す。	医師，歯科医師，看護師，薬剤師，診療放射線技師，管理栄養士，作業療法士，歯科衛生士 など

ンファレンスや情報交換は行いやすい（表2-4）。病院や施設であっても，施設内にとどまらず，地域の介護支援専門員などとの連携や，ほかの機関との連携が求められる。在宅高齢者へのケアでは異なる機関間の多職種によるチームアプローチが必要であるため，情報交換と共有には，さらに工夫が必要である。

3 │ 入院した認知症高齢者へのチーム医療

　認知症高齢者が身体疾患などにより一般病院などに入院治療が必要となった場合，入院したことなどへの理解を図ることが困難で，治療や病室環境への適応や，治療への協力が難しく，徘徊，ケアへの抵抗，点滴やチューブ類の自己抜去，ベッドからの転倒・転落などのリスクなどが高まる場合がある。これに対し，身体拘束や向精神薬の追加処方などを行うことは極力避け，個別の対応を行うことが重要である。

　一般病院に入院した認知症高齢者へのチーム医療では，医師，老人看護専門看護師，精神看護専門看護師，認知症看護認定看護師，看護師に加えて理学療法士，作業療法士などリハビリテーションの職種や，介護職員，看護助手などをチームに加えることを検討し，リハビリテーションやアクティビティの提供のほかに，認知症高齢者の見守りをとおした日常生活の援助が求められる。また，より高度な知識をもつ専門職である老人看護専門看

護師や認知症看護認定看護師によるケアのコンサルテーションや，協働が必要となる。老人看護専門看護師は高齢者ケアの卓越した実践やコンサルテーション，多職種間の調整，本人・家族の権利を守るための倫理調整などを行う。認知症看護認定看護師は，認知症の患者やその家族への水準の高い看護実践とともに，看護職への指導やコンサルテーションが役割となっている。また，主な診療科以外の医師（老年科や精神科など）との協働も必要に応じて検討する。

これら必要な職種を交えたカンファレンスを定期的に行い，具体的な看護計画を立案して実施することが必要である。また，入院時から退院調整を開始し，担当の介護支援専門員との連携を図り，スムーズに入院前の生活の場所に戻れるように調整する。このように認知症による行動・心理症状や意思疎通の困難さがあり，身体疾患の治療への影響が見込まれる高齢者に対し，病棟の看護師などや専門知識を有した多職種が適切に対応することで，認知症症状の悪化を予防し，身体疾患の治療を円滑に受けられることを目的として，**認知症ケア加算**が算定できるしくみがつくられている[7]。

III 老年看護の目標

超高齢社会を迎え，多様な生活場面における高齢者へのニーズに応じた看護が提供されている。厚生労働省の「国民生活基礎調査」（2019 年）によると，病気やけがなどで自覚症状がある者（有訴者），通院している，または日常生活に影響がある者（通院者）の割合は年齢とともに上昇している。また 65 歳以上では半数近くが有訴者となっている。日本は世界に先駆けて長寿社会を迎え，国民の主な疾病が慢性疾患に移行した。疾病をもちながらも自立した生活を送るために，疾病の有無だけでなく，日常生活への影響に問題の焦点が移ってきている。健康寿命を延伸するためには，高齢者が加齢による心身や社会的変化を経ながら，その人らしく生活していける健康状態を維持し，老年期の健康課題に適応していく体力，気力をもち続けることが重要である。こうした高齢者の看護にあたり，看護職者が念頭に置く老年看護の目標を以下にあげる。

1. 高齢者の個別性の理解

看護師が想像しえない長年の生活体験や人生経験をもつ高齢者は，身体的・精神的な特徴や状態が多様であり，病名が同じ疾患で同じ段階であっても，一人ひとり疾患の状態や，そのとらえかたには違いがある。年齢や疾患の段階のみならず，高齢者の生活史を十分に把握してアセスメントし，高齢者が安心できる言葉かけ，居場所づくり，睡眠環境づくり，食事形態を考えなければならない。できるだけ環境を整え，個人史に沿った，人間性を尊重したケアが提供できるように支援していくことが重要である。高齢者から生活史を聴取する際には，高齢者本人が生きてきた時代背景も同時に聞くことで，理解度をより深める

ことができる。

2. 急性期からの回復と予防

高齢者の多くは慢性疾患をもちながらも自立した生活を送っている。そのため水分摂取量や食欲低下など，ちょっとした体調の変化や何らかの影響によって状態が悪化し，医療的対処が必要となりやすい。急性症状に対して早期に気づき対処することで，できるだけ普段の生活に戻れるような支援ができる。高齢者では臥床による安静が長引くことにより，疾患は改善しても心身の活動性が低下し，寝たきり状態に移行しやすい。急性期にある時期から，起座や歩行に向けた筋力保持の方法やリハビリテーションを考えることが求められる。

3. 専門性に基づく支援

高齢者への看護実践を考える際，加齢による身体面・精神面の生理的変化をとらえることはいうまでもない。高齢者の感覚器の変化では，見えにくい・聞こえにくい状態が常となっている。さらに加齢に伴い，多くの情報を記憶にとどめることが難しいことがある。看護師や介護にあたる若年者に物事を尋ねること，依頼をすること，従わなくてはならないといったことに対して，その感情を表現しないことがある。これら高齢者の特性を十分理解し，言葉や態度を考え，相手の立場に立ったケアの提供を実践していくことが必要である。

4. 人生の統合に向けた支援

いかなる支援によっても，疾患の進行や身体機能の衰退を免れない場合，人生の終焉に向けたケアが必要となってくる。高齢者の個人史や背景，大切にしている人や価値観などから，人間性を尊重した支援を考える。身体的な苦痛の緩和のみならず，高齢者が自らの人生を振り返り，生きてきた意味を見いだして折り合いをつけられるように配慮する。そして，過剰な治療などにより高齢者の尊厳が脅かされることのないように，家族や援助者と連絡をとる。

5. 家族や介護者との協働：認知症高齢者，独居高齢者への支援

認知症高齢者，独居高齢者がますます増加することが確実であるなか，家族の介護力の低下や地域コミュニティにおける関係性の弱体化が指摘されている。老年看護では，近い将来の社会状況を見すえて，高齢者一人ひとりが地域に根ざした存在であり，医療・介護・生活支援を受けながら暮らせるよう，介護制度や地域医療に包括的にかかわっていくことが求められる。また，地域における健康維持・増進や予防策などの社会資源および保健活動とも協働していくことが望まれる。

1 高齢者の理解
2 老年看護学とは何か
3 老年看護の理論・概念
4 保健医療福祉制度
5 高齢者の権利擁護
6 経過別にみた老年看護
7 外来における老年看護
8 治療における老年看護
9 地域・在宅における老年看護
10 リスクマネジメント

＊＊＊

　老年看護の追求する目標は，①疾病を抱える高齢者が病状を理解し，疾病の予防や進行予防ができ，生活機能を維持していくことができる，②日常生活動作が自立し，活動性が維持されている，③家族や慣れ親しんだコミュニティなど社会的つながりのなかで役割を果たせる，④生きがいや楽しみをもち，生きる喜びを感じられる，⑤自分でしたいことがあり，それが実施できる気力がある，⑥おいしく食べ気持ちよく排泄できる，⑦適度の運動と良好な睡眠・休息が得られる，⑧心身の状態が安定し，生きる気力がある，これらの実現であると考えられる。

IV　老年看護の場と期待される役割

　老年看護は，老年期の人々のQOLを高めることを目指して，広範な分野の科学的な知見を用いながら，各人のケアを組み立て，生み出していく活動である。そこでは，ヘルスプロモーションや自立の支援，高齢者の発達を促す支援，死を迎えるための支援が繰り広げられる。

　老年看護の場は，高度医療を提供する医療機関，療養型医療施設，看護ケア・介護ケア・リハビリテーションを行う介護老人保健施設，生活の場である介護老人福祉施設，そのほかの老人福祉施設および家庭や地域など広範囲となっている。以下にそれぞれの役割をみていこう。

1. 病院における役割

　高齢者の特性を踏まえ，症状の増悪や合併症を予防し，病状の回復を図る。アセスメントに基づいて援助計画を立て，計画的な看護を提供する。

　疾患や事故による生命の危機を救うための入院や治療が高齢者にはリスクとして作用し，日常生活機能の低下をもたらす場合がある。急性期医療場面では，高齢者の治療が効果的に行われるように援助するとともに，日常生活機能の低下を最小限にとどめることが重要である。高齢者の急性期医療では，急性疾患の治療と同程度に機能保持や合併症予防が重要なのである。

2. 地域における役割

　老化の進行を遅らせ，老年症候群を予防するための健康教育や健康診査，健康づくり運動，介護予防事業が市町村主体で行われている。

　障害や疾病をもち療養している高齢者には，訪問看護，訪問リハビリテーション，デイケアやデイサービスにおける看護支援が提供され，高齢者やその家族を支えている。

　訪問看護は，受診のための移動負担なく，医学的管理を行うことで症状の安定や増悪の

予防を図る。また，家族に対して看護知識・技術を指導し，修得してもらうとともに，介護負担の軽減などの支援をする。

▍3. 介護保険法に基づく施設における役割

　病院から直接在宅へ復帰することが困難な高齢者に対しては，①リハビリテーションによって在宅で暮らせる状態にしていく施設，②在宅での暮らしそのものが困難になった高齢者には看護・介護を提供する施設，③病状は安定していても長期的に医学的管理や療養を必要としている高齢者の施設がある。

　施設を終の棲み家とする高齢者も増加し，看取りの場としての役割のニーズが高まっている。高齢者のほとんどは複合した疾患をもつため，病状が安定していても，基礎疾患の増悪や老年症候群を併発するなど，様々なリスクを抱えている。こういった日常の生活管理，発症予防と早期発見，適切な医療につなげる役割をもつ必要がある。

文献

1) Newton, K.：Geriatric nursing, Mosby, 1950．
2) Matteson MA., McConnel ES. 著，小野寺杜紀，川原礼子訳：看護診断にもとづく老人看護 1，医学書院，1992，p.33.
3) American Nurses Association：Scope and standards of gerontological nursing practice，American Nurses Association，1995，p.7.
4) 大友英一，中島紀恵子編著：老人看護学，真興交易医書出版部，1986，p.55.
5) 日本看護協会編：医療機関における老人看護領域の看護業務基準，日本看護協会出版会，2004，p.1-8.
6) Robbins, S.P. 著，高木晴夫訳：組織構造のマネジメント；入門から実践へ，ダイヤモンド社，1997.
7) 厚生労働省，平成 30 年度診療報酬改定について，https://www.mhlw.go.jp/stf/seisakunitsuite/bunya/0000188411.html（最終アクセス日：2020/03/31）

1 高齢者の理解
2 老年看護学とは何か
3 老年看護の理論・概念
4 保健医療福祉制度
5 高齢者の権利擁護
6 経過別にみた老年看護
7 外来における老年看護
8 治療における老年看護
9 地域・在宅における老年看護
10 リスクマネジメント

第 **3** 章

老年看護を支える
理論・概念

この章では

- 老年看護における看護理論にどのようなものがあるかを知る。
- 各理論の概要を理解する。
- 各理論がどのように看護に生かされるのかを学ぶ。

I 老年看護における看護理論

▶ **看護理論とは** 看護理論は，看護場面で生じる複雑な現象を「ある現象に関する系統的な見解を表し，記述や説明，予測，そして指示または統制に役立つ一貫した一連の概念間の関係を述べたもの」（Walker, L. O., Avant, K. C.）と説明されている。つまり，専門領域の関心の対象となる特徴的な現象について説明し，現象に対する見かたや考えかたを体系づけようとするものである。

　概念どうしの関係性を系統的に整理することによって，現象への理解を深め，実践の根拠となる知識の整理が可能となる。さらに看護理論を活用することによって，過去の出来事を説明し，将来の出来事の予測が可能となるとされる。

▶ **老年看護における看護理論** 老年看護において，看護理論は，患者の理解，患者との援助関係の形成，また看護援助の方向性を決定する際に活用されている。看護理論を踏まえたアセスメントの視点は，より的確に高齢者の特性をとらえ，患者への理解を深め，より良いケアにつなげることができる。臨床現場においては，状況に合った様々な知識や理論が展開されている。看護実践の基盤に看護理論が存在することは，その指針や根拠となっている。

II セルフケア：オレムの看護理論

　アメリカの看護理論家オレム（Orem, D. E.）は「個人が自分自身の生命，健康および安寧を維持するために，自分で意識的に遂行する諸活動の実践」がセルフケアであると定義している[1]。また，老年看護は「可能な限り老年者の残存機能を維持してその人らしさを発揮した生活ができる」ことを目指している。したがって，老年看護の目標はセルフケアの目標と一致している。以下にセルフケアの概要と事例を述べる。

1. 理論の概要

　オレムは，自らの健康を主体的に回復・維持・増進し，疾病を予防していく「セルフケア」の観点を中心に，患者への看護を説明している。

　セルフケアとは，日常生活で自分自身の身の回りのことを行うことにかかわる実践活動をいう。健康な生活にとって基本的なものであり，年齢・性別・文化・健康状態にかかわりなく各個人に必要とされる事柄である。患者はセルフケアを行う，より積極的な存在であり，自分でセルフケアができなくなったとき，あるいはそれが予測された場合，援助するのが看護であると説明している。

　単に対象のセルフケア不足への援助を行うだけでなく，患者が適切に生活するための生

物的・社会的・文化的な側面と絡めて考える必要がある。オレムは看護者としての実践のなかから理論を発展させた。オレムの看護理論は，次の3つの理論で構成されている。

❶セルフケア理論

オレム自身が一般理論と命名しているとおり，セルフケアとは何か，その目的，成果を記述して説明する基礎となる部分である。「セルフケアと依存者ケア，セルフケア要件と治療上セルフケアを要する事柄，セルフケア行為力と依存者ケア行為力」の用語の定義が含まれ，対象へのセルフケアを理解するためのものである。

❷セルフケア不足理論

セルフケアを要する事柄は，患者がもつ能力や他者（親，配偶者など）の能力を使って満たされる。セルフケアを要する事柄とそれらの能力が均衡を保っている場合，看護は必要ではない。しかし，治療上セルフケアを要する事柄が，その能力を上回る場合はセルフケア不足となり，看護が求められる状態である。これにより，看護師がいつ患者に援助すべきかをアセスメントし，不足するケアを明らかにすることができる。

❸看護システム理論

セルフケア理論とセルフケア不足理論の両者を包括した統合理論である。オレムは人間，あるいは患者と看護の相互のかかわりかたのパターンを示し，看護実践の本質を説明している。セルフケアのなかには，すべての人に必要な「普遍的セルフケア要件」，発達と成熟に伴いライフサイクルの様々な段階で生じる状態および発達を阻害する出来事に伴う「発達上のセルフケア要件」，遺伝的・体質的欠損，機能的逸脱とその影響および病気や治療とその影響に伴い必要となる「健康逸脱によるセルフケア要件」がある（表3-1）。

2. 看護実践

事例

Eさんは70歳代の女性で，夫と生活している。子ども2人はそれぞれ独立している。Eさんは保険会社に定年まで勤めた。

身長152cm，体重67kg。

糖尿病で20年前から内服治療を続けている。仕事をしていたころから血糖値が高いことを指摘されていた。食事療法や運動療法が継続できるように教育入院もしたが，続けたり中断したりを繰り返していた。血糖コントロール不良が続いたため，インスリン治療を勧められた。食事療法の処方は1400kcal，主治医の治療方針は「インスリンの自己注射を守ること，食事療法を実行すること，体重をこれ以上増やさないこと」であった。

▶ 看護の実際　外来看護師によるインスリン自己注射の指導が行われた。Eさんはすぐに手技を覚え，問題はなかった。同時に1日に3回の血糖自己測定が開始された。管理栄養士により低血糖症状と対処方法の説明があった。

血糖値はインスリン治療で徐々に低下していったが，体重が前の週よりも増加することがあった。看護師の問診でEさんは「インスリンは必ず食前に注射するけど，1週間に1度くらいは血糖測定を忘れて，食事を始めることがあった」「買い物は自転車を利用した

表3-1 セルフケア要件

普遍的セルフケア要件	身体面，心理面，社会面，霊的（精神的）な面の要素を含み，セルフケアしていくためには，必ずその管理と調整が必要になる，欠かすことのできない事柄。あらゆる人間に対して一般に必要となるセルフケア要件として，以下の6つがある。 ❶ 空気，水分，食物を十分に取り入れていくこと ❷ 排泄の過程と排泄物に関するケアを行うこと ❸ 活動と休息のバランスを保つこと ❹ 孤独と社会的交わりのバランスを保つこと ❺ 生命や人間としての機能遂行，人間としての幸福に対する危険を防止すること ❻ 人間の潜在能力やすでに知られている人間の限界，そして正常でありたいという願望（正常希求）と調和した社会集団内での人間としての機能を増進させ，発達を促すこと
発達上のセルフケア要件	人間発達に関連して特定の状況でみられる要件として，大きく以下の2つに言及されている。 ❶ 特定の発達段階（たとえば新生児期や乳幼児期，あるいは妊娠時）にある人が生命過程を支え，発達を促進，維持していくことと関連するもの ❷ 人間発達を損なう可能性のある条件（たとえば教育の機会が与えられないこと，生活条件に急激な変化が起こること，あるいは環境面の危険）から有害な影響を受けないように予防したり，軽減したりすることと関連するもの
健康逸脱によるセルフケア要件	病気になったり，受傷したり，障害をもったり，医療的ケアを要する場合に存在するもので，疾病状態から生じるものと，その診断または治療から生じるものとが存在する。 ❶ 病的状態の要因となり得るような特定の物質や環境条件に曝露した場合，また病的状態を生じたり，その要因となることがわかっている遺伝的・生理的あるいは心理的な条件が明らかに認められる場合に，適切な医療援助を求め入手すること ❷ 病的条件や病的状態が及ぼす影響とその結果を，発達に及ぼす影響を含めて知り注意すること ❸ 特定の病的状態の予防，病的状態そのもののケア，人間として完全に機能するように調整すること，欠損や異常の矯正あるいは障害の代償を目指した診断・治療およびリハビリテーションのための医学的指示を効果的に実行すること ❹ 発達に及ぼす影響を含め，医師が行った医学的処置による不快や悪影響を知って，注意したり調整したりすること ❺ 自己概念を修正して，自分が特別の健康状態にあり特定のセルフケアを必要としていることを受け入れること ❻ 自分の発達を継続させる生活様式を保って，病的条件と病的状態が及ぼす影響そして医学的な診断・治療的処置の影響を抱えて生きることを学習すること

出典／Orem, D.E. 著，小野寺杜紀訳：オレム看護論；看護実践における基本概念，第4版，医学書院，p.45-47, 2005. を参考に作成.

りしてがんばっている」「食事には気をつけているが，自分の夕食のあと，夫が遅く帰ったりすると食事のつきあいで，寝る前までにいろいろ食べることがある」と話した。

　努力がみられる反面，食事の時間や運動，生活習慣も見直していかないと体重減少は難しいと考えられた。看護師からは毎日15分から30分は必ず歩き，体重を毎日測るように説明した。主治医からも「血糖値は安定してきているが，もう少し体重を減らすように」との指摘があった。結局，1か月後の体重減少は1kgだった。看護師はもっとセルフケアを高める指導ができたのではないかと感じた。

▶ 評価・考察　オレムのセルフケア不足理論では，セルフケアができない，あるいはセルフケアが不十分な人こそ看護の対象とされている。Eさんは，糖尿病の運動療法や食事療法を行うことについては「セルフケア不足」の状態にあると考えられる。しかし，Eさんはインスリン注射や自己血糖測定など，必要な知識や技術を覚え，それを実施しようとしていた。適切な情報が得られたことで，これまでの食事量に注意を払おうとし，客観的にこれまでの生活を振り返ってもいた。インスリン注射の事実を家族にも伝え，協力が得ら

れることもわかった。運動に関しては徒歩または自転車を使う，万歩計を用いるなど実行することはできると考えられた。

　一方，Eさんは妻の役割をもっている。仕事で忙しいと，家族とゆっくり会話できるのが食事のときくらいであることから，食べ過ぎてしまっている。その自覚はあったが，具体的にどのようにしていったらよいのか見当がつかなかった。ここでは，食事の内容や妻の役割を果たす方法の調整について検討することができたと考えられた。

　看護師は運動を勧めたが，Eさんの運動を続ける身体機能が必要な運動量に見合っていたか検討が必要であった。糖質・脂質の燃焼には20分以上の運動の持続が望ましいとされている。運動の詳細を尋ね，健康上必要な運動量を評価し，Eさんの目標や目安を提示できれば効果的だったと考えられる。運動療法や食事療法の実施につらさがなかったかを含め，適切な目標の提示によって，自分でできる範囲を考え実施できたかもしれない。

III コンフォート理論

1. 理論の概要

　1980年代後半，認知症病棟の主任看護師であったコルカバ（Kolcaba, K.）は，認知症後期にみられる興奮，他者への攻撃性，協力の拒否，易怒性といった症状において，できるだけ効果的にこれらの発生を予防し，対処することが重要と考え，療養者に何が起こったために生じたのかリスクを観察した[2]。その結果，認知症患者が置かれている状態で，障害の助長が存在していない時間，つまり，ひとりで落ち着いている様子，何かに集中している様子，誰かと気軽に会話を楽しんでいる様子，居眠りなどで休息をとっている様子を示す表現として，**コンフォート**（安定感・快適さ，comfort）という言葉を用いた。

　認知症ケア実践に関しては，もともと個人のもつ身体的な障害や，慢性疾患や急性疾患による器官系の失調，外傷，感染症，心的外傷，脱水，便秘などの一時的な悪化を，「障害の助長」とする。また，虚弱な患者のニードを満たすための治療環境は「促進的環境」と呼び，さらに，病棟内での食事，入浴，排泄，更衣，プログラム活動といった，具体的に参加する能力は「至適機能」としている[3]。

1 コンフォートのタイプ

　コルカバはさらに，コンフォートのタイプとして**緩和**（relief），**安心**（ease），**超越**（再生，renewal）の3つを示し，それぞれの状態へのニーズが満たされる状態を目指した。

- **緩和**：具体的なコンフォートニーズが満たされた状態
- **安心**：平静あるいは満足した状態
- **超越**（**再生**）：問題あるいは疼痛を克服した状態

1 高齢者の理解
2 老年看護学とは何か
3 老年看護の理論・概念
4 保健医療福祉制度
5 高齢者の権利擁護
6 経過別にみた老年看護
7 外来における老年看護
8 治療における老年看護
9 地域・在宅における老年看護
10 リスクマネジメント

次に，ニーズが満たされる人間の経験からアセスメントの4つの背景を示した。

❶**身体的コンフォート**：痛み・不快の予防や治療，水分／電解質バランス，酸素飽和度，代謝機能，ポジショニングなど

❷**サイコスピリット的コンフォート**（精神的と霊的を結合）：自尊心（尊厳），自立している，情報が得られる，リラックス，人生の意味

❸**社会文化的コンフォート**：個人の関係性，家族関係，経済状況や教育，スタッフの親しみやすさ，言語，習慣，衣類

❹**環境的コンフォート**：色，音，光，周囲の雰囲気，気温，窓からの風景，自然との触れ合い，手すり，慣れ親しんだ家具

▌2. 理論の適応

　認知症高齢者が施設ケアを利用する場合，環境が変わることによる不安や混乱などの特有のストレスが高齢者本来の能力を損なわせてしまう場合も多く，認知症高齢者の生活に困難をもたらすことが知られている。認知症の人のみならず，あらゆる対象への看護において「その人らしさを保つ」ことは，コンフォートの概念に適合する。手術を要する急性期看護においても，自宅療養が必要な慢性期看護においても，患者のニーズを満たす手段とプロセス，およびその効果を考えて実践することが肝要である。医療処置が優先される鎮静下の重症患者においても，点滴やモニターの確認をしながら意識的に患者に語りかける，手を握るなどによって，看護師自身がケアの広がりを実感でき，患者の身体的な処置治療であっても，サイコスピリット的，環境的コンフォートを満たす援助を行うことに依存していることが説明されている[4]。

▌3. 看護実践

1 ｜ 回復意欲とコンフォート理論

　患者のヘルスケアニーズの根底には，よくなりたい，元の生活がしたいという思いなど，生理的・心理的・社会的欲求がある。ヘルスケアニーズには，痛みの緩和や，生理的状態の安定化などのほか，「安心」に向けた看護師からの状況の説明，傾聴，タッチング，リラクセーション，適度な課題設定（リハビリテーション）などのニーズが含まれる。具体的な介入の対象として，家族や介護者，社会とのつながり（友人など），習慣，過去の体験，期待感，自己効力感，興味・関心などが考えられる。これらが前提条件となりコンフォートが生じてくる。内的行動としては生理的状態の安定が図られ，外的行動としては目に見える回復行動としてセルフケアの向上やリハビリテーションの促進などが考えられる。

高齢者の理解

老年看護学とは何か

3 老年看護の理論・概念

保健医療福祉制度

高齢者の権利擁護

経過別にみた老年看護

外来における老年看護

治療における老年看護

地域・在宅における老年看護

リスクマネジメント

F 氏はまじめで温和な性格の 70 歳代後半の男性である。電気技師の仕事を定年退職後は家の農地管理と地域自治の役割を引き受けるなどして，妻と暮らしている。趣味の釣りと毎日の晩酌を唯一の楽しみにしていた。たまたま受けた高齢者検診で大腸がんが発見され，検査の結果，人工肛門が必要かもしれないと説明を受けた。驚いた F 氏は遠方に嫁いだ一人娘に連絡した。娘は突然のことに動揺したが，知り合いが勤めている専門病院でセカンドオピニオンを求めてはどうかと伝えた。再度，精査の結果，大腸がんは前立腺がんの転移によるもので，病状はステージIVであることがわかった。

医師からのインフォームド・コンセントにより，手術は骨盤腔内の臓器摘出が必要であり，人工肛門を造設しても確実な予後の保証はできないことが説明された。看護師は，病名や治療法を告げられ，困惑している本人と家族に対していねいに説明を補い，我慢している痛みや不安を聞き取った。F 氏は自然豊かな故郷での夫婦の暮らしを何より大切に思っていること，下腹部の鈍い痛みや不眠が続いたため眠剤を希望していることなどを語った。F 氏と家族は時間をかけて話し合い，手術を受けないで，住居に近い総合病院を紹介してもらい，抗がん剤治療を受けながら妻と共に過ごすことを選択した。

1 か月後，痛みは鎮痛剤で生活に支障がない程度に抑えられ，抗がん剤の効果で腫瘍マーカーの値は落ち着いていた。「今が一番です。家族や隣人，みんなに支えられて，満足して感謝しています」と穏やかな表情で語った。患者は状態が緩和され，安心して話し合うことで，意思決定を成し，全人的・全体的な意味で自分がコンフォートである状態を感じている。看護師は患者の人生回顧，人間関係，平穏さ，そして自然で満足のいく死を保証する体制を提供し，話を聞くことで支援を続けている。

IV ピープル・センタード・ケア
（People-Centered Care；PCC）

1. 理論の概要

ピープル・センタード・ケア（**People-Centered Care**；**PCC**）とは，「**市民主体のケア**」「**市民中心のケア**」「**市民主導型ケア**」などと訳される。WHO（World Health Organization；世界保健機関）は，PCC について「人々に焦点を当てた組織的なケアである」と示したうえで，病気の予防や管理だけでは人や地域のニーズに応えるには不十分とし，人全体に焦点を当てたケアとして示している[5]。また，「市民一人ひとりに合った医療があり，その人それぞれが望む治療が提供され，一方的に行われることではない」とし，すべての人が医療を受ける際の権利の姿であるとしている（図 3-1）[6]。

わが国では聖路加国際大学において，超高齢社会における健康課題の改善に向けた新たなケア形態として，2003（平成 15）年より研究的に PCC の開発が行われた[7]。PCC の中心概念として「**市民と保健医療専門職**（以下，専門職）**とのパートナーシップ**」が示されたほか，PCC を「市民が主体となり，保健医療従事者とパートナーを組み，個人や地域社会における健康問題の改善に向けた取り組み」と定義し，**PCC モデル**（図 3-2）を示している。PCC の特徴は，市民が主体となり，専門職はそれを支えるパートナーとして，市民と対

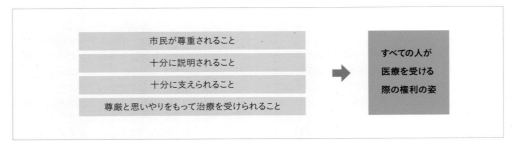

図3-1 ピープル・センタード・ケアとは

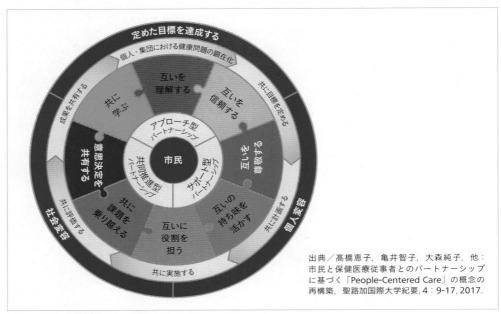

出典／髙橋惠子，亀井智子，大森純子，他：
市民と保健医療従事者とのパートナーシップ
に基づく「People-Centered Care」の概念の
再構築，聖路加国際大学紀要，4：9-17, 2017.

図3-2 ピープル・センタード・ケアモデル

等な立場に立って支援を行うことである。以下に，髙橋らが示した PCC を紹介する[8]。

1 ピープル・センタード・ケアにおける「市民と専門職とのパートナーシップのタイプ」

　PCC において，医療側からみた市民と専門職とのパートナーシップは，市民の健康への意識や取り組みに応じて3つのタイプに大別される。1つ目は，健康への明確な問題意識をもっていない人々の健康意識に働きかける「**アプローチ型**」，2つ目は，病気や症状をもちながら，生活している人々を支援する「**サポート型**」，3つ目は，すでに自身の健康問題に対して積極的に取り組む人々に，共に取り組みを推し進める「**共同推進型**」のパートナーシップである。

2 ピープル・センタード・ケアを実現するための「8つの構成要素」

　PCC を実現するには，健康課題の改善に向けて市民と専門職が同じ目標に向かって取

表3-2 ピープル・センタード・ケアを実現するための「8つの構成要素」

8つの構成要素	各要素の内容
① 互いを理解する	健康問題の改善に向けて，市民と専門職が，共に歩みより，互いに自己紹介し，互いの考えや気持ちを理解すること
② 互いを信頼する	健康問題の改善に向けて，市民と専門職が，互いをパートナーとして認め合い，率直に意見を伝え合って，互いを信じ合うこと
③ 互いを尊敬する	健康問題の改善に向けて，市民と専門職が，互いの意見を尊重し合うこと，また互いの役割や存在に敬意をもって接していること
④ 互いの持ち味を活かす	健康問題の改善に向けて，市民と専門職が，互いの期待を伝え，互いの知恵と技を出し合い，ケアに反映させること
⑤ 互いに役割を担う	健康問題の改善に向けて，市民と専門職が，それぞれの役割をもち，その役割を実行することに互いに責任を担うこと
⑥ 共に課題を乗り越える	健康課題の改善に向けて，市民と専門職が，相談し合い共に考え，努力し合い，直面する課題に取り組むこと
⑦ 意思決定を共有する	健康問題の改善に向けて，市民と専門職が，1つの目標を共有し，対等な立場で話し合い，決めたことに納得して参加すること
⑧ 共に学ぶ	健康問題の改善に向けて，市民と専門職が，互いから健康問題の改善に役立つ情報を得て学んだことを，互いに伝え合うこと

出典／髙橋恵子，亀井智子，大森純子，他：市民と保健医療従事者とのパートナーシップに基づく「People-Centered Care」の概念の再構築．聖路加国際大学紀要，4：9-17, 2017.

り組む必要がある。その際，「①互いを理解する」「②互いを信頼する」「③互いを尊敬する」という関係基盤を示すパートナーシップの要素と，「④互いの持ち味を生かす」「⑤互いに役割を担う」「⑥共に課題を乗り越える」「⑦意思決定を共有する」「⑧共に学ぶ」といった活動姿勢を示すパートナーシップの要素をもつことが大切である（表3-2）。

3 ピープル・センタード・ケアにおける一連の流れと期待される3つの成果

PCCは，当事者となる市民または専門職のどちらかが，自身や自身のコミュニティに生じている健康問題に気づき，その問題を顕在化させることからその取り組みが始まる。そのプロセスは，市民が常に主体となり，専門職と目標を定め，共に計画し，実行し，評価し，その成果を共有する。

PCCの取り組みには，3つの成果が期待される。第一に，市民が専門職と共に定めた目標が達成されるということである（**共に定めた目標の達成**）。第二に個人の力がつくこと（**個人変容**）が，PCCの成果にあげられる。必要な情報や仲間の獲得，専門職との関係性の構築，ヘルスリテラシーの向上に加え，コミュニケーション力の向上といった個人の力がつき，ケアに取り組む意欲も高まるため，健康維持・増進および生活の質の向上が期待される。これらの変化は，専門職にも期待される。第三の成果は社会が変わること（**社会変容**）である。地域社会における問題の改善が期待されるほか，新たなシステムの構築，ケアの開発，新たな組織の確立，新たな制度の導入も期待される。WHOは，PCCによって，人々にとって医療をより身近なものにし，不要な医療サービスの利用を減らすことができるといった医療費削減についても言及している[9]。

2. 理論の適応

　PCC は，保健医療分野における包括的な概念であり，人々の健康生活を支える看護分野においては特に有用性が高い。PCC の取り組みは，高齢者のみならず，子どもからコミュニティ全体までの健康レベルを高めることもできる。また，PCC は，世界中のすべての医療システムに必要かつ実行可能なケアである[10]とされ，世界での活用が期待される。

3. 看護実践

　老年看護において，高齢者やその家族が常に主体となれるよう，看護職はそれを支えるパートナーとして，医療・保健・介護の場で，高齢者とその家族と対等な立場に立ち，支援を行うことが大切である。そのためにも看護職は，対象となる高齢者とその家族と，理解し合い，信頼し合い，尊敬し合えるよう敬意をもって接していく必要がある。そして，両者が互いの持ち味を活かし，互いに役割を担い，共に課題を乗り越え，様々な決め事の意思決定を共有し，その過程を共に学び合う行動姿勢が重要となる。

V 認知症者のパーソン・センタード・ケア
（Person-Centred Care；PCC）

A 理論の概要

1. パーソン・センタード・ケア

　老年心理学者のキットウッド（Kitwood, T.）が提唱した認知症ケアの理論であり，認知症高齢者がひとりの人として周囲に受け入れられ，尊重されること（**パーソンフッド**）を維持する相互の人間関係に着目している[11]。認知症の行動心理症状（behavioral and psychological symptoms of dementia；BPSD）については，原因があり，認知症機能障害に関連してその人独自のニーズが満たされない状況ととらえている。パーソン・センタード・ケアは，年齢や健康状態にかかわらず，すべての人に価値があることを認め尊重し，一人ひとりの個性に応じた取り組みを行い，認知症をもつ人の視点を重視し，人間関係の重要性を強調したケアと定義されている[12]。BPSD の背景には，認知症高齢者の不安や孤独感など心理的ニーズが満たされないこと，さらには言語的なコミュニケーションが困難なため身体的な苦痛を伝えることができず，尿路感染症・便秘・せん妄などの身体疾患が潜在している可能性も高いことがある。特にパーソン・センタード・モデルでは認知症の症状について，認知症による"脳の障害"，その日の健康状態や身体疾患などの"身体の健康状態"，その

人独自の"性格傾向"や"生活歴"，その人を取り囲む"社会心理"によって生じるという考え方を基本にしている[13]。したがって，パーソン・センタード・ケアでは，認知症の症状の原因として，これらの5つの主要な要因の複雑な相互作用を分析してケアを検討する。

2. 認知症高齢者の心理的ニーズ

パーソン・センタード・ケアでは認知症高齢者の心理的なニーズとして，図3-3のような図で表している。5枚の花弁は，"くつろぎ（Comfort）"，"共にあること（Inclusion）"，"自分が自分であること（Identity）"，"携わること（Occupation）"，"愛着・結びつき（Attachment）"のニーズを表し，互いに重なり合い，関連し合っている[14]。"くつろぎ"は優しさや親密さ，やすらぎをもたらす。"共にあること"は人との交流，人と人との関係を促進し，受け入れられていると感じること。"自分が自分であること"は自分が何者であるかわかっていること，過去と連続しているという感覚をもつこと。"携わること"はその人にとって意味のあるやり方で活動にかかわること。"愛着・結びつき"とは心の絆，交流，信頼などの関係があること。中心にあるニーズは"愛"で，あるがままに受け入れ，心から思いやることといえる。これらのニーズは，すべての人に共通するニーズであるが，認知症高齢者は，自ら満たすことができないために，これらが満たされないことでBPSDを悪化させることが多い。看護師は身体疾患や生理的なニーズだけではなく，これらの心理的なニーズを満たす必要がある。

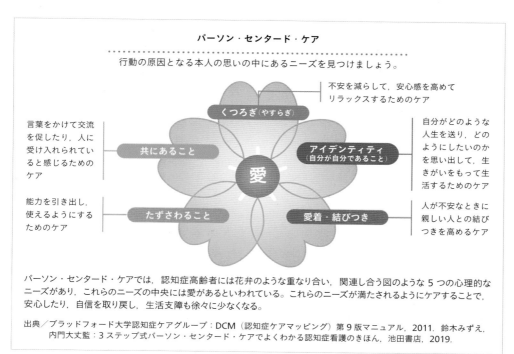

パーソン・センタード・ケア

行動の原因となる本人の思いの中にあるニーズを見つけましょう。

くつろぎ（やすらぎ）
不安を減らして，安心感を高めてリラックスするためのケア

共にあること
言葉をかけて交流を促したり，人に受け入れられていると感じるためのケア

アイデンティティ（自分が自分であること）
自分がどのような人生を送り，どのようにしたいのかを思い出して，生きがいをもって生活するためのケア

たずさわること
能力を引き出し，使えるようにするためのケア

愛

愛着・結びつき
人が不安なときに親しい人との結びつきを高めるケア

パーソン・センタード・ケアでは，認知症高齢者には花弁のような重なり合い，関連し合う図のような5つの心理的なニーズがあり，これらのニーズの中央には愛があるといわれている。これらのニーズが満たされるようにケアすることで，安心したり，自信を取り戻し，生活支障も徐々に少なくなる。

出典／ブラッドフォード大学認知症ケアグループ：DCM（認知症ケアマッピング）第9版マニュアル，2011. 鈴木みずえ，内門大丈監：3ステップ式パーソン・センタード・ケアでよくわかる認知症看護のきほん，池田書店，2019.

図3-3 パーソン・センタード・ケアの心理的ニーズ

1 高齢者の理解
2 老年看護学とは何か
3 老年看護の理論・概念
4 保健医療福祉制度
5 高齢者の権利擁護
6 経過別にみた老年看護
7 外来における老年看護
8 治療における老年看護
9 地域・在宅における老年看護
10 リスクマネジメント

1. "家に帰りたい"という訴えの裏にあるものを探る

たとえば施設や病院に入院・入所中の認知症高齢者の「家に帰りたい」という訴えについて，パーソン・センタード・モデルを適応して考えるとする。これは"脳の障害"によって，入院について説明されても周囲の状況への認識が低下しており，入院の理由もわからないまま家族から離されることに対する激しい不安や苦痛，混乱の訴えかもしれない。"生活歴"の観点からみると，「最近まで住んでいた家に帰りたい」という，以前の生活に戻ることへの欲求（指向型）である可能性が考えられる。さらに，施設や病院で家族・親しい人から離されることからくる寂しさや不安のために誰か近くにいてほしいという思い，自分の居場所がほしいという"社会・心理"的な訴えかもしれない。一方，自宅で暮らしている認知症高齢者の「家に帰りたい」という訴えは，輝いていた頃の自分の居場所があった生活へ戻りたいという思いかもしれない。

これらを分析してから，認知症の人の心理的ニーズを満たすケア，たとえば入院生活でも"くつろぎ"を感じるようなかかわりやコミュニケーションを行うことで，信頼できる看護師がいることを認知症高齢者に伝えることができれば，病院などでも自分の居場所があることを感じ，「家に帰りたい」という言葉も徐々に少なくなっていく。「家に帰りたい」という訴えを単に「帰宅願望」として考えると認知症高齢者の視点が軽視されがちになるが，認知症高齢者の視点から原因を分析することで，本人のニーズも満たされ，これらの行動が緩和されることにつながるのである。

C 看護実践

1. 事例

Aさんはアルツハイマー型認知症，75歳，女性，酸素吸入の鼻マスクをはずしてしまう。

2. 脳の障害

肺炎で入院したことを看護師から説明されても理解できず，現在の状況が認識できず，混乱している。

3. 身体の健康状態

肺炎で入院中，呼吸が苦しいことから身体的な苦痛もあり，混乱している。鼻マスクは違和感があり，苦しいのはマスクのせいだと思い，はずしてしまう。マスクを装着する理由が理解できない。点滴治療を行っている。低酸素によるせん妄の可能性がある。

4. 社会心理

急な入院であり，自宅から緊急入院となった。家族は帰宅しており，親しい人がおらず，不安や孤独感を感じている。

1. くつろぎのニーズの視点から考える

呼吸状態が悪化しているAさんに対して，「おつらいですね」とそのつらさに気づいて，受け止める。目線を合わせたり，意識的に手や肩に優しく触れて，安心してもらうコミュニケーションやかかわりを行う。あまり多くの言葉で説明すると混乱するので，「肺にばい菌が入りました」「酸素と点滴をしています」「Aさんにとって大事なものです」など，簡単な言葉で繰り返し伝える。

2. たずさわることのニーズの視点から考える

鼻マスクから鼻カニューレに変更し，「これを付けることで呼吸が楽になります」と説明する。チューブで首を絞められているように感じる人には，鏡を見せて治療であることを認識してもらう。伝言ボードを用いて多職種で統一した説明を行うことで，認知症高齢者が混乱せずに治療に専念できるようになる（図3-4）。

患者が安心でき治療中であることが理解できると，ケアについても同意してもらえるようになる。自宅で使用していたカレンダーや時計などを持参してもらい，日時など見当識を意識するために「今日は○月○日です」といったリアリティオリエンテーション（現実見当識訓練）をすることも重要である。退院の日時などが決まれば「○月○日に退院します。あと2日がんばりましょうね」などと本人に伝えることで，退院を励みにして治療に積極的になることができる。

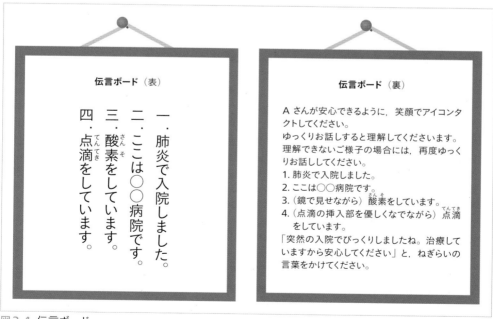

伝言ボード（表）

一．肺炎で入院しました。
二．ここは○○病院です。
三．酸素（さんそ）をしています。
四．点滴（てんてき）をしています。

伝言ボード（裏）

Aさんが安心できるように，笑顔でアイコンタクトしてください。
ゆっくりお話しすると理解してくださいます。
理解できないご様子の場合には，再度ゆっくりお話ししてください。
1. 肺炎で入院しました。
2. ここは○○病院です。
3. （鏡で見せながら）酸素（さんそ）をしています。
4. （点滴の挿入部を優しくなでながら）点滴（てんてき）をしています。
「突然の入院でびっくりしましたね。治療していますから安心してください」と，ねぎらいの言葉をかけてください。

図3-4 伝言ボード

1 高齢者の理解
2 老年看護学とは何か
3 老年看護の理論・概念
4 保健医療福祉制度
5 高齢者の権利擁護
6 経過別にみた老年看護
7 外来における老年看護
8 治療における老年看護
9 地域・在宅における老年看護
10 リスクマネジメント

VI ストレングスモデル

1. 理論の概要

人はそれぞれの生活のなかで自分の**ストレングス**（強み，strengths）を活かしている。ストレングスモデルは，1970年代，アメリカの専門職が障害をもつ当事者との支援関係において，本人のストレングスに着目し，障害やできないことに焦点を当てるのではなく，本人の希望や目標を明らかにし，それらを達成するための強みや潜在能力，その人らしさ，地域に存在する社会資源を活用するという，主体性を支援する理論と実践として体系づけられた[15]。

チャールズ・ラップ（Rapp, C.）は1987（昭和62）年，アメリカの精神保健政策において施設ケア中心の支援から地域生活支援モデルへ移行する具体的な改善策を調査した。結果として，患者は自身のストレングスを認識することで，地域の人間的な関係性を取り戻すことが肯定された。この報告書によって地域生活支援システムが目指され，精神障害をもつ人々のQOLの向上につながったことが検証された。その後，社会福祉領域においてストレングスモデルが紹介され，看護へと広まった。

患者が新しい生き方を再発見していくうえで重要なことは，「診断する側とされる側」「援助する側とされる側」の一方向の考え方ではなく，患者自身が自らのストレングスを認識して，地域での人間的な関係性を取り戻すことが重要とされた。これらの経験と発見により，ストレングスモデルの6つの原理が導かれた（表3-3）[16]。

2. 理論の適応

患者と看護師など支援者は相互に協働し，患者本人のストレングスをどのように生かして支援するか，共に考える。これにより，新しい生き方を再発見し，個人の尊厳，平等，自律といった価値を実践において具現化することが可能となる。患者にとっては，対話をすること自体が気持ちの整理を助け，誰かに聞いてもらえること，親身に聞いてくれる人がいることがケアとなった。カンザス大学では精神障害の有無にかかわらず，多くの人々

表3-3 ストレングスモデルの6原理

❶障害をもつ人も，新しい生き方を再発見することができる
❷焦点は，個人のストレングスであり，欠点ではない
❸地域は，利用可能な資源の宝庫である
❹支援関係を導くのはクライエント（利用者）本人である
❺クライエント（利用者）と支援者の人間的なつながりが不可欠である
❻支援は地域のなかで行われる

出典／Fukui, S., Goscha, R., Rapp, C. A., Marbry, A., Liddy, P., & Marty, D：Strengths model case management fidelity scores and client outcomes., Psychiatric Services, 63(7), 708-710, 2012. を参考に作成

表3-4 アセスメント時に目を向けるストレングスの4つの側面

❶ 生活・人柄／個人的特性：正直な人，話し好きな人，など様々なタイプ
❷ 才能・素質：得意なこと，人に誇れること（歌を歌う，料理が上手など）
❸ 環境のストレングス：家族，友達，仕事など，その人を強めるもの
❹ 興味・関心／向上心：関心をもっていること，学びたいこと，なりたい職業など

に共通する研究が継続され，ストレングスモデル支援ツールの開発，ストレングスアセスメント票の開発など，研究が続けられている。

　アセスメントを行う場合，表3-4の①〜④の側面をもとに，現在のストレングス，希望と願望，過去に利用した資源や，個人的・社会的・環境的資源を聞き取り，記述していく方法がある。

┃ 3. 看護実践

　患者のできないことに注目していた問題解決型のアプローチとは違う視点で，患者自身が自分の生き方を発見し，実施できるよう寄り添うことへ看護師の意識が向き，患者の主体性にアプローチした支援につなげることが，ストレングス理論を用いた看護である。

事例

　Gさんは子どもがなく，夫が亡くなった後，一人暮らしを続けていた。外出としては週1回デイサービスに通所していた。関節痛や不眠などで近医にて内服治療していたが，薬剤性パーキンソニズムで日常生活が困難になり入院となった。薬剤の調整により症状は改善した。Gさんは，発語が少なく，動作緩慢で，清潔や食事行動にセルフケア不足がみられた。うつ傾向で独居は能力に問題があり，自宅退院は難しいと思われた。シートを使用した対話では，「夢は自分の家で一人でゆっくり暮らすこと」。また，「買い物は自分で行きたい」「歩かないとだめになる」と語ることができた。家事ヘルパーが入ることに抵抗がなく，調理に気を遣うことができる強みが発見できた。本人の生活への希望実現のため，入院中の短期目標をリハビリテーションで「歩く」こととした。家で一人暮らしをするための方法を看護師と一緒に考え，取り組んだ。地域との支援者会議を開催し，Gさんの夢や思いを伝え，ヘルパーは短時間の家事とし，入浴や昼食をデイサービスで補えるように週3回に増やすなど，希望に添ったサポート体制を整えて自宅退院した。

　看護師は，シートを使用した対話により，患者が素直に夢や希望を語れるよう助け，理解を深め，患者の思いや強みを発見することができた。また，ストレングスモデルで患者をみることにより，患者にとっては，対話をすること自体が気持ちの整理となり，誰かに聞いてもらえること，話しやすい人がそばにいることがケアとなった。看護師が，患者の抱いている退院後の生活を共に言葉にし，他職種との協働で実現していくことで，その人らしく生きる支援を実現できた。

高齢者の理解

老年看護学とは何か

3 老年看護の理論・概念

保健医療福祉制度

高齢者の権利擁護

経過別にみた老年看護

外来における老年看護

治療における老年看護

地域・在宅における老年看護

リスクマネジメント

VII エンパワメント理論

1. 理論の概要

エンパワメント（empowerment）は，第2次世界大戦以降，社会的に弱い立場や階層にある人たちに向けた支援から誕生した。パウロ・フレイレ（Freire, P.）の民衆に向けた識字教育に代表されるように，貧困や抑圧の下にある人々が自らの置かれている状況を自ら打破できるよう，本人自身の力や環境との交渉力，他者に対して役立とうとする力の獲得を目指す概念である。

エンパワメントは「健康に影響を及ぼす行動や意思決定を，人々がよりよくコントロールできるようになるプロセス」[17]，また，ワラーシュタイン（Wallerstein）とバーンシュタイン（Bernstein）は「人々が生活しているコミュニティやさらに大きな社会において，人生をコントロールする力を得るために，人々や組織，そしてコミュニティの参加を促進するような社会的活動のプロセス」[18] と定義し，健康教育を提唱している（表3-5）。

エンパワメントの看護への展開では，「傾聴−対話−行動アプローチ」が提案され，さらに対象のレベルと関連させて，多層的・多義的な意味をもつ分野や行為に合わせられ，アセスメントの展開に用いられている。

2. 理論の適応

エンパワメントの意味は，患者が，必要な知識や技術を獲得し，患者自身が本来の力を発揮できるよう支援することであり，源となるのは本人の内発的な力であるが，看護実践においては，その喚起と向上に向けたアプローチが求められる。

表3-5 エンパワメントの特徴

段階	特徴	レベル
第1段階： 傾聴	対象が感じている問題を理解する ● 対等な関係性を構築し，課題を明らかにする ● 重要な情緒的，社会的問題を確認する ● 対象自身が優先事項を決定できるようにする	個人 ● 二者関係 ● 家族 ● 個人
第2段階： 対話	調査すべき課題について話し合う ● 課題が理解し合えるよう具体的に表現する ● 5つの問いを活用する：①何を考え，感じたか，②グループとして課題のレベルを定義する，③生活のなかで似た経験を共有する，④なぜこの課題があるのか質問し合う，⑤課題に対する行動計画を開発する	組織 ● 組織 ● 小グループ ● 集団
第3段階： 行動アプローチ	課題について行動し，ポジティブな変化を起こす ● 新たな経験を基礎により熟考する ● 自分自身や地域のための行動計画を作成する ● 困難を乗り越え，知識を活用し優先順位をつける	地域 ● 地域 ● 社会

出典／ Wallerstein & Bernstein：Empowerment education；Freire's ideas adapted to health education, Health Education Quarterly, 15(4), 379-394, 1988.

エンパワメントは個人的，対人的，社会政治的次元で構成されている。**個人的次元**では，人は生まれながらにして個性，関係性，思考，知識，自己決定などの多様なパワーを活用する可能性を有しているが，貧困，偏見，抑圧，教育欠如，情報統制，ストレスなどによってパワーを十分に発揮できず，恋愛，社会参加，選択，自分らしい生活などをあきらめざるを得ない状況にいることがある[19]。高齢者も社会的弱者としてパワーを欠如しやすい状態にあるといえる。このような人々が，自身のパワーに気づき，状況を変えられると感じる自己効力感を高め，それを可能とする個人の能力を十分に発揮し，必要な社会資源を活用して，環境と適合して人間として尊厳ある生活を送るプロセスがエンパワメントである。

3. 看護実践

事例

　Hさんは70歳代女性で夫と二人暮らしである。専業主婦として3人の子どもを育て，家事はすべて行っていた。半年前，急にろれつが回らなくなり，脳梗塞と診断されて入院し，抗血小板療法の治療を受けた。左半身の不全麻痺がみられるが熱心にリハビリテーションに取り組み，2か月後退院した。Hさんはその後，自宅でしばしばバランスをくずして転倒し，再度リハビリテーション病棟に入院となった。病棟では，前回と同じ看護師が担当した。

　Hさんは元気がなく，歩行可能であったが食事の時以外はベッドから起きようとせず，移動の際も車椅子を希望した。看護師が「お疲れですか，何かお困りではないですか」と声をかけたところ目を伏せ，「夫に迷惑をかけてしまって，どうしていいかわからない」と涙ぐんだ。退院後，「転ぶといけない」といって家事は夫がやり，Hさんは日中テレビを見て過ごしていた。「何とか以前のとおり，家のことをやろうとしましたが，思うようにからだが動かなくて。動くと夫に叱られるんです」。さらに，「夫に申し訳ない，このまま家に戻ると迷惑をかけると心配でたまりません」と語った。

看護の実際

　第1段階の傾聴において，看護師は患者自身の「できる役割を果たす」願いと，家族である夫の「安全に過ごす」願いは一致しているものの，転倒を予防することの重要性の説明から，夫が「自分が家事を行うことで転倒を予防できる」と考え，Hさんの行動範囲を広げること，家庭内の役割を行えるようにすることへの支援に至っていないレベルを理解した。そこで，第2段階として，看護師はリハビリテーションのチームカンファレンスに夫婦で参加してもらい，Hさんの歩く練習と，料理に関する動きのリハビリテーションに対する要望を共有した。夫には，転倒を予防するには「動かないほうがよい」から「歩行機能の訓練が最も重要」へと思考が修正された。

　退院に向けた第3段階として，住んでいる地域のデイケア施設を利用し，リハビリテーションの継続や，自宅では困難な入浴が安全にできることを紹介した。Hさんの表情は和らぎ退院に至った。本人と家族の視点に立った援助を探求していくことで，患者がもつ本来の力を発揮できるよう，セルフマネジメント力が高まるよう援助していくことが，効果的に家族をエンパワーし，多角的なアプローチにつなげられた。

高齢者の理解

老年看護学とは何か

3 老年看護の理論・概念

保健医療福祉制度

高齢者の権利擁護

経過別にみた老年看護

外来における老年看護

治療における老年看護

地域・在宅における老年看護

リスクマネジメント

VIII ライフレビュー

A 理論の概要

　精神科医のバトラー（Butler, R.N.）は，高齢者がしきりに過去を振り返り，話を始める傾向に着目した。そして，この傾向は，人が課題や困難に折り合いをつけるための自然な過程であるとし，**ライフレビュー**と名付けた[20]。ライフレビューでは，専門家が共感的に傾聴することが心理的援助につながるとされ，一般高齢者においても，その人の個人史を聴き取ること，人生を振り返り，向かい合うことを支える援助に効果的として推奨した[21]。

　ライフレビューの看護実践では，ハイト（Haight, B.K.）がエリクソンの心理・社会的発達理論を用い，幼少期・児童期・思春期・青年期・成人期・中年期・老年期といった段階ごとに記憶を振り返り，まとめていくことを提唱し，**構造的ライフレビューモデル**（life review and experience form）として確立した[22]。その後，ライフレビューの実践による変化（例：抑うつの軽減，生活満足度を高める，他者との対話や共感，心の平穏を得られるなど）が報告され，医療・社会福祉・介護の分野で幅広く応用されるようになった。昔を思い出す高齢者の自然な過程を用いたかかわりとして，個人回想法やグループ回想法がある。施設や通所センターで採り入れられるこれらの回想法が，単発的で楽しみを提供する，グループの力を活かす活動として特徴付けられるのに対し，ライフレビューは構造的，個別的，持続的，評価的なもので人生の統合を促す点が異なると，明確に定義されている[23]。

B 理論の適応

　ライフレビューは人生を振り返り，つらい出来事も楽しい出来事もありのままに受容していくひとつの方法であり，性別や年齢を問わず，あらゆる人に活用できる。なかでも，これまでの人生で大きな分岐点（例：戦争，惨事，仕事の解雇，家族の死，入院，離婚など）となる出来事を体験した者に対しては，自身の過去と対峙し，それを整理するために有用な手法である。また，認知症の高齢者においては，話題の提起によって長期記憶をたどることが可能となることから，高齢者の自尊感情の向上や生活の活性化・心理的安定性に良い影響があるとされ，軽度から中等度認知症への実践が報告されている[24]。

　ライフレビューは，時系的に計画し，高齢者と傾聴者が1対1で，高齢者の体調に合わせて1週間に1～複数回行う。話の終わりには本人の振り返りを促す流れで進める。聴き取った内容を時系列に沿って記録し，用いた写真などを含めて資料（ライフレビューブック）とすることで，認知症高齢者が感じている居心地の良し悪し，不確かさ，困っていること，やりたいこと，ささいな気がかりなど，言葉で表しにくい心情を家族やケアにかか

表3-6 認知症高齢者への構造的ライフレビューの進め方

準備と手がかり	インタビュー項目の内容例	キーワード
地図 ●家の周囲 ●思い出の場所 写真 ●本人と両親など家族	●ご出身はどちらですか？ ●ご両親はどんな方ですか？ ●どんなお家でしたか？ ●どんな景色が見えましたか？ ●子どもの頃を思い出してどうですか？	故郷 両親 家
地図 写真 ●学生時代の本人 ●実際の校舎 ●好きだったもの，場所	●小学校はどちらでしたか？ ●きょうだいはいらっしゃいますか？ ●好きだったのは何ですか？ ●学校時代を思い出してどうですか？	学校 きょうだい 自分，私
写真 ●職場での本人 ●職場の建物 ●結婚写真 ●家族写真	●どんなお仕事をされましたか？ ●結婚はいつごろですか？ ●お子さんはいらっしゃいますか？ ●自分でどんなタイプの人間だと思われますか？	初仕事 結婚 子ども
写真 ●本人の姿，旅行先 ●子ども，孫との写真 ●友人との写真	●楽しかった場所はどこですか？ ●ずっと続けてきたこと，思っていらしたことは何ですか？	家族 仕事
写真または記録 ●これまでの手がかり ●写真やまとめた語り	●手がかりをもとに一緒に振り返る ●これまでを振り返ってどう思われますか？	振り返り

わるスタッフ間で共有できる。これにより，認知症高齢者一人ひとりへの理解を深め，本人の心身の変化とニーズに添ったケアの提供につなげられる。施設スタッフが行うライフレビューの流れを表3-6にまとめた。

C 看護実践

　ライフレビューは高齢者自身が人生や過ごしてきた環境を振り返り，評価したり伝えたりすることにより歩んできた人生への満足感と受容に至ることができる手法である。認知症高齢者においては，認知機能の低下に合わせた準備と取り組みを行うことにより，家族や介護者を悩ませるBPSD（認知症の行動・心理症状）の軽減につながる。

　高齢者の生活の場の多様化により，住み慣れた場所から離れ，家族以外の他者から医療や介護を受けながら生活する認知症高齢者は多いことが推測される。ライフレビューにおいては，想起される内容がつらさや苦痛などネガティブであっても，人生において整理し解決しようとする心の働きであり，高齢者の表出を聞き，受け止める姿勢が必要である。

事例

　Aさんは89歳女性で，ひとり暮らしを続けていた。心配した長女によって，2年前から自

宅から遠く離れた長女宅近くの特別養護老人ホームに入居している。足腰が弱り不安定なため，移動には車椅子を使用している。デイルームで急に立ち上がり「警察を呼んでください」

1 高齢者の理解

2 老年看護学とは何か

3 老年看護の理論・概念

4 保健医療福祉制度

5 高齢者の権利擁護

6 経過別にみた老年看護

7 外来における老年看護

8 治療における老年看護

9 地域・在宅における老年看護

10 リスクマネジメント

「娘はどこにいるの」など険しい表情で落ち着かない様子がしばしばみられる。転倒が心配され，「ここは大丈夫です」「娘さんは仕事の後でみえますよ」などとスタッフが説明してもけげんな表情は変わらず，日に何度も同じ状態が繰り返されている。そこで，ライフレビューの研修を受けた看護師が週1回30分，様子を見て話を聴き，内容や語られた本人の言葉，思い出された言葉を記録に残すようにした。

　高齢者は幼少時の写真がないことが多く，昔の住所や家族から得られた情報をもとに，目に映ったであろう風景写真をインターネットから準備した。「どちらのお生まれですか？」「小さい頃はどこで遊びましたか？」などと聞いていくと，長期記憶が刺激され，地名や体験談が語られる。「よく遊んだ，日が暮れても帰らないっ

て母が心配して迎えに来た」「イカが美味しかった」。2回目以降は，前回話題に出た場所をネットで探して見せて思い出しやすくしたうえで，「小学校は？」などと順に聞いていく。すると「私，遠くに来たんだね」「娘が心配して呼んでくれた」「ここの皆さんにお世話になってるね」「自分がどこにいるのか，何をしているのかわからないの…」などの気持ちが表現された。

　Aさんは，なぜ自分は知らない場所にいるのか，ここはどこなのかと疑問に感じながら，その不安な気持ちが言い表せず，急に立ち上がるなどの言動が認知症のBPSDととらえられていた。娘やスタッフはライフレビューブックの情報を共有してAさんの気持ちを理解し，そばに置いて会話に用いるようにした。Aさんの表情は落ち着き，不穏な行動は見られなくなった。

文献

1) Orem, D.E. 著，小野寺杜紀訳：オレム看護論；看護実践における基本概念，第4版，医学書院，2005，P.149-151.
2) Kolcaba, K. 著，太田喜久子監訳：コルカバコンフォート理論；理論の開発過程と実践への適用，医学書院，2008.
3) Wolanin, M.O., & Pillips,L.R.F.: Confusion: Prevention and care, Mosby, St. Louis, 1981.
4) 江川幸二：回復意欲を高める看護実践，日本クリティカルケア看護学会誌，13 (1)，19-29，2017.
5) World Health Organization：People-Centred Care in low-and Middle-Income Countries, Report of meeting, 1-25, 2010.
6) World Health Organization：What's People-Centred Care. https://www.youtube.com/watch?v=pj-AvTOdk2Q（最終アクセス日：2020/3/6）
7) 聖路加看護大学21世紀COEプログラム：21世紀COEプログラム市民主導型の健康生成をめざす看護形成拠点　研究成果最終報告書，2008. http://arch.luke.ac.jp/dspace/handle/10285/2446（最終アクセス日：2020/3/6）
8) 髙橋恵子，他：市民と保健医療従事者とのパートナーシップに基づく「People-Centered Care」の概念の再構築，聖路加国際大学紀要，4：9-17，2017.
9) 前掲書6).
10) 前掲書5).
11) Brooker, D., Surr, C., 水野裕監：DCM（認知症ケアマッピング），認知症介護研究研修大府センター，2011.
12) 前掲書11).
13) 前掲書11).
14) 鈴木みずえ，内門大丈監：3ステップ式パーソン・センタード・ケアでよくわかる　認知症看護のきほん，池田書店，2019.
15) Rapp, C. A., Goscha, R. 著，田中英樹監訳：ストレングスモデル第3版；リカバリー志向の精神保健福祉サービス，金剛出版，67-91，2014.
16) Fukui, S., Goscha, R., Rapp, C. A., Marbry, A., Liddy, P., & Marty, D：Strengths model case management fidelity scores and client outcomes, Psychiatric Services, 63(7)：708-710, 2012.
17) World Health Organization：Patient empowerment and health care, 2009, https://www.ncbi.nlm.nih.gov/books/NBK144022/（最終アクセス日：2020/ 3/25）
18) Wallerstein & Bernstein：Empowerment education；Freire's ideas adapted to health education, Health Education Quarterly, 15(4)：379-394, 1988.
19) 社会福祉士養成講座編集委員会編：相談援助の基盤と専門職〈新・社会福祉士養成講座第6巻〉，第3版，中央法規出版，2015，p.126-127.
20) Butler, R. N.：The life review；An interpretation of Reminiscence in the Aged, Psychiatry（26）：65-76, 1963.
21) Lewis, M., Butler, R. N.：Life-Review therapy；Putting Memories to Work in Individual and Group Psychotherapy, Geriatrics. 29 (1)：165-173, 1974.
22) Haight, B. K., Coleman, P., Lord, K.: The Linchpins of a Successful Life Review；Structure, Evaluation, and Individuality, The Art and Science of Reminiscing, Taylor & Francis, 179-192, 1995.
23) 前掲書20).
24) バーバラ・K・ハイト，バレット・S・ハイト著，野村豊子監訳：ライフレヴュー入門；治療的な聴き手となるために，ミネルヴァ書房，3-13, 2016.

参考文献

・厚生労働省大臣官房統計情報部編：平成26年グラフでみる世帯の状況；国民生活基礎調査（平成25年）の結果から，2014.

第 **4** 章

高齢者を取り巻く
保健医療福祉制度

この章では

- 日本における保健医療福祉制度の変遷を知る。
- 高齢者の健康づくりに関する制度・法律を学ぶ。
- 介護保険制度について理解する。
- 高齢者の生活を支える地域包括ケアシステムがどのようなものか分かる。
- 後期高齢者医療制度について学ぶ。

I 日本における保健医療福祉制度の変遷

1. 明治（1870年頃）〜昭和初期（1945年頃）

1 概要

　明治から昭和初期にかけては，わが国の高齢者保健医療福祉における黎明期と位置づけられる。この頃の高齢者の世話は，主に家族（子どもや親族）などの血縁者を中心に行われていたが，こうした状況と並行し，不特定の者を対象とした施設の誕生や国における福祉施策が創設され始めた時期である。しかし，こうした高齢者への福祉施策は，ごく一部の低所得者を対象にしたもので，生活保護法に基づいた養老施設など限られたものであった。

2 トピック

▶ 東京府養育院　1872（明治5）年に東京府養育院が設置された。この施設は，不特定者を対象とし，身寄りがなく，働くことができない高齢者を支援する施設として，わが国初の老人ホームであるといわれている。

▶ 恤救規則　1874（明治7）年，**恤救規則**が制定された。貧困者に対するわが国初の救済法である。この規則では，幕藩体制*的な救済理念に基づき，貧困者は血縁，地縁関係などによる相互扶助によって救済されることが基本原則であった。

▶ 養老院　明治の終わりから大正にかけて，**養老院**が設置された。養老院は，民間の慈善事業団体・慈善事業家による，生活困難な高齢者を対象とした施設であり，主に都会を中心につくられていき，救済が行われた。

▶ 救護法　1929（昭和4）年，近代的公的扶助の考えに近い**救護法**が制定された。救護法と恤救規則との違いは，救護法が公的扶助義務主義に立つこと（第1条），医療・助産・生業扶助など扶助内容を拡大したこと（第10条），実施主体が市町村となったことである。しかし，救護の対象者の差別的な扱いは強く残していた。

▶ 同時期のほかの医療制度　医療制度では，わが国初の医療保険である**健康保険法**が1922（大正11）年に制定されたが，工場や鉱山の従業員などが対象で，高齢者を対象としたものではなかった。

＊ **幕藩体制**：江戸時代の幕府（将軍）と藩（大名）という封建的関係による政治的な体制のこと。

2. 高齢者福祉制度創生期：第2次世界大戦後（1946年）〜 老人福祉法制定（1963年）

1 | 概要

　高齢者の福祉制度は，生活保護法に基づく施設への収容や保護が中心であった。その後，高齢者人口の増加のほか，社会の変化を受け，在宅福祉の考え方が広まりをみせた。

2 | トピック

▶ **生活保護法**　高齢者福祉に関しては救護法による措置が続くなか，第2次世界大戦が終戦となり，翌1946（昭和21）年に**日本国憲法**が公布され，その第25条に「生存権の保障」が謳われている。同年，一部対象を制限した生活保護法（旧法）が制定され，救護法は廃止された。その後，社会保障制度審議会の勧告により，1950（昭和25）年にすべての人を対象とした生活保護法（新法）が制定された。

　救護法における養老院は生活保護法（新法）では**養老施設**となったが，60歳以上で困窮などにより生活が維持できない高齢者のみが入所できる施設であるなど，生活保護法下の高齢者福祉は限定されたものであった。

▶ **家庭奉仕員制度**　一方，1956（昭和31）年，長野県で介護の必要な高齢者などのいる家庭を対象に**家庭養護婦派遣事業**が誕生し，1958（昭和33）年，大阪市で臨時家政婦派遣事業（翌年，家庭奉仕員派遣制度に改称），布施市（現東大阪市）で独居老人家庭奉仕員派遣制度が開始されるなど，全国各地へと広がっていった。さらに1962（昭和37）年には，厚生省により**家庭奉仕員制度設置要綱**が策定され，国庫補助対象の福祉事業となった。

▶ **同時期のほかの医療制度**　医療制度においては，1948（昭和23）年に医療法が施行され，1958（昭和33）年に**国民健康保険法**，翌1959（昭和34）年には**国民年金法**が制定された。

3. 老人福祉法制定から介護サービスの制度化 （1960年代〜1970年代）

1 | 概要

　老人福祉法の制定により，1970年代半ばまでは施設の整備に重点が置かれ，以後在宅福祉への認識が高まりをみせ，在宅福祉施策が充実していった。

2 | トピック

▶ **老人福祉法**　1961（昭和36）年より，英国をモデルにした国民皆保険制度，国民皆年金制度が実施され，わが国の保健医療福祉制度の基盤がつくられた。1963（昭和38）年**老人福祉法**が制定された。これにより，高齢者福祉政策の対象は，生活保護を受ける高齢者の

1 高齢者の理解
2 老年看護学とは何か
3 老年看護の理論・概念
4 保健医療福祉制度
5 高齢者の権利擁護
6 経過別にみた老年看護
7 外来における老年看護
8 治療における老年看護
9 地域・在宅における老年看護
10 リスクマネジメント

みでなく，一般の高齢者も含まれることとなった。老人福祉法では，「老人の福祉に関する原理を明らかにするとともに，老人に対し，その心身の健康の保持及び生活の安定のために必要な措置を講じ，もつて老人の福祉を図ること」（第1条）とされた。「老人は，多年にわたり社会の進展に寄与してきた者として，（中略）生きがいを持てる健全で安らかな生活を保障されるものとする」（第2条）と明記され，老人福祉を増進する国と地方公共団体の責務を明示している。老人福祉法により，老人健康診査が開始され，寝たきり老人に対しても，市町村長が医師・看護師を居宅に派遣し，健診を行う制度もスタートしている。

老人福祉法では，生活保護法下の養老施設は養護老人ホームとなり，特別養護老人ホーム，軽費老人ホーム，老人福祉センターおよび老人介護支援センターを新設して，これらを**老人福祉施設**と定義した。そこには，「65歳以上の者であって，身体上又は精神上著しい障害があるために常時の介護を必要とし，かつ，居宅においてこれを受けることが困難なもの（中略）を当該市町村の設置する特別養護老人ホームに入所させ，又は当該市町村以外の者の設置する特別養護老人ホームに入所を委託すること」（第11条）とした。65歳以上の者への福祉の措置は市町村が行い，福祉に関する事務は市町村に設置された福祉事務所が行うとしている。また，都道府県は市町村に必要な助言を行うことができるとしている。

さらに，第12条では，**老人家庭奉仕員**（現訪問介護員［**ホームヘルパー**］）制度が明文化され，在宅福祉事業が施策化された。その後，1966（昭和41）年には**養護老人ホーム**（特別養護老人ホームを含む）**の設備及び運営に関する基準**が制定された。

▶ 社会福祉施設緊急整備5か年計画　1970（昭和45）年には，今後，高齢者，心身障害者などに向けた社会福祉施設の需要が増加し，施設が不足するとの見込みにより，**社会福祉施設緊急整備5か年計画**が制定された。この5か年計画では，緊急に収容保護する必要がある高齢者・重度心身障害者の入所施設を整備すること，老朽化した施設の建て替えによる不燃化，近代化を図ることが重点目標となり，社会福祉施設の重点的・計画的整備が図られた。

▶ 福祉元年　1973（昭和48）年には老人福祉法が一部改正，これにより**老人医療費支給制度**が創設され，70歳以上の高齢者の医療費自己負担額が原則無料となった。この年，政府は「活力ある福祉社会の実現」を目指し**経済社会基本計画**を策定。ほかにも，健康保険の被扶養者の給付率の引き上げ，高額療養費制度の導入，年金の給付水準の大幅な引き上げ，物価スライド・賃金スライドの導入などが行われ，**福祉元年**と位置づけられた。介護サービスに関しては，1978（昭和53）年に**短期入所生活介護**（ショートステイ）**制度**，翌1979（昭和54）年に**通所介護**（デイサービス）**制度**が開始された。

▶ 同時期のほかの医療制度　国民の疾病構造は感染症から慢性疾患・成人病（現生活習慣病）へと変化し，1970（昭和45）年頃から，一部の病院，診療所，自治体では，脳卒中などで退院した患者の継続看護として訪問看護が行われるようになった。

4. 老人医療・老人保健制度の整備・拡充期
（1980年代〜2000年）

1 | 概要

1990年代に入ると高齢化が急速に進展し，家族機能の低下などにより，高齢者の介護が社会的に問題化されていった。

2 | トピック

▶ 老人保健法　1982（昭和57）年に老人保健法が制定された。老人保健法は「国民の老後における健康の保持と適切な医療の確保を図るため，疾病の予防，治療，機能訓練などの保健事業を総合的に実施し，もつて国民保健の向上及び老人福祉の増進を図ることを目的」（第1条）としている。

　同法による主な制度としては，75歳以上（65歳以上75歳未満の寝たきり老人等を含む）の者への医療と，40歳以上の者への保健事業が定められた。そのうち，保健事業については，①健康手帳の交付，②健康教育，③健康相談，④健康診査，⑤機能訓練，⑥訪問指導が定められ，すべて市町村を実施主体とした。その後，2006（平成18）年の介護保険法の改正に合わせ，65歳以上の者に対する健康教育，健康相談，機能訓練，訪問指導は，介護保険法の定める地域支援事業へと移行した。老人保健法のもう一つの柱である75歳以上の者への医療については，2008（平成20）年に**高齢者の医療の確保に関する法律**へと法律名も含め大幅に改正され，老人保健法は終了した。

▶ 社会的入院の社会問題化　老人医療費支給制度（1973年創設）による老人医療費無料化の影響により，老人医療費が著しく増大し，福祉施設などに受け皿がないために病院へ入院するなど，いわゆる**社会的入院**の問題が指摘されるようになった。こうした問題を受け，1982（昭和57）年，70歳以上の医療費無料制度を廃止，翌1983（昭和58）年より老人医療費の自己負担が有料化（外来400円/月，入院300円/日）された。同時に，医療機関からの訪問看護に診療報酬化が図られた。

　次いで1986（昭和61）年老人保健法一部改正により，老人保健施設が設置され，病院と在宅の中間施設と位置づけられた。診療報酬では**寝たきり老人訪問診療料・寝たきり老人訪問指導管理料**が新設された。

▶ 介護福祉士，社会福祉士の誕生　1987（昭和62）年，社会福祉士及び介護福祉士法が制定され，社会福祉を担う職種が誕生した。1988（昭和63）年には**長寿・福祉社会を実現するための施策の基本的考え方と目標について**（福祉ビジョン）が発表され，ショートステイについて5万床程度，家庭奉仕員を5万人程度整備，確保するなどの計画が打ち出された。

▶ ゴールドプラン　1989（平成元）年には**ゴールドプラン**（高齢者保健福祉推進十か年戦略）が開始され，市町村による在宅福祉対策の緊急実施，および施設の緊急整備が行われ，特別養護

高齢者の理解

老年看護学とは何か

老年看護の理論・概念

4 保健医療福祉制度

高齢者の権利擁護

経過別にみた老年看護

外来における老年看護

治療における老年看護

地域・在宅における老年看護

リスクマネジメント

老人ホーム，デイサービス，ショートステイなどの整備，ホームヘルパーの養成が掲げられた。

▶ 在宅介護支援センター　1990（平成2）年には在宅介護支援センターが設置された。在宅介護支援センターは，地域の高齢者やその家族からの相談に応じ，必要な保健・福祉サービスが受けられるように行政機関・サービス提供機関・居宅介護支援事業所などとの連絡調整を行う機関として，社会福祉士・看護師などの専門職員が在宅介護などに関する総合的な相談に応じることとなった。

▶ 社会福祉関係8法の改正　1990（平成2）年には，老人福祉法が改正された。在宅福祉サービスの位置づけを明確化し，在宅福祉サービスを行う事業または施設の規定の整備を目的とした改正であった。ホームヘルプサービス，ショートステイ，デイサービス，福祉用具貸与が老人居宅生活支援事業として老人福祉法に法定化され，この改正に整合させるため**老人福祉法等の一部を改正する法律**（社会福祉関係8法の改正）が施行された。

　また，社会福祉事業法改正により在宅福祉サービスは施設福祉サービスとともに，サービス提供主体が都道府県と分担されることなく市町村に一元化されることとなり，市町村および都道府県には老人保健福祉計画の策定が義務づけられた。

▶ 老人訪問看護制度の創設とホームヘルパーの体系的育成　1991（平成3）年老人保健法の改正により**老人訪問看護制度**が創設された。同年，ホームヘルパー1級，2級，3級の研修制度が開始され，体系的にホームヘルパーの養成と確保が図られていき，翌年より老人訪問看護ステーションがスタートしている。

▶ 新ゴールドプラン　一方，当初の予想よりも高齢化が早く進んだため，ゴールドプランを全面的に改正し，1994（平成6）年に**新ゴールドプラン**（新・高齢者保健福祉推進十か年戦略）が策定された。新ゴールドプランでは，ゴールドプランを全面的に見直し，高齢者介護対策のさらなる充実を図った。

　この年には，高齢社会福祉ビジョン懇談会により「21世紀福祉ビジョン〜少子・高齢社会に向けて〜」が発表され，医療費を減らし，介護の費用を含む福祉分野の予算を増やす方向性が示される一方，年金法が改正され，60歳代前半の老齢厚生年金の見直し（定額部分の支給開始年齢を2013［平成25］年までに段階的に60歳から65歳まで引上げ）が行われるなど，高齢者を取り巻く医療，福祉制度に大きな変更が加えられた。

　また，1997（平成9）年の第3次医療法改正により，主として長期にわたり療養を必要とする患者を入院させるための病床として**療養型病床群**が医療のなかに位置づけられた。

▶ ゴールドプラン21　1999（平成11）年度をもって新ゴールドプランは終了し，2000（平成12）年に新たに**ゴールドプラン21**（高齢者保健福祉計画）が策定された。ゴールドプラン21では，①活力ある高齢者像の構築，②高齢者の尊厳の確保と自立支援，③支え合う地域社会の形成，④利用者から信頼される介護サービスの確立を基本方向（基本的な目標）とした。施策としては，「いつでもどこでも介護サービス」として介護サービスの人材確保と研修の強化，認知症対応型グループホームの整備，認知症高齢者の権利擁護体制の整備，

高齢者の生きがいづくり，介護予防などが具体的プランに盛り込まれた。そして，2004（平成16）年度までにホームヘルパー35万人，訪問看護ステーション9900か所など，数値目標が見直された。

老人保健法制定により有料となった老人医療費の自己負担額は同法の改正により徐々に引き上げられ，1998（平成10）年には，外来1回500円，入院1日1000円となった。

5. 介護保険法制定から地域包括ケア，在宅看取り，認知症施策の拡大へ（2000年〜現在）

1 | 概要

ここでは介護保険法の制定から現在までの高齢者ケア政策の動向を学習する。

高齢者の介護を社会全体で支えるしくみとして，介護保険法が制定・施行され，地域包括支援センターの設置や地域包括ケアが推進され，認知症者への施策が充実していった。

2 | トピック

▶ 介護保険法の施行　1997（平成9）年に**介護保険法**が成立し，2000（平成12）年施行された。介護保険法の目的は，加齢に伴って生じる心身の変化に起因する疾病などにより介護（入浴，排泄など）が必要な状態となった者，機能訓練，看護および療養上の管理，そのほかの医療管理を必要とする者が，尊厳をもって自立した日常生活を営むことができることである。また，高齢者医療福祉に関する財政の逼迫により，財源を公費だけでなく保険料として徴収する社会保険方式が導入された。これを機に，健康保険制度による訪問診療，訪問看護，訪問リハビリテーションなどは，介護保険と医療保険（後期高齢者医療制度，国民健康保険，健康保険など）の各制度に分かれる*ことになった。

老人保健法により定額となっていた老人医療費の自己負担額は，2002（平成14）年の老人保健法改正により，定率制（原則1割負担，上限あり）が導入された。

▶ 介護保険制度改正　2006（平成18）年4月，介護保険制度の改正により「予防重視型システムの確立」「施設給付の見直し」「新たなサービス体系の確立」「サービスの質の確保・向上」「負担の在り方・制度運営の見直し」が行われた。

▶ 地域包括支援センター　介護保険制度改正により，高齢者への総合的な生活支援の窓口となる地域包括支援センターが設置された。地域包括支援センターは1990（平成2）年に設置された在宅介護支援センターの機能を充実させるために改正介護保険法に基づいて創

＊ **介護保険と医療保険の各制度に分かれる**：介護保険制度では訪問診療，訪問看護，訪問介護，訪問リハビリテーションなどは，介護支援専門員などが作成するケアプランに組み込まれ，要介護度に応じた支給限度額の範囲でサービスが計画される。ただし，厚生労働大臣が定めた疾患や，病状悪化により医師の特別指示書が出された場合は，訪問看護は医療保険からの給付となる。また，健康保険法による訪問看護の対象者は，医師が治療の程度により訪問看護が必要と認めた者となっている。健康保険制度では，訪問看護療養費という名称で支払いが行われている。なお，65歳以上の高齢者でも難病やがん末期，特別指示書が交付された者はこの対象となる。

1 高齢者の理解
2 老年看護学とは何か
3 老年看護の理論・概念
4 保健医療福祉制度
5 高齢者の権利擁護
6 経過別にみた老年看護
7 外来における老年看護
8 治療における老年看護
9 地域，在宅における老年看護
10 リスクマネジメント

設されたものである。設置主体は市町村（特別区を含む）で，市町村または市町村から委託された法人が運営し，主任介護支援専門員（主任ケアマネジャー），保健師，社会福祉士を配置することとしている。

▶ **地域包括ケアシステム**　**地域包括ケア**とは，住まい・医療・介護・介護予防・生活支援が一体的に提供されるもので，要介護状態となっても，住み慣れた地域で自分らしい暮らしを人生の最後まで送ることができるようにするためのケアのしくみである（図 4-5 参照）。

　国は 2025（令和 7）年を目途に，地域包括ケアシステムの構築を推進している。地域包括支援センターは，この地域包括ケアシステムの中核的機関として位置づけられる。そこでは，介護予防ケアマネジメント，総合相談支援・権利擁護，包括的・継続的ケアマネジメント支援など，介護予防の拠点として，高齢者本人や家族からの相談に対応し，介護・福祉・医療・虐待予防など高齢者に必要な支援が継続的に提供されるように調整する機関となっている。

▶ **在宅療養支援診療所**　高齢者ができるだけ住み慣れた地域や自宅において生活を送ることができるよう，また，自宅での看取りを選択できるよう，2006（平成 18）年に**在宅療養支援診療所**が診療報酬上の制度として設けられた。在宅療養支援診療所は，必要に応じてほかの病院，診療所，訪問看護ステーション，薬局などと連携し，24 時間往診が行える体制をとる診療所をいう。

　最近では，24 時間地域巡回型訪問サービスが導入されるなど，看護と介護の連携と一体的なサービス提供により，在宅療養者を支えるしくみが整備されつつある。

▶ **地域・在宅ケアへの転換**　国は医療や福祉を「施設」収容型のケアから「地域・在宅」ケアへと転換し，すべての都道府県が計画期間を統一して行うこととし，2013（平成 25）年度からの 5 か年の医療計画では在宅医療について達成すべき目標や医療連携体制などを示した。法改正も検討して在宅医療・介護の推進を図っている。

▶ **認知症対策**　厚生労働省によると，わが国の認知症の有病者数は 2012（平成 24）年で約462 万人，65 歳以上高齢者の約 7 人に 1 人とされ，軽度認知障害（mild congnitive impairment；MCI）と推計される約 400 万人と合わせると，65 歳以上高齢者の約 4 人に 1 人が認知症，またはその予備群ともいわれている。この数は，今後も増加が見込まれており，2025（令和 7）年には，認知症の有病者数は約 700 万人になるといわれている。

　このように急速に増加している認知症高齢者への施策として，2012（平成 24）年度に**認知症施策推進 5 か年計画**（**オレンジプラン**）を策定し認知症施策を推進した。認知症ケアパスの作成・普及，認知症の早期診断・早期対応の方策，地域での生活を支える医療サービス，介護サービスの構築などを進めていった。さらに 2015（平成 27）年，「**認知症施策推進総合戦略〜認知症高齢者等にやさしい地域づくりに向けて〜**」（**新オレンジプラン**）が策定された。そこでは「認知症者の意思が尊重され，できる限り住み慣れた地域のよい環境で自分らしく暮らし続けることができる社会の実現を目指す」ことを基本的考え方にすえ，7 つの柱（表 4-1）に沿って，厚生労働省を含めた関係 12 省庁が共同して，認知症の人々の生活全

表4-1 新オレンジプランの柱

> ❶ 認知症への理解を深めるための普及・啓発の推進
> ❷ 認知症の容態に応じた適時・適切な医療・介護などの提供
> ❸ 若年性認知症施策の強化
> ❹ 認知症の人の介護者への支援
> ❺ 認知症の人を含む高齢者にやさしい地域づくりの推進
> ❻ 認知症の予防法，診断法，治療法，リハビリテーションモデル，介護モデルなどの研究開発およびその成果の普及の推進
> ❼ 認知症の人やその家族の視点の重視

資料／厚生労働省：認知症施策推進総合戦略（新オレンジプラン）資料.

体を支える取り組みを進めていくことになった。

　医療制度の面では，2016（平成28）年の診療報酬改定により，新オレンジプランを踏まえた認知症患者への適切な医療を評価し，**認知症ケア加算1，2**が新設された。これは，身体疾患のために入院した認知症者に対し，看護計画のもとにチーム医療を行うことに対して診療報酬上の加算が算定できるものである。また，「認知症専門診断管理料1」に診療所型が追加されるなど，認知症ケア関連の診療報酬が改定された。

＊＊＊

　最後に本項のまとめとして，わが国の保健医療福祉制度の主な変遷を年表として表4-2に示す。

表4-2 高齢者に関するわが国の保健医療福祉制度の主な変遷

年代（年）	日本の動向	高齢者の保健制度	高齢者の医療制度	高齢者の福祉制度
1872（明治5）				東京府養育院設立
1874（明治7）				恤救規則公布
1922（大正11）		健康保険法制定		
1929（昭和4）				救護法制定
1937（昭和12）		保健所法制定		
1938（昭和13）	厚生省設立			
1946（昭和21）	日本国憲法公布			（旧）生活保護法制定，救護法廃止
1948（昭和23）	戦後の混乱回復期		医療法施行	
1950（昭和25）				（新）生活保護法制定
1956（昭和31）	家庭養護婦派遣事業開始（長野県上田市ほか）			
1958（昭和33）		国民健康保険法制定		
1959（昭和34）				国民年金法制定
1961（昭和36）	高度経済成長		国民皆保険制度	国民皆年金制度
1962（昭和37）				家庭奉仕員制度設置要綱策定
1963（昭和38）		65歳以上に老人健康診査開始		老人福祉法制定
1966（昭和41）				特別養護老人ホーム，養護老人ホームに関する設備，運営基準の制定
1969（昭和44）		寝たきり老人訪問健康診査事業開始		
1970（昭和45）				社会福祉施設緊急整備5か年計画

1 高齢者の理解
2 老年看護学とは何か
3 老年看護の理論・概念
4 保健医療福祉制度
5 高齢者の権利擁護
6 経過別にみた老年看護
7 外来における老年看護
8 治療における老年看護
9 地域・在宅における老年看護
10 リスクマネジメント

表 4-2（つづき①）

年代（年）	日本の動向	高齢者の保健制度	高齢者の医療制度	高齢者の福祉制度	
1973（昭和48）			老人福祉法の一部改正による老人医療費支給制度実施（老人医療費無料化） 健康保険法改正（高額療養費制度の新設）		
1978（昭和53）		第1次国民健康づくり対策策定 市町村に保健センター設置		短期入所生活介護（ショートステイ）制度開始	
1979（昭和54）				通所介護（デイサービス）制度開始	
1982（昭和57）	「社会的入院」問題の顕在化	老人保健法制定			
1983（昭和58）		老人保健事業実施	老人医療費定額一部負担導入 外来400円／月 入院300円／日 医療機関からの訪問看護が診療報酬化		
1984（昭和59）			健康保険法改正，退職者医療制度創設		
1985（昭和60）			第1次医療法改正，老人福祉措置費の国庫負担を引き下げ		
1986（昭和61）	長寿社会対策大綱閣議決定	老人保健法一部改正（老人保健施設および高齢者総合相談センターの設置［1989年に設置]）	老人医療費自己負担額引き上げ 外来800円／月 入院400円／日 寝たきり老人訪問診療料 寝たきり老人訪問指導管理料の診療報酬化		
1987（昭和62）				社会福祉士及び介護福祉士法制定	
1988（昭和63）				長寿・福祉社会を実現するための，施策の基本的考え方と目標について（福祉ビジョン）発表	
1989（平成元）	消費税実施 （税率3%）			高齢者保健福祉推進十か年戦略（ゴールドプラン）開始	
1990（平成2）				社会福祉関係8法改正（「老人福祉法等の一部を改正する法律」の施行）	
1991（平成3）		老人保健法改正 老人訪問看護制度創設	老人医療費自己負担額引き上げ 外来1000円／月 入院800円／日	ホームヘルパー研修制度（1～3級）開始	
1992（平成4）			第2次医療法改正，老人訪問看護ステーション開始		
1994（平成6）		地域保健法制定 老人保健法改正 入院時の食事に係る給付の見直し，付添看護の解消，訪問看護ステーションなどの緊急整備		新ゴールドプラン策定 21世紀福祉ビジョン発表 年金法改正	
1996（平成8）	「高齢社会白書」年次報告開始				
1997（平成9）	消費税率引き上げ（税率5%）	介護保険法制定 老人保健法改正 （薬剤一部負担金制度創設）	第3次医療法改正，療養型診療所の設置	認知症対応型老人共同生活援助事業創設	
1998（平成10）			老人医療費自己負担額変更 外来1回500円（同月5回目以降無料） 入院1000円／日		
2000（平成12）		介護保険法施行 これに伴う老人保健法改正	第4次医療法改正	ゴールドプラン21策定	
2001（平成13）		老人保健法改正	老人医療費自己負担額変更 上限付き定率1割負担制導入	高齢者の居住の安定確保に関する法律（高齢者住まい法）制定	
2002（平成14）		老人保健法改正	健康増進法制定 老人医療費受給対象者を75歳以上に引き上げ，1割負担制の徹底		
2003（平成15）		介護保険料，介護報酬改定			

表 4-2（つづき②）

年代（年）	日本の動向	高齢者の保健制度	高齢者の医療制度	高齢者の福祉制度
2005（平成 17）		介護保険法改正 （予防重視型システムへの転換，地域密着型サービス，地域包括支援センター創設） 地域支援事業創設		
2006（平成 18）		介護保険法の一部改正	第 5 次医療法改正 健康保険法等改定（現役並み所得高齢者の 3 割負担）	
2008（平成 20）			後期高齢者医療制度施行	
2011（平成 23）				高齢者の居住の安定確保に関する法律（高齢者住まい法）改正
2012（平成 24）			認知症施策推進 5 か年計画（オレンジプラン）策定	
2014（平成 26）	消費税率引き上げ（税率 8%）	改正介護保険法全部施行（24 時間対応の定期巡回・随時対応型サービス創設，介護福祉士など一定の教育を受けた介護職員等が痰の吸引可能に） 医療介護総合確保推進法制定	第 6 次医療法改正	
2015（平成 27）			認知症施策推進総合戦略（新オレンジプラン）策定	
2016（平成 28）			診療報酬改定，認知症ケア加算評価新設	
2020（令和 2）	新型コロナウイルス感染症（COVID-19）拡大		診療報酬改定 認知症ケア加算要件の改定 オンライン診療初診から実施可能に	

Ⅱ 高齢者の健康づくりに関する制度・法律

1. 高齢者の健康に関する施策の現状

2025（令和 7）年には団塊の世代*が後期高齢者に達するなど高齢者の割合が高まり，疾病構造においては慢性疾患が増加することなどから，医療を受けながら生活する人々が今後も増えると見込まれている。

▶健康日本 21　高齢者ができるだけ長くその健康な生活を続けられるように，わが国では2000（平成 12）年に **21 世紀における国民健康づくり運動**（健康日本 21）が策定された。これは生活習慣の改善，危険因子の低減，健診の充実により，生活習慣病であるがん，心臓病，脳卒中，糖尿病などを減少させるといった具体的な目標を定め，健康増進施策を総合的に推進するものである。

▶健康日本 21（第 2 次）　2013（平成 25）年より取り組まれた**健康日本 21（第 2 次）**の目標は健康寿命の延伸であり，「平均寿命の増加分を上回る健康寿命の増加」があげられている。

---

* **団塊の世代**：第 2 次世界大戦直後の日本において 1947（昭和 22）年から 1949（昭和 24）年の 3 年間ないしは，その前後にかけて生まれた世代を指す。この時期は戦後の安定期であり，厚生労働省の統計では約 800 万人（出生数），合計特殊出生率 4.0 と，ほかの時期に比して高く，第 1 次ベビーブームといわれている。日本の経済成長を担ってきた世代である。

1 高齢者の理解
2 老年看護学とは何か
3 老年看護の理論・概念
4 保健医療福祉制度
5 高齢者の権利擁護
6 経過別にみた老年看護
7 外来における老年看護
8 治療における老年看護
9 地域・在宅における老年看護
10 リスクマネジメント

▶ 医療介護総合確保推進法　2014（平成26）年には，社会保障制度改革の一環として，医療と介護の両方のニーズをもつ高齢者の増加に対し，こうした高齢者が住み慣れた地域で自分らしい生活が送れるように医療・介護の関係機関が連携し，包括的および継続的に在宅生活を支えるため，**地域における医療及び介護の総合的な確保を推進するための関係法律の整備等に関する法律**（医療介護総合確保推進法）が成立した。また，介護保険法の改正により，市町村が行う地域支援事業に在宅医療・介護連携の推進を位置づけた。これは地域における医療・介護の関係機関が連携し，多職種協働により在宅医療・介護を一体的に提供できる体制構築を，市町村が中心となって図るものである。

III　介護保険制度

　わが国の人口高齢化に伴い，要介護者の増大，核家族化の進行による家族介護の負担の増大，利用者主体のサービスの選択の必要性，介護費用の増大に対応した新しい財源の確保の必要性などを背景に，1990年代の半ばに介護保険制度の検討が開始され，1997（平成9）年12月に介護保険法が成立，約3年の準備期間を経て，2000（平成12）年4月施行された。介護保険制度は，介護を社会で支えるしくみをつくることにより，家族などの介護者の負担の軽減，高齢者の自立支援，利用者自らの選択により保健医療福祉サービスを総合的に受けられるようにすることを目指し，給付と利用者負担の関係を明確にし，社会保険方式を採用した。介護保険のしくみについて図4-1に示し，以下に詳細を述べる。

1　保険者

　介護保険制度の保険者は，国民に最も近い行政単位である市町村（特別区を含む）である。そのうえで，国，都道府県，医療保険者，年金保険者が重層的に支え合うことになっている。

2　被保険者

　被保険者は，40歳以上の者とし，65歳以上の第1号被保険者と40歳以上65歳未満の医療保険加入者である第2号被保険者に区分されている（表4-3）。

3　利用までの手続き

▶ 申請から判定　介護サービスの利用手続きは，図4-2に沿って行われる。利用を希望する者は，市町村の介護保険窓口に申請する。市町村は，申請者の要介護状態を確認するため，申請者の家庭などを訪問して認定調査を行う。その結果はコンピューター判定され，これを一次判定という。その後，主治医の意見書などに基づき，認定審査会において合議で審査・判定が行われ，最終的な要介護認定がなされる（図4-3）。これを二次判定という。介護度は，要介護認定等基準時間により示される（表4-4）。

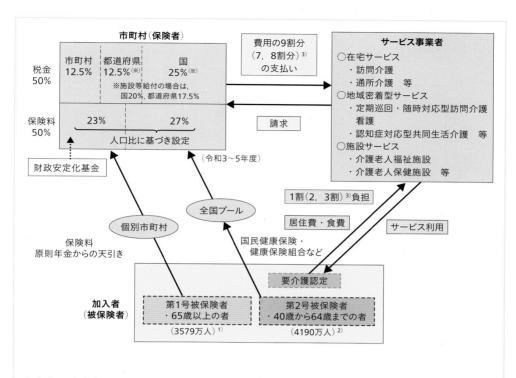

図4-1 介護保険制度のしくみ

注1）第1号被保険者の数は，令和2年度「介護保険事業状況報告」によるものであり，令和2年度末の数である。
　2）第2号被保険者の数は，社会保険診療報酬支払基金が介護給付費納付金額を確定するための医療保険者からの報告によるものであり，令和2年度内の月平均値である。
　3）平成27年8月以降，一定以上所得者については費用の8割分の支払いおよび2割負担。30年8月以降，特に所得の高い層は費用の7割分の支払いおよび3割負担。
資料／厚生労働省.

表4-3 介護保険制度における被保険者・受給権者等

	第1号被保険者	第2号被保険者
対象者	65歳以上の者	40歳以上65歳未満の医療保険加入者
受給権者	要介護者，要支援者	要介護者，要支援者のうち，老化に起因する疾病（特定疾病）によるもの
保険料負担	所得段階別定額保険料（低所得者の負担軽減）	健康保険： 標準報酬×介護保険料率（事業主負担あり） 国民健康保険： 所得割，均等割等に按分（国庫負担あり）
賦課・徴収方法	年金額一定以上は年金からの支払い（特別徴収），それ以外は普通徴収	医療保険者が医療保険料として徴収し，納付金として一括納付

▶ 要介護認定　65歳以上の第1号被保険者が要介護状態，または要支援状態と判断された場合，あるいは，40歳以上65歳未満の第2号被保険者が老化に起因する疾病（表4-5）に罹患し，要介護や要支援の状態にあると判断された場合，要介護認定が行われ，介護保険の給付対象となる。

▶ 要介護・支援状態の区分とサービス　現在，要介護状態の区分は，要介護1～5の5段階，

1 高齢者の理解
2 老年看護学とは何か
3 老年看護の理論・概念
4 保健医療福祉制度
5 高齢者の権利擁護
6 経過別にみた老年看護
7 外来における老年看護
8 治療における老年看護
9 地域・在宅における老年看護
10 リスクマネジメント

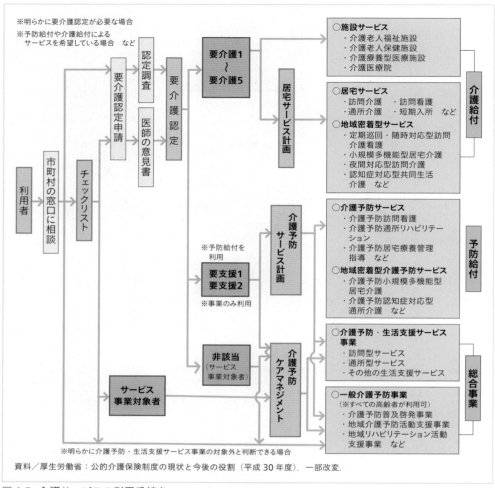

図4-2 介護サービスの利用手続き

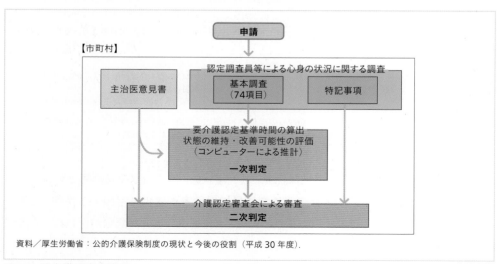

図4-3 要介護認定の流れ

表4-4 要介護認定等基準時間の分類

直接生活介助	入浴，排泄，食事などの介護
間接生活介助	洗濯，掃除などの家事援助など
BPSD関連行為	徘徊に対する探索，不潔な行為に対する後始末など
機能訓練関連行為	歩行訓練，日常生活訓練などの機能訓練
医療関連行為	輸液の管理，褥瘡の処置などの診療の補助など
要支援1	上記5分野の要介護認定等基準時間が25分以上32分未満またはこれに相当する状態
要支援2 要介護1	上記5分野の要介護認定等基準時間が32分以上50分未満またはこれに相当する状態
要介護2	上記5分野の要介護認定等基準時間が50分以上70分未満またはこれに相当する状態
要介護3	上記5分野の要介護認定等基準時間が70分以上90分未満またはこれに相当する状態
要介護4	上記5分野の要介護認定等基準時間が90分以上110分未満またはこれに相当する状態
要介護5	上記5分野の要介護認定等基準時間が110分以上またはこれに相当する状態

表4-5 介護保険法で定める特定疾病

❶ がん（医師が一般に認められている医学的知見に基づき回復の見込みがない状態に至ったと判断したものに限る）
❷ 関節リウマチ
❸ 筋萎縮性側索硬化症
❹ 後縦靱帯骨化症
❺ 骨折を伴う骨粗鬆症
❻ 初老期における認知症
❼ 進行性核上性麻痺，大脳皮質基底核変性症およびパーキンソン病
❽ 脊髄小脳変性症
❾ 脊柱管狭窄症
❿ 早老症
⓫ 多系統萎縮症
⓬ 糖尿病性神経障害，糖尿病性腎症および糖尿病性網膜症
⓭ 脳血管疾患
⓮ 閉塞性動脈硬化症
⓯ 慢性閉塞性肺疾患
⓰ 両側の膝関節または股関節に著しい変形を伴う変形性関節症

介護保険法施行令2条による

　要支援状態は要支援1〜2の2段階となっている。要介護1〜5に認定された場合，介護給付の対象となり，施設サービス，居宅サービス，地域密着型サービスのなかから希望するものを選び，介護サービス利用計画書（ケアプラン*）を策定したうえでサービスの利用が開始される。要支援1〜2の場合，予防給付と一部地域支援事業の対象となり，介護予防ケアプランを策定したうえで，介護予防サービス，地域密着型介護予防サービス，介護予防・日常生活支援総合事業を利用できる。

　要介護認定で非該当の場合，市町村が行う地域支援事業の対象となる。

　要介護認定や要支援認定の有効期間は原則6か月であるが，必要と認められる場合は，3か月から12か月の範囲内で定めることができる。

＊ **ケアプラン**：利用者の状況や課題に基づいて立てた介護サービス計画書。

1 高齢者の理解
2 老年看護学とは何か
3 老年看護の理論・概念
4 保健医療福祉制度
5 高齢者の権利擁護
6 経過別にみた老年看護
7 外来における老年看護
8 治療における老年看護
9 地域・在宅における老年看護
10 リスクマネジメント

介護保険では，利用者が主体的にサービスの選択と決定を行うことが基本である。

在宅の利用者は，居宅介護支援事業者に依頼して，介護サービス事業者などとの連携のもと，利用するサービスの種類や時間，内容を計画した居宅サービス計画（ケアプラン）（図4-4）を作成してもらうことができる。また，利用者自身で作成することも可能である。

施設入所の場合は，施設の介護支援専門員により施設サービス計画（ケアプラン）を作成する。介護予防サービスでは，地域包括支援センターにより，介護予防サービス計画（介護予防ケアプラン）が作成される。

5 給付されるサービスの内容

介護保険で給付の対象となるサービスの具体的内容は，表4-6〜8のとおりである。これらのなかから，利用者の生活上のニーズなどを考慮しながら必要なサービスを組み合わせ，ケアプランを作成していく。

6 利用料

介護保険サービスの本人の利用料負担は1割（一定所得以上の人は2割・3割負担）である。要介護度に応じて，保険給付の上限額が設定されているため，サービス利用が限度額を超えた場合，超えた部分は全額利用者の負担となる。

IV 高齢者の生活を支える地域包括ケアシステム

1. 地域包括ケアシステムとは

高齢者ができる限り住み慣れた地域で尊厳のある自立した生活を継続することができるように，個々の高齢者の状況やその変化に応じて，見守り・配食・買い物などの生活支援や介護サービスを中核に，医療，予防，住まいなどの様々な支援を継続的かつ包括的に提供するしくみを地域包括ケアシステムという（図4-5）。

具体的には高齢者の日常生活圏域（おおむね30分以内に必要なサービスが提供される範囲。具体的には中学校区）に1か所を目安に**地域包括支援センター**＊が設置され，住民の総合相談窓口，

＊ **地域包括支援センター**：介護保険法に基づき2006（平成18）年に創設された公的な機関。公正・中立的な立場から，①総合相談支援，②虐待の早期発見・防止などの権利擁護，③包括的・継続的ケアマネジメント支援，④介護予防ケアマネジメントの4つの機能を担う。運営主体は，市町村，在宅介護支援センター運営法人，そのほかの市町村から委託を受けた法人。市町村ごとに担当エリアを設定し，65歳以上の高齢者3000〜6000人ごとに，保健師，主任ケアマネジャー，社会福祉士の3つの専門職種またはこれらに準ずる者を配置している。

居宅サービス計画書（1）

1 高齢者の理解
2 老年看護学とは何か
3 老年看護の理論・概念
4 保健医療福祉制度
5 高齢者の権利擁護
6 経過別にみた老年看護
7 外来における老年看護
8 治療における老年看護
9 地域・在宅における老年看護
10 リスクマネジメント

		① 初回・紹介・継続	② 認定済・申請中

③ 利用者番号		④ 利用者名	○○○○ 様	⑤ 生年月日	M (T) S ○年○月○日
⑥ 利用者住所	〒 東京都○○区○○町3丁目	⑦ 居宅サービス計画作成者氏名・職種	○○ ○○ 介護支援専門員	⑧ チェック回数	5回目
⑨ 居宅介護支援事業者名	○○居宅支援事業所	⑩ 居宅介護支援事業者住所・所在地	東京都○○区○○町5丁目		
⑪ 計画の作成（変更）日	平成○年○月○日	⑫ 初回計画作成日 平成○年○月○日	⑬ 認定日 平成○年○月○日	⑭ 認定の有効期間	H○年○月○日～ H○年○月○日

⑮ 要介護状態区分	要支援 ・ 要介護1 ・ 要介護2 ・ (要介護3) ・ 要介護4 ・ 要介護5
⑯ 利用者及び家族の介護に対する意向と承認（要望）	〈次男さんの意向〉 両親ともに高齢で要介護状態だが、なるべく夫婦一緒に在宅で過ごさせたい。 今までいろいろなサービスを利用して家から出られるようになった。介護保険に切り替わってもまた家に閉じこもらず、社会参加させながら生活させたい。 介護保険での自己負担額は1.5万円／月額までに押さえたい。
⑰ 介護認定審査会の意見及びサービスの種類の指定	特になし
⑱ 総合的な援助の方針	介護保険内のサービスと障害者福祉のサービスを併用して、これまでの生活の質を落とさずに安定した療養生活を支援する。デイケアの通所を中心にし、妻も認知機能低下が見られるため、居宅での夫婦関係が保てるよう、また主介護者の次男さんが仕事をしながら介護が続けられるよう計画を継続する。
⑲ 家事援助中心型の算定理由	1. 一人暮らし　2. 家族等が障害、疾病等　3. その他（　　　　　　）

居宅サービス計画書（2）

利用者No.		利用者名	○○○○ 様	作成年月日 平成○年○月○日	記入者氏名 ○○ ○○

ケア優先順位	生活全般の解決すべき課題（問題点・ニーズ）	援助目標 長期の目標（期間）	援助目標 短期の目標（期間）	サービス内容（ケア項目）	保険の適否 ※1	援助内容 サービス種別と事業所 ※2	※3	頻度	期間
	通院治療を受けながら体調管理を行い、自分のことは自分でする生活が維持できる。	体調管理ができ自分の役割が継続できる。	①体調にあわせ庭の手入れや自分の部屋の掃除や洗濯が続けられる。	自分の部屋の掃除や、屈み動作など腰や腰に負担がかかる部分は手助けしてもらう。洗濯・調理・買い物（本人に相談しながら支援する）掃除洗濯買い物					
			②通院による治療の継続ができる。	白内障の治療 前立腺肥大術後（頻尿あり）の療養継続 鰯歯、義歯の調整 通院・服薬		病院（通院）　○クリニック 病院（通院）　○眼科 病院（通院）　○泌尿器科 病院（通院）　○歯科 本人、家族			
			③転倒しない。	①室内環境を整える。動線上の障害物除去。②指導やアドバイスのもと運動や体操を行う。③入浴における自立に向けた支援（安全確保）、（必要に応じた介助）		通所サービス　事業所は検討 訪問介護 福祉用具貸与　○ヘルパー （株）○○○ 住宅改修　（株）○工務店 本人			
	外出できる環境を整え、閉じこもりにならない生活ができる。	人との交流を持ちながらメリハリのある生活ができる。	外出し楽しみのある生活ができる。	電動車いすの利用方法や注意点を確認し、安全に運転する。定期的な外出、他者との交流機会の提供（行事・ゲーム・アクティビティへの参加）		福祉用具貸与　（株）○○○ 通所サービス　事業所は検討する。 本人			

※1 「保険給付対象か否かの区分」について、保険給付対象内サービスについては○印を付す。
※2 「当該サービス提供を行うサービス種別と事業所名」について記入する。
※3 「担当職種」を記号で選択する。

11 訪問介護	12 訪問入浴介護	13 訪問看護	14 訪問リハビリテーション
15 通所介護	16 通所リハビリテーション	17 福祉用具貸与	18 住宅改修
21 短期入所生活介護	22 短期入所療養介護（介護老人保健施設）	23 短期入所療養介護（病院・診療所）	31 居宅療養管理指導
32 痴呆対応型共同生活介護	33 特定施設入所者生活介護	43 居宅介護支援	51 介護老人福祉施設サービス
52 介護老人保健施設サービス	53 介護療養型医療施設サービス	81 移送サービス	82 会食・配食
83 財産保全サービス	84 権利の擁護、オンブズマンサービス	85 痴呆の介護・医療等相談	86 医療、看護職種・材料調達サービス
87 17以外の福祉用具関連	88 オムツサービス	89 布団乾燥サービス	90 鍼・灸・マッサージ
91 居住設備サービス（福祉施設・ホームの紹介）	92 各種ボランティアサービス	93 その他のサービス	

A. ヘルパー（1級2級）・介護福祉士	A. ヘルパー 3級
B. 薬剤師　C. 言語聴覚士	E. 介護支援専門員
（ケアマネジャー）　E. 主治医	F. その他の医師
G. 歯科医師	H. 保健婦
I. 准看護婦（士）　J. 理学療法士	K. 作業療法士
L. 管理栄養士　L. 栄養士	M. 歯科衛生士
N. 柔道整復師、あんま・マッサージ・指圧師	
O. その他	

出典／日本訪問看護振興財団.

図4-4 居宅サービス計画の例

表4-6 介護保険制度における居宅サービス等

サービスの種類	サービスの内容
訪問介護 （ホームヘルプサービス）	ホームヘルパーが要介護者などの居宅を訪問して，入浴，排泄，食事などの介護，調理・洗濯・掃除などの家事，生活などに関する相談，助言そのほかの必要な日常生活上の世話を行う
訪問入浴介護	入浴車などにより居宅を訪問して浴槽を提供して入浴の介護を行う
訪問看護	病状が安定期にあり，訪問看護を要すると主治医などが認めた要介護者などについて，病院，診療所または訪問看護ステーションの看護師などが居宅を訪問して療養上の世話または必要な診療の補助を行う
訪問リハビリテーション	病状が安定期にあり，計画的な医学的管理の下におけるリハビリテーションを要すると主治医などが認めた要介護者などについて，病院，診療所，介護老人保健施設または介護医療院の理学療法士または作業療法士が居宅を訪問して，心身の機能の維持回復を図り，日常生活の自立を助けるために必要なリハビリテーションを行う
居宅療養管理指導	病院，診療所または薬局の医師，歯科医師，薬剤師などが，通院が困難な要介護者などについて，居宅を訪問して，心身の状況や環境などを把握し，それらを踏まえて療養上の管理および指導を行う
通所介護 （デイサービス）	老人デイサービスセンターなどにおいて，入浴，排泄，食事などの介護，生活などに関する相談，助言，健康状態の確認そのほかの必要な日常生活の世話および機能訓練を行う
通所リハビリテーション （デイ・ケア）	病状が安定期にあり，計画的な医学的管理の下におけるリハビリテーションを要すると主治医などが認めた要介護者などについて，介護老人保健施設，介護医療院，病院または診療所において，心身の機能の維持回復を図り，日常生活の自立を助けるために必要なリハビリテーションを行う
短期入所生活介護 （ショートステイ）	老人短期入所施設，特別養護老人ホームなどに短期間入所し，その施設で，入浴，排泄，食事などの介護そのほかの日常生活上の世話および機能訓練を行う
短期入所療養介護 （ショートステイ）	病状が安定期にあり，ショートステイを必要としている要介護者などについて，介護老人保健施設，介護療養型医療施設などに短期間入所し，その施設で，看護，医学的管理下における介護，機能訓練そのほか必要な医療や日常生活上の世話を行う
特定施設入居者生活介護 （有料老人ホーム）	有料老人ホーム，軽費老人ホームなどに入所している要介護者などについて，その施設で，特定施設サービス計画に基づき，入浴，排泄，食事などの介護，生活などに関する相談，助言などの日常生活上の世話，機能訓練および療養上の世話を行う
福祉用具貸与	在宅の要介護者などについて福祉用具の貸与を行う
特定福祉用具販売	福祉用具のうち，入浴や排泄のための福祉用具そのほかの厚生労働大臣が定める福祉用具の販売を行う
居宅介護住宅改修費 （住宅改修）	手すりの取り付けそのほかの厚生労働大臣が定める種類の住宅改修費の支給
居宅介護支援	在宅の要介護者などが在宅介護サービスを適切に利用できるよう，その者の依頼を受けて，その心身の状況，環境，本人および家族の希望などを勘案し，利用するサービスなどの種類，内容，担当者，本人の健康上・生活上の問題点，解決すべき課題，在宅サービスの目標およびその達成時期などを定めた計画（居宅サービス計画）を作成し，その計画に基づくサービス提供が確保されるよう，事業者などとの連絡調整などの便宜の提供を行う。介護保険施設に入所が必要な場合は，施設への紹介などを行う

出典／厚生労働統計協会編：国民衛生の動向 2020 ／ 2021，厚生労働統計協会，2020，p.246.

介護予防，地域住民や関係機関との連携ネットワークの構築などを担っている。

2. 地域包括ケアシステムの構成要素

図4-6 は，地域包括ケアシステムにおける 5 つの構成要素である。図の植木鉢は，生活の基盤として必要な住まいが整備されること，土は最も重要な生活支援が提供されることを示している。これには近隣住民の声かけや見守りなどのボランティアによるもの，配食

表4-7 介護保険制度における施設サービス

サービスの種類	サービスの内容
介護老人福祉施設	老人保健施設である特別養護老人ホームのことで，寝たきりや認知症のために常時介護を必要とする人で，自宅での生活が困難な人に生活全般の介護を行う施設
介護老人保健施設	病状が安定期にあり入院治療の必要はないが，看護，介護，リハビリを必要とする要介護状態の高齢者を対象に，慢性期医療と機能訓練によって在宅への復帰を目指す施設
介護医療院	主として長期にわたり療養が必要である要介護者に対し，療養上の管理，看護，医学的管理の下における介護および機能訓練その他必要な医療ならびに日常生活上の世話を行う施設
介護療養型医療施設	脳卒中や心臓病などの急性期の治療が終わり，病状が安定期にある要介護高齢者のための長期療養施設であり，療養病床や老人性認知症疾患療養病床が該当する

出典／厚生労働統計協会編：国民衛生の動向2020／2021，厚生労働統計協会，2020，p.247.

表4-8 介護保険制度における地域密着型サービス

サービスの種類	サービスの内容
定期巡回・随時対応型訪問介護看護	重度者をはじめとした要介護高齢者の在宅生活を支えるため，日中・夜間を通じて，訪問介護と訪問看護が密接に連携しながら，短時間の定期巡回型訪問と随時の対応を行う
小規模多機能型居宅介護	要介護者に対し，居宅またはサービスの拠点において，家庭的な環境と地域住民との交流の下で，入浴，排泄，食事などの介護そのほかの日常生活上の世話および機能訓練を行う
夜間対応型訪問介護	居宅の要介護者に対し，夜間において，定期的な巡回訪問や通報により利用者の居宅を訪問し，排泄の介護，日常生活上の緊急時の対応を行う
認知症対応型通所介護	居宅の認知症要介護者に，介護職員，看護職員などが特別養護老人ホームまたは老人デイサービスセンターにおいて，入浴，排泄，食事などの介護そのほかの日常生活上の世話および機能訓練を行う
認知症対応型共同生活介護（グループホーム）	認知症の要介護者に対し，共同生活を営むべく住居において，家庭的な環境と地域住民との交流の下で，入浴，排泄，食事などの介護そのほかの日常生活上の世話および機能訓練を行う
地域密着型特定施設入居者生活介護	入所・入居を要する要介護者に対し，小規模型（定員30人未満）の施設において，地域密着型特定施設サービス計画に基づき，入浴，排泄，食事などの介護そのほかの日常生活上の世話，機能訓練および療養上の世話を行う
地域密着型介護老人福祉施設入所者生活介護	入所・入居を要する要介護者に対し，小規模型（定員30人未満）の施設において，地域密着型施設サービス計画に基づき，可能な限り，居宅における生活への復帰を念頭に置いて，入浴，排泄，食事などの介護そのほかの日常生活上の世話および機能訓練，健康管理，療養上の世話を行う
看護小規模多機能型居宅介護（複合型サービス）	医療ニーズの高い利用者の状況に応じたサービスの組合せにより，地域における多様な療養支援を行う
地域密着型通所介護	老人デイサービスセンターなどにおいて，入浴，排泄，食事などの介護，生活などに関する相談，助言，健康状態の確認その他の必要な日常生活の世話および機能訓練を行う（通所介護事業所のうち，事業所利用定員が19人未満の事業所）

出典／厚生労働統計協会編：国民衛生の動向2020／2021，厚生労働統計協会，2020，p.247.

などサービス化できる生活支援が含まれる。その土壌づくり（地域づくり）ができてこそ，植物の葉で表された，専門家による「医療・看護」「介護・リハビリテーション」「保健・福祉」などの支援が有機的に連携し，一体的に提供することができることを示している。高齢者の単身，高齢者のみの世帯が主流となるなかで，地域生活の継続を選択するにあたっては，本来は「本人の選択」が最も重視されるべきであり，それに対して，本人・家族がどのように心構えをもつかが重要であるとの考え方から，「本人の選択と本人・家族の心構え」も受け皿として明記されている。すなわち，地域住民を支えるために，地域住民・専門職・多機関を巻き込んで，その地域の特色を生かしてつくるケアシステムである。

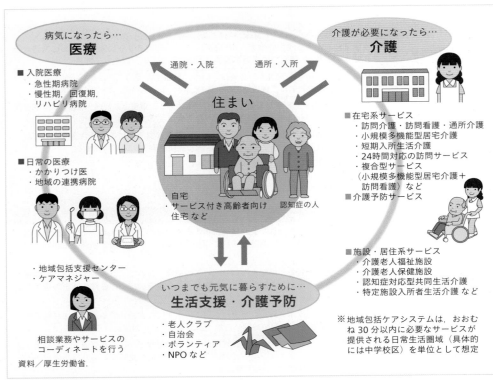

図 4-5 地域包括ケアシステムの概念図

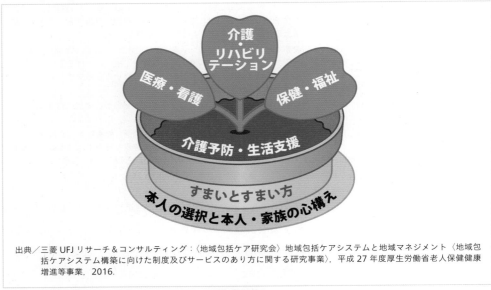

出典／三菱 UFJ リサーチ＆コンサルティング：〈地域包括ケア研究会〉地域包括ケアシステムと地域マネジメント〈地域包括ケアシステム構築に向けた制度及びサービスのあり方に関する研究事業〉，平成 27 年度厚生労働省老人保健健康増進等事業，2016.

図 4-6 地域包括ケアシステムにおける 5 つの構成要素

高齢者の理解

老年看護学とは何か

老年看護の理論・概念

制度 保健医療福祉

高齢者の権利擁護

経過別にみた老年看護

外来における老年看護

治療における老年看護

地域・在宅における老年看護

リスクマネジメント

Ⅴ 後期高齢者医療制度

　高齢化に伴う医療費の増大が今後も見込まれるなか，高齢者と若年世代の負担の明確化などを図る観点から，2008（平成20）年4月に75歳以上に対する**後期高齢者医療制度**が開始された。これは，高齢者の医療の確保に関する法律（老人保健法の大幅改正）に基づいて実施されている。被保険者は約1800万人（厚生労働省，2020）である。

1 しくみ

　運営主体は都道府県単位で，すべての市町村が加入する後期高齢者医療広域連合が実施主体となっている。医療給付の財源は，後期高齢者の保険料が約1割，現役世代からの支援金が約4割，公費負担が約5割となっている（図4-7）。

2 被保険者

　この制度の被保険者は，75歳以上の者，および65歳から74歳で一定の障害の状態にあり各都道府県の広域連合の認定を受けた者である。

3 保険料負担

　保険料は，被保険者一人ひとりに課せられていて，納付の方法は納付書による支払い（口座振替可能）と年金からの天引きによる支払いとがある。

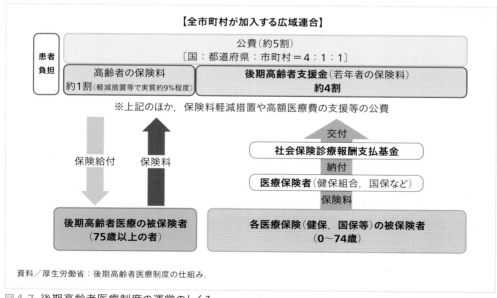

図4-7 後期高齢者医療制度の運営のしくみ

医療給付の内容は，被用者保険や国民健康保険と同様，検査，処置，手術，薬剤，治療材料，食事療養，入院・看護，在宅療養・看護，訪問看護である。受診した際の自己負担は要した費用の1割であるが，所得が現役並み（1人の場合，年収383万円以上）にある者では3割となっている。

Column　地域包括ケアシステムが支える高齢者のくらし

●**事例**：高齢夫婦でお互いの存在が生きがいであり，家族や地域包括支援センターなどからの見守りを受けながら自宅での生活を継続している事例。

●**当事者・家族**：Aさん（90歳，男性），妻（92歳）の二人暮らし。長女，次女が近所に住んでおり，毎日顔を出して食事の準備や掃除の支援を行うなど，家族関係は良好である。

●**経済状況**：マンションの家賃収入があり，年金と合わせて安定している。

●**要介護度**：夫婦とも要支援1，通所リハビリテーションを週2回，夫婦で同じ曜日を希望して利用している。

●**健康状態**：加齢による筋力・体力低下がみられ，転倒，ふらつきがあり，杖を使用しているが，自己流でリハビリテーションを行い，時折，杖や手すりの使用を忘れてしまう。

●**地域包括支援センターによる支援**：2か月に1回Aさん宅を訪問し，体調の変化がないかを確認しながら，介護予防ケアプラン*のサービスの利用状況が順調かどうかをモニタリングし，また，服薬管理や転倒予防を行っている。Aさん夫婦との会話からは「お互いを置いて逝けないから，まだ生きていたい」など仲がよい様子がわかる。地域包括支援センター職員も本人，家族と信頼関係を築き，見守りを続けている。

---

* **介護予防ケアプラン**：介護保険の認定結果は，要支援1，2と要介護1〜5の7段階に分けられる。このうち，要支援1，2の人が要介護状態にならないように，本人のもっている力を生かし，介護保険サービスなどを利用しながら生活の維持ができるように支援する自立支援型のサービス計画である。

第 **5** 章

高齢者の権利擁護

この章では

● 高齢者差別の現状と国内外における対策を知る。
● 高齢者の権利擁護について知り、その権利を守る制度について理解する。
● 高齢者の意思決定支援について理解する。
● 高齢者虐待の概要と実態を学ぶ。

I 高齢者の権利擁護(アドボカシー)と意思決定支援

1. エイジズムと高齢者差別

　日本人の平均寿命は伸長し，2022（令和4）年の65歳以上人口の割合は29.0％，また75歳以上人口の割合は15.5％に達しており，紛れもなく超高齢社会である。

1 エイジズムとは

　エイジズム（ageism）とは，年齢を理由に個人や集団を不利に扱ったり差別したりすることをいう。本来はどの年齢層にも適用できる言葉であるが，近年では高齢者差別と同義に使われることが多い。エイジズムという言葉は，精神医学者のバトラー[1]によって使われはじめた。エイジズムは，アメリカ社会における老人に対する軽蔑と差別に結びついた表現である。また，他者や社会集団によって個人に押しつけられた負の表象・烙印，いわばネガティブな意味のレッテルを**スティグマ**という。高齢者は「自分のことについての判断もできないし，健康状態の悪化や虚弱さは老化の自然の結果だ」という偏見により，社会的不利益を受けることがある。

2 エイジズムを背景とした問題

　エイジズムの例としては，高齢者を役に立たない無用なもの，能力の低下したものとみなしたり，退職を強制＊したりすることなどがあげられる。

　医療・介護を提供する側のエイジズムも問題となる。医療・介護従事者は病気や障害をもつ高齢者と多く接しているなかで，依存的な高齢者のイメージをもつことも多く，高齢者の潜在的な力や自立の力があることを正しく認識していないことがある。こうしたエイジズムが，高齢者虐待につながる。

3 米国におけるエイジズム対策——世代間交流プログラム

　エイジズムの原因となっているのは世代の断絶であると考え，インタージェネレーション（世代間交流）の重要性について唱えたのが，ニューマン（Newman, S.）[2]である。アメリカでは職業本位の家族移動＊により，多くの家族において年長の家族員（祖父母）と年少

＊ **退職を強制**：わが国では，1986（昭和61）年に「高年齢者等の雇用の安定に関する法律」が制定され，定年が60歳を下回らないように事業主に対して 努力義務が明示された。1998（平成10）年からは60歳に達しない定年が違法となり，2005（平成17）年の改正において，2013（平成25）年までに段階的に65歳までの雇用が義務づけられた。

＊ **職業本位の家族移動**：産業が都市に集中し，大家族（祖父母＋子育て中の親子）が離散し，子育て中の核家族が都市に移住すること。

1 高齢者の理解

2 老年看護学とは何か

3 老年看護の理論・概念

4 保健医療福祉制度

5 高齢者の権利擁護

6 経過別にみた老年看護

7 外来における老年看護

8 治療における老年看護

9 地域・在宅における老年看護

10 リスクマネジメント

の家族員（孫）との地理的な分離が起こり，高齢者や高齢化に対する否定的でステレオタイプな態度や行動が引き起こされるようになった。こうした問題に主に保育士や教師たちが気づき始め，1960年代後半から世代分離とエイジズムを解決するために世代間交流のプログラム化が始まった。

　アメリカでは，1965（昭和40）年に始められた慈善活動の「フォスター・グランドペアレンツ・プログラム」を起源に，連邦政府によって世代間交流プログラムが公的に開始され，体系的に進められている[3]。これは，60歳以上の高齢者が週5日間，約20時間にわたり，愛情を必要とする子どもとかかわり，フォスター・グランドペアレンツ（里親）として祖父母のような役割を果たすもので，食費・交通費など，少ないながら手当てが支給されている。プログラムの効果として，高齢者イメージの改善，高齢者は尊敬すべき対象であるという認識が育まれているという。

4 | わが国におけるエイジズム対策

　日本では，エイジズムはアメリカほど深刻ではないが，核家族化の進展とともに高齢者は子どもと同居することが少なくなり，他世代から孤立している傾向がある。

　文部科学省は，高齢者の生きがいの増進や子どもの豊かな育ちを目的に世代間交流を推奨している。シニアクラブ*と幼稚園児の交流や，自治体主催のお祭り，絵本読み聞かせの高齢ボランティア団体，大学を拠点とした定期的交流プログラムなどの活動をとおして世代間交流が行われて，高齢者世代，子ども世代の両者に互恵的な効果をもたらしている。

■ 2. 高齢者の権利擁護（アドボカシー）

1 | 権利擁護とは

　権利擁護は**アドボカシー**（advocacy）ともいい，「個人が人間らしい生活を主体的に送ることができる権利とそのための支援活動のこと」である[4]。自己の権利を表明することが困難な寝たきりの高齢者や，認知症などの高齢者，障害をもつ者などの立場，感情，利益に配慮して，代理人が代弁しその権利を表明すること，表明された意思の実現を擁護することである。

2 | 権利擁護の対象者

　権利擁護の対象者には，具体的には以下の場合が考えられるという[5]。
①適切な意思決定をできる人が世帯内におらず，生活が危機的状況にある独居の認知症高齢者など
②地域で孤立し適切な生活ができていない虚弱高齢者や高齢者のみの世帯

＊ シニアクラブ：おおむね60歳以上の人たちが集まった自主的な組織で，地域での様々な活動を行っている。

③他者からの権利侵害が疑われる虐待や悪質商法，消費者被害など

④支援を自ら拒否し，近隣住民とのトラブルなどがあり，福祉サービスなどの利用ができない場合

⑤世帯内にアルコール疾患や精神障害などをもつ者が同居するなど様々な困難を抱え，介護保険サービスだけでは解決できない複数の問題を内包している場合や，適用できる制度やサービスがない場合

3 権利擁護の動向

　日本国憲法第13条には「すべて国民は，個人として尊重される。生命，自由及び幸福追求に対する国民の権利については，公共の福祉に反しない限り，立法その他の国政の上で，最大の尊重を必要とする」とある。表5-1は，1981年にポルトガルのリスボンで行われた第34回世界医師会総会で採択された「患者の権利に関するリスボン宣言」である。常に弱い立場に置かれがちな患者の権利を守ることの重要性が指摘され，権利擁護の内容が掲げられている。

　また，1991（平成3）年の国連総会において「高齢者のための国連原則」（表5-2）が採択された。①自立，②参加，③ケア，④自己実現，⑤尊厳，の5つを基本原則として示し，実現を目指して各国が自国プログラムに取り入れることを奨励した。

　わが国では2006（平成18）年の介護保険法の改正で，第1条に「尊厳の保持」が加えられた。また，同年4月より「高齢者虐待の防止，高齢者の養護者に対する支援等に関する法律」（高齢者虐待防止法）が施行されている。

表5-1 世界医師会による「患者の権利に関するリスボン宣言」の序文と原則の項目

序文

医師，患者およびより広い意味での社会との関係は，近年著しく変化してきた。医師は，常に自らの良心に従い，また常に患者の最善の利益のために行動すべきであると同時に，それと同等の努力を患者の自律性と正義を保証するために払わねばならない。以下に掲げる宣言は，医師が是認し推進する患者の主要な権利のいくつかを述べたものである。医師および医療従事者，または医療組織は，この権利を認識し，擁護していくうえで共同の責任を担っている。法律，政府の措置，あるいは他のいかなる行政や慣例であろうとも，患者の権利を否定する場合には，医師はこの権利を保障ないし回復させる適切な手段を講じるべきである。

原則

1. 良質の医療を受ける権利
2. 選択の自由の権利
3. 自己決定の権利
4. 意識のない患者
5. 法的無能力の患者
6. 患者の意思に反する処置
7. 情報に対する権利
8. 守秘義務に対する権利
9. 健康教育を受ける権利
10. 尊厳に対する権利
11. 宗教的支援に対する権利

1981年第34回世界医師会総会で採択，1995年9月，2005年10月修正，2015年再確認.

出典／日本医師会：患者の権利に関するWMAリスボン宣言.

表 5-2 高齢者のための国連原則

自立 (independence)	高齢者は, ・所得, 家族とコミュニティの支援, および, 自助を通じ, 十分な食糧, 水, 住まい, 衣服および 　ヘルスケアへのアクセスを有するべきである. ・労働の機会, あるいは, その他の所得創出機会へのアクセスを有するべきである. ・労働力からの撤退をいつ, どのようなペースで行うのかの決定に参加できるべきである. ・適切な教育・訓練プログラムへのアクセスを有するべきである. ・安全で, 個人の嗜好と能力の変化に対応できる環境に住めるべきである. ・できる限り長く自宅に住めるべきである.
参加 (participation)	高齢者は, ・社会への統合状態を持続し, その福祉に直接に影響する政策の形成と実施に積極的に参加し, そ 　の知識と技能を若年世代と共有すべきである. ・コミュニティに奉仕する機会を模索, 発掘するとともに, その関心と能力にふさわしい立場で, 　ボランティアの役割を務めることが可能となるべきである. ・高齢者の運動あるいは団体を形成できるべきである.
ケア (care)	高齢者は, ・各社会の文化価値体系に沿って, 家族とコミュニティのケア, および, 保護を享受すべきであ 　る. ・最適レベルの身体的, 精神的および感情的福祉の維持あるいは回復を助け, 発病を防止あるいは 　遅延するヘルスケアへのアクセスを有するべきである. ・その自立, 保護およびケアを向上させる社会・法律サービスへのアクセスを有するべきである. ・保護, リハビリ, および, 人間的かつ安全な環境における社会的・精神的な刺激を提供する施設 　での適切なレベルのケアを利用できるべきである. ・いかなる居住施設, ケアあるいは治療施設に住む場合でも, その尊厳, 信条, ニーズおよびプラ 　イバシー, ならびに, その医療および生活の質に関する決定を行う権利の十分な尊重など, 人権 　と基本的な自由を享受できるべきである.
自己実現 (self-fulfilment)	高齢者は, ・その潜在能力を十分に開発する機会を追求できるべきである. ・社会の教育, 文化, 精神およびレクリエーション資源にアクセスできるべきである.
尊厳 (dignity)	高齢者は, ・尊厳と安全のなかで生活し, 搾取および身体的あるいは精神的虐待を受けないでいられるべきで 　ある. ・年齢, 性別, 人種あるいは民族的背景, または, 障害やその他の地位にかかわらず, 公正な取り 　扱いを受け, その経済的貢献に関係なく評価されるべきである.

出典／Gottlieb, L.N. in collaboration with Gottlieb, B.: Strengths-Based Nursing Care; Health and Healing for Person and Family, Springer, 2013, p.25. をもとに作成.

4 看護師に求められる権利擁護の意識

　医療・介護の現場で権利擁護の鍵を握っているのは, 患者や利用者ではなく支援者側であることが多い. 老年看護を行うものは, 高齢者が非常に弱い立場に置かれがちであることを念頭に, 高齢者の権利擁護を意識して看護することが求められる.

　地域において介護保険などのサービスを利用しながら, 住み慣れた自宅や施設などで暮らし続けることは高齢者の基本的な権利であり, 自己選択・自己決定が前提となっている. しかし, 現実には複雑なサービスを理解し選択することや, 自分から窓口に行って合理的判断のもとに契約することなどが困難な高齢者も多い. 独居の認知症高齢者など生活維持が危機的な状況にあったり, 漠然とした不安から防衛的に他者の介入を拒み孤立したりする人もいる. 認知症高齢者や要介護高齢者が弱者として, 養護者などのまわりの人に支配されやすい状況もある. これらの高齢者が尊厳を保ち, その人なりの当たり前の生活をするためには, その人の権利を守る支援として権利擁護が必要となる.

3. 高齢者の意思決定支援

　超高齢社会において，医療や介護のニーズは高まり，治療や療養について高齢者が意思決定する場面が増えている。たとえば，飲食ができなくなったときに人工的水分や栄養補給を導入するのか，療養の場を自宅や介護施設のいずれにするか，などである。しかし，加齢に伴い，自分の意思をうまく伝えられなかったり，認知症があるからと言って高齢者の意思が尊重されずに，時として高齢者不在の意思決定が家族と医療者の間でなされ，倫理的な問題となっている。そこで近年，**アドバンス・ケア・プランニング**（advance care planning：**ACP**）の考え方が注目されている。

1 ｜ アドバンス・ケア・プランニング（ACP）とは

　本人の意思を尊重した医療の提供や最期の迎え方を考えることの重要性の認識が英米諸国を中心に広まり，**アドバンス・ケア・プランニング**の概念を踏まえた研究や取り組みが普及してきている。ACP とは，「将来の意思決定能力の低下に備えて，今後の治療・療養について患者・家族とあらかじめ話し合うプロセスである。話し合いの内容は，患者の現在の気がかりや不安，患者の価値観や目標，現在の病状や今後の見通し，治療や療養に関する選択肢について考えることである」[6] とされている。

　わが国でもその重要性が認識されてきており，厚生労働省は「人生の最終段階における医療・ケアの決定プロセスに関するガイドライン」[7] を策定した（2007［平成 19］年策定，2018［平成 30］年改訂）。

　これには人生の最終段階における医療のあり方に関し，医師などの医療従事者から適切な情報提供と説明がなされ，それに基づいて患者が医療従事者と話し合いを行ったうえで，患者本人による決定を基本とすることと，人生の最終段階における医療およびケアの方針を決定する際には，医師の独断ではなく，医療・ケアチームによって慎重に判断することが盛り込まれている。病院における延命治療の対応の内容のみならず，在宅医療・介護の現場でも使えるように，医療・ケアチームには介護従事者も含めている。また心身の状態の変化などに応じて，本人の意思は変化し得るものであり，医療・ケアの方針や，どのような生き方を望むかなどを，日頃から繰り返し話し合うこと，またそのプロセスを文書等に残すことが記されている。本人の意思確認ができない場合には，本人に代わる者として家族などと十分に話し合い，本人にとっての最善の方針をとることを基本とする。時間の経過，心身の状態の変化，医学的評価の変更などに応じて，このプロセスを繰り返し行う。特に高齢者ではこのプロセスが重要である。

2 ｜ ACP の関連用語

　ACP の関連用語には，アドバンスディレクティブ（advance directives：AD）とリビングウィル（living will）がある。**アドバンスディレクティブ**は事前指示といわれ，判断能力を有すると

きに前もって本人の意向を正式に伝えておく**内容的指示**と，本人の意思決定能力・判断能力が低下，もしくは喪失した際に本人に代わり意思決定を代行する人を事前に指名しておく**代理人指示**がある。内容的指示は，生命の危機に直面するような重篤な状態になった場合にどんな治療や医療処置を希望するか，または希望しないかの意向の表明であり，この内容を示した文書が**リビングウィル**とよばれるものである。

3 | ACP を踏まえた意思決定支援の例

　最期の時期を過ごす場所として自宅介護に自信がもてず，入院での治療を希望した家族の葛藤への支援を見てみよう。

1. 概要

❶患者
　85 歳男性。慢性閉塞性肺疾患（COPD），肺がん末期。
❷家族構成
　妻，次男，次男の妻と同居

2. 経過

　若いときからヘビースモーカーであり，COPD と診断され，在宅酸素療法を行っていた。今回，急性呼吸不全を発症し，救急車で搬送，入院し COPD 増悪と肺がんが診断された。気管挿管下での人工呼吸ならびに薬物療法により呼吸状態は安定したため，抜管した。
　衰弱が顕著で意識状態も悪く，栄養を摂取する手段として鼻腔チューブによる経管栄養が説明されたが，家族が拒否した。COPD により肺胞の破壊が進んでおり，抗がん剤は適応なく，自宅退院を説明されたが，妻は介護に自信がもてず，病院入院を希望した。発語もなく本人の意思は確認できないが，もともと，家にいることが大好きな人であった。明確なリビングウィルはない。

3. 医学的判断

　肺がん末期であるが，抗がん剤は適応なく，呼吸状態は抜管できるレベルまで改善したが，炎症所見は改善しない。呼吸も徐々に悪くなるが，今は自宅で過ごせる時期。

4. 家族の意思

❶妻の意思
　延命治療は希望しないが，病院でできること

はしてあげたい。介護に自信がない。

5. カンファレンスにおける意見

❶医師の意見
　妻の希望する病院での治療は何かを確認するとよい。
❷次男の妻の意見
　残された時間を家に帰って過ごすことが本人にとって良いと考えられる。
❸看護師・MSWの意見
　家族の看取りに対する介護力の評価や思いを確認する。

6. 具体的支援

　家族（妻，次男，次男の妻）と病院医師・看護師・MSW で話し合う場を設けた。
　医師から病状説明がされ，肺の予備力がないため，抗がん剤治療をしても治癒は難しく，かえって免疫力低下や食欲不振などが出てしまうと考えられるので適応ではない。本病院での治療は，現在，医療処置としては中心静脈栄養のみであり，残された時間を家族で過ごせるとよいと説明された。
　MSW からは，介護保険施設も探しているが，中心静脈栄養をしていると受け入れてくれるところが少なく，自宅で訪問看護や訪問介護を利用して介護することも可能であると説明した。次男の妻の友人に訪問看護師がおり，相談に乗ってくれ，次男の妻は，訪問看護を入れて退院するのもよいと思い，「お義母さん，私も手伝うから」という言葉があった。一度試験的に外泊することとなり，看護師が中心静脈栄養に関する手技を妻，次男の妻に説明した。外泊中は訪問看護師がおむつ交換や清拭，着替えなどを指導した。妻は，

外泊中の嬉しそうな夫の表情を見て，自信が
ないながらも自宅に帰ることを決めた。ケア

マネジャーが決まり，訪問看護，訪問介護を
入れて自宅退院することとなった。

Ⅱ 高齢者に対する虐待

1. 高齢者虐待の概要

1 虐待とは

　一般的に**虐待**とは，ひどい傷害を負わせるような暴力や不条理な拘束・脅迫または残酷
な罰を与えることによって，身体的な傷，苦痛または精神的な苦痛をもたらす行為と定義
されている。

2 虐待防止に関する法律

　高齢者への虐待防止に関する法律には「高齢者虐待の防止，高齢者の養護者に対する支
援等に関する法律」（高齢者虐待防止法）がある。近年，高齢者人口の増大とともに介護問題
が注目され，その一つとして虐待が問題視されるようになった。

　まず介護保険施設などでの虐待が問題視され，その後，家族による虐待が浮き彫りにな
り，2005（平成17）年に本法律が制定された。

3 虐待の種類

　高齢者虐待防止法では，養護者＊（家族など）による高齢者虐待と，養介護施設等従事者
などによる高齢者虐待に分けて定めている。養護者による高齢者虐待には，①身体的虐待，
②介護・世話の放棄・放任，③心理的虐待，④性的虐待，⑤経済的虐待の5つがある（表5-3）。

表5-3 養護者による高齢者虐待の種類

虐待の種類	内容
身体的虐待	高齢者の身体に外傷が生じ，または生じるおそれのある暴力を加えること
介護・世話の放棄・放任	高齢者を衰弱させるような著しい減食，長時間の放置，養護者以外の同居人による虐待行為の放置など，養護を著しく怠ること
心理的虐待	高齢者に対する著しい暴言または著しく拒絶的な対応そのほかの高齢者に著しい心理的外傷を与える言動を行うこと
性的虐待	高齢者にわいせつな行為をすることまたは高齢者をしてわいせつな行為をさせること
経済的虐待	養護者または高齢者の親族が当該高齢者の財産を不当に処分することそのほか当該高齢者から不当に財産上の利益を得ること

＊ **養護者**：高齢者を現に養護する者であって養介護施設従事者など以外の者をいう。具体的には，家族，親族，同居
人など。

2. 高齢者虐待の実態と要因

1 | 虐待の実態

　厚生労働省が行った高齢者虐待の全国調査（2021［令和3］年度）[8]によると，虐待は養介護施設従事者によるものが739件と前年度より144件増加し，養護者によるものは1万6426件と前年度より855件の減少となった（図5-1）。また市町村への相談・通報件数が増えており，介護現場での窮状を反映していると考えられる。

　同調査によれば，養護者による虐待の被害者は75.6％が女性であり，半数以上が75歳以上の高齢者であり，要介護3以上の者が36.7％，要介護認定者のうち認知症日常生活自立度Ⅱ以上が72.2％であった。一方，被虐待者からみた虐待者の続柄は，息子38.9％，夫22.8％，娘19.0％，妻7.0％，嫁2.7％で，息子が最も多い。

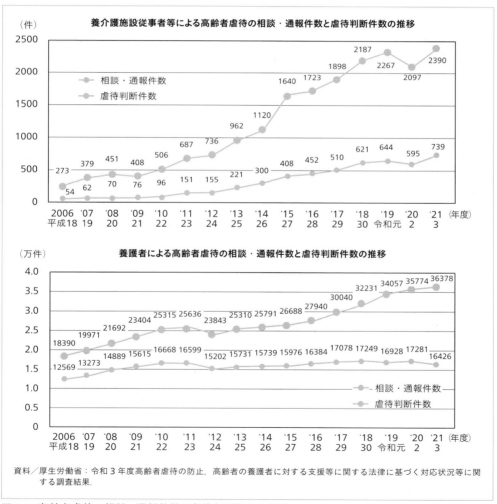

資料／厚生労働省：令和3年度高齢者虐待の防止，高齢者の養護者に対する支援等に関する法律に基づく対応状況等に関する調査結果.

図5-1　高齢者虐待の相談・通報件数と虐待判断件数の推移

1 高齢者の理解
2 老年看護学とは何か
3 老年看護の理論・概念
4 保健医療福祉制度
5 高齢者の権利擁護
6 経過別にみた老年看護
7 外来における老年看護
8 治療における老年看護
9 地域・在宅における老年看護
10 リスクマネジメント

養介護施設従事者による高齢者への虐待では，虐待のあった739件の施設・事業所のうち201件（27.2％）が，過去にサービス提供にかかわる指導を受けていた。

　虐待の発生要因をみると「教育，知識，介護技術等に関する問題」が56.2％，「職員のストレスや感情コントロールの問題」が22.9％，「虐待を助長する組織風土や職員間の関係の悪さ，管理体制等」が21.5％，「倫理観や理念の欠如」が12.7％であった（複数回答）。これらの施設においては，従事者向けの教育体制や人員の適正配置，サービス評価（自己評価，第三者評価）の導入が望まれる。

　虐待の種類では，身体的虐待が51.5％と最も多く，心理的虐待38.1％，介護・世話の放棄・放任23.9％，経済的虐待4.0％，性的虐待3.5％となっている（複数回答）。

　虐待の事実が認められた事例では，市町村などにおいて，施設などへの指導，改善計画の提出のほか，法の規定に基づく改善命令，指定の効力停止などの対応がとられていた。

2 ｜ 虐待の要因

　虐待は様々な要因が重なり合って起こるといわれている（図5-2）。

　虐待を受ける高齢者側の要因としては，認知症による言動の混乱や，身体的自立度が低く要望をうまく伝えられないなどがあげられ，また虐待者と被虐待者の元来の折り合いの悪さや精神的依存，経済的な依存も関係している。

　虐待者側の要因としては，介護疲労，介護ストレス，介護の長期化，精神疾患や障害，経済的困窮があげられる。また，介護者自身が近隣との付き合いが少なかったり，介護者以外の家族や親戚などの介護への関心が低い場合などでは，孤立した状態での介護となり，虐待に発展しやすい。そのため，虐待する人を安易に責めるのではなく，なぜ虐待に至ってしまったのか，その背景に着目して虐待者の支援を行うことが重要であり，地域での見守り体制の構築も求められる。

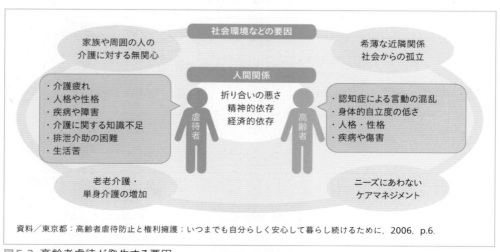

資料／東京都：高齢者虐待防止と権利擁護：いつまでも自分らしく安心して暮らし続けるために，2006，p.6.

図5-2 高齢者虐待が発生する要因

高齢者の理解

老年看護学とは何か

老年看護の理論・概念

保健医療福祉制度

5 高齢者の権利擁護

経過別にみた老年看護

外来における老年看護

治療における老年看護

地域・在宅における老年看護

リスクマネジメント

▌3. 高齢者虐待への対応

1 ▏ 高齢者虐待防止法による通報義務

　高齢者虐待防止法には，養護者による高齢者虐待ならびに要介護施設従事者による高齢者虐待を発見した者に対し，市町村に通報する義務が定められている（通報者の不利益とならないよう，匿名性は守られる）。虐待を受けている高齢者自身は自ら助けを求めにくい状況に置かれていることも多く，高齢者の身近な人々やサービス提供者が通報できるよう，地域包括支援センターではポスターなどで啓発活動を行っている。

2 ▏ 高齢者虐待への対応

　虐待に関する通報を受けた市町村，都道府県の対応を図5-3に示す。地域包括支援センターでは，市町村が直接，または委託で高齢者の総合相談業務を行っており，65歳以上の人への虐待の通報が寄せられる。通報を受けて市町村・地域包括支援センターは，相談・通報への対応，その後の事実確認（関係機関からの情報収集や訪問調査），援助方針の決定を行う。

　また，生命・身体に重大な危険が生じている場合には，高齢者を一時的に保護するために迅速に施設へ入所させるなどの措置を行う。その際，高齢者の同意はできる限り必要で

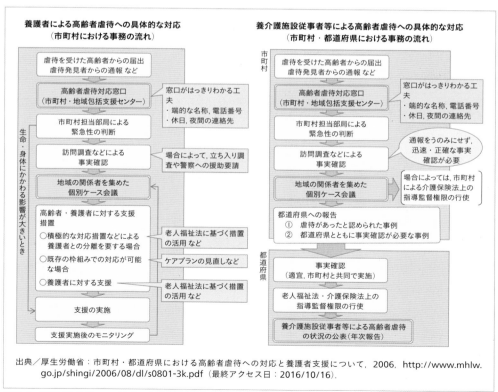

出典／厚生労働省：市町村・都道府県における高齢者虐待への対応と養護者支援について，2006，http://www.mhlw.go.jp/shingi/2006/08/dl/s0801-3k.pdf（最終アクセス日：2016/10/16）.

図5-3　高齢者虐待への対応の流れ

あるが，家族の同意は不要である。しかし，高齢者虐待で家族と一時的に分離した後の対応については，倫理的な問題が多くある。自宅に帰りたいと望む高齢者も多く，希望どおり自宅に戻すのか，再発防止のために施設入所とするのか，施設入所とした際には高齢者の資産をどうするのかも含め，慎重に対応を進める必要がある。

Ⅲ 身体拘束

1 身体拘束とは

　身体拘束は，医療や介護の現場では手術後の安全を確保する観点などから行われてきた技術の一つである。しかし，その行為は高齢者の尊厳を奪うものであり，さらには医学的にも，せん妄を引き起こしたり，認知症を悪化させるなどの悪影響を及ぼし，家族にも大きな精神的苦痛を与える。

　介護保険法では，介護保険指定基準を定め，「サービスの提供に当たっては，当該入所者（利用者）又は他の入所者（利用者）等の生命又は身体を保護するため緊急やむを得ない場合を除き，身体的拘束その他入所者（利用者）の行動を制限する行為を行ってはならない」としている（指定介護老人福祉施設の人員，設備及び運営に関する基準第11条第4項）。この省令は，介護老人福祉施設，介護老人保健施設，介護療養型医療施設，短期入所生活介護施設，短期入所療養介護施設，認知症対応型生活介護施設などの施設が対象となる。

2 身体拘束の具体的行為

　介護保険指定基準で禁止されている具体的な行為は次の11項目である。
①徘徊しないように，車椅子や椅子，ベッドに体幹や四肢をひも等で縛る。
②転落しないように，ベッドに体幹や四肢をひも等で縛る。
③自分で降りられないように，ベッドを柵（サイドレール）で囲む。
④点滴・経管栄養等のチューブを抜かないように，四肢をひも等で縛る。
⑤点滴・経管栄養等のチューブを抜かないように，または皮膚をかきむしらないように，手指の機能を制限するミトン型の手袋などをつける。
⑥車椅子や椅子からずり落ちたり，立ち上がったりしないように，Y字型抑制帯や腰ベルト，車椅子テーブルをつける。
⑦立ち上がる能力のある人の立ち上がりを妨げるような椅子を使用する。
⑧脱衣やおむつはずしを制限するために，介護衣（つなぎ服）を着せる。
⑨他人への迷惑行為を防ぐために，ベッドなどに体幹や四肢をひも等で縛る。
⑩行動を落ち着かせるために，向精神薬を過剰に服用させる。
⑪自分の意思で開けることのできない居室などに隔離する。

前述のとおり，介護保険指定基準では「緊急やむを得ない場合を除き」身体拘束を禁止している。この「緊急やむを得ない場合」とは，以下の3つの要件をすべて満たす必要がある。

❶**切迫性**：利用者本人または他の利用者などの生命または身体が危険にさらされる可能性が著しく高いこと。

❷**非代替性**：身体拘束，そのほかの行動制限を行う以外に代替する介護方法がないこと。

❸**一時性**：身体拘束，そのほかの行動制限が一時的なものであること。

さらに，これらの要件について身体拘束廃止委員会などのチームで検討され，慎重に実施される必要があること，身体拘束を行った場合にはその時間や入所者の心身の状態，やむを得ない理由を記録し，2年間保存しなければならない，などの義務が定められている。

4 身体拘束廃止への取り組み

身体拘束に頼らない質の高いケアを推進する目的で，厚生労働省では身体拘束を廃止するための調査研究や推進会議を行っている。また，「身体拘束ゼロへの手引き」（2001［平成13］年）を作成し，介護・看護職員に対するセミナーや研修会をとおして，徐々に全体の意識のレベルを向上させる取り組みを行ってきた。

高齢者介護施設における看護師の身体拘束廃止のための取り組みを調査した研究[9]によると，拘束廃止を進めるにあたり，定期的なカンファレンスを実施したり，外部の研修会への参加や施設内の研修会の開催を行ったりしている。さらに利用者と家族に，拘束廃止への理解が得られるように説明を行っている。

高齢者の身体拘束をなくすためには，個々の支援者のケアの質の向上と同時に，組織の体制を整える必要がある。

1. 概要

要介護4の父親に対し，長男が暴力をふるっているケース

2. 家族構成

❶**家族構成**

父親と長男の2人暮らし。

❷**被虐待者**

Aさん，男性75歳。5年前に脳梗塞で倒れ，要介護4。昼間はトイレに自分で行けるが，夜は家族による介護が必要。妻が介護をしていたが2年前にがんで亡くなり，息子と2人暮らしとなった。訪問介護（家事援助）を週

3回利用している。Aさんの年金は月12万円程度。

❸**主介護者**

長男，アルバイトで月15万円の収入がある。就職活動をしたいが介護でできない。父親は若い頃に身勝手で家に寄りつかなかったことがあり，折り合いが悪い。

3.虐待の状況

ホームヘルパーがAさんの前胸部に痣があることに気づいた。暴力は以前からあったようである。Aさんが夜中におむつ交換しろと命令し，暴言を吐くため，長男がカッとなって暴力をふるったとのこと。ホームヘルパー

1 高齢者の理解
2 老年看護学とは何か
3 老年看護の理論・概念
4 保健医療福祉制度
5 高齢者の権利擁護
6 経過別にみた老年看護
7 外来における老年看護
8 治療における老年看護
9 地域・在宅における老年看護
10 リスクマネジメント

が長男に話すと暴力をやめるが，しばらくすると再び暴力をふるっている。

4. 事例への対応

ホームヘルパーがケアマネジャーに相談し，ケアマネジャーが事実確認をしたところ，長男は暴力を認めている。高齢者虐待にあたる行為であり，もうしないことを約束する。ケアマネジャーが今後の対応について地域包括支援センターに相談し，主任ケアマネジャーとケアマネジャー，ホームヘルパーとで事例検討会を行った。その結果，長男の介護負担感が高いため，通所系サービスも取り入れ，訪問介護の回数を増やすことで，長男が就職活動をできるように見守ることとし，経過をみながら在宅介護を続けることとなった。

IV 高齢者の権利を守る制度

1. 成年後見制度

1 | 成年後見制度とは

高齢者の権利を守るための制度として成年後見制度がある。**成年後見制度**とは，認知症，知的障害，精神障害などにより，判断能力が不十分な人の意思決定を助け，本人に代わって手続きなどを行うことで生活や財産などの権利を守る制度である（図5-4）。成年後見制度は，①**法定後見制度**，②**任意後見制度**の2つに大別される。

2 | 法定後見制度

法定後見制度は，現在の高齢者の判断能力の状態に応じて「補助」「保佐」「後見」の3つの類型に分けられ，それぞれに，補助人，保佐人，成年後見人とよばれる援助者がつく。

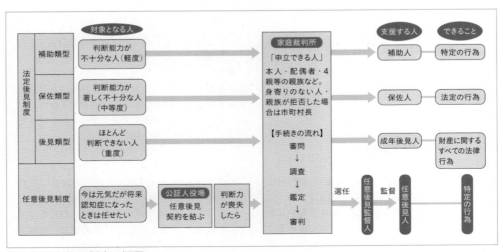

図5-4 成年後見制度の概要

補助は相談，保佐は手伝い，後見は代わりに判断するレベルである。法定後見制度の利用には，通常，かかりつけ医に成年後見用の定型診断書を作成してもらった後に，保佐類型と後見類型の場合には家庭裁判所による本人の判断能力の鑑定が必要となる。

3 任意後見制度

任意後見制度は，今現在は元気で問題ないが，将来，認知症などになり判断できなくなったときのために，事前に支援してもらう人（任意後見人）や支援内容を決め，契約を結ぶものである。

4 成年後見人の業務

成年後見人の業務には，本人の財産管理，介護保険や障害福祉サービスの手配・契約・履行状況の確認，医療契約，入退院の手続き，施設入所契約などがある。これらの財産を守る仕事において本人の意思を尊重しながら行うものである。

成年後見人などの資格に法律上の制限はないが，候補者がいる場合には適格かどうか家庭裁判所により調査される。本人の親族以外にも弁護士，司法書士，社会福祉士などが選任されることがある。

5 市民後見人

成年後見人などに就任する親族がおらず，本人に多額な財産がなく紛争性がない場合には，本人と同じ地域に住む市民が，地域において日常的な金銭管理などを請け負う。

■ 2. 日常生活自立支援事業

1 日常生活自立支援事業とは

認知症高齢者，知的障害者，精神障害者などのうち，判断能力が不十分な人が地域で自立した生活が送れるように，利用者との契約に基づき，福祉サービスの利用援助などを行うものである。都道府県，指定都市の社会福祉協議会が実施している。

2 日常生活自立支援事業の援助の内容と利用法

日常生活自立支援事業に基づく具体的な援助内容には，以下のようなものがある。
・福祉サービスの利用援助
・苦情解決制度の利用援助
・居住家屋の貸借，住民票の届け出などの行政手続きに関する援助など

日常生活自立支援事業では，基幹的社会福祉協議会（事業の委託を受けた市町村社会福祉協議会）の専門員が相談に応じ，訪問・調査をして，支援計画を作成し，契約を結ぶ。専門員の指示を受け，生活支援員が利用者を訪問し，支援計画に沿ってサービスの提供を行う。

1 高齢者の理解
2 老年看護学とは何か
3 老年看護の理論・概念
4 保健医療福祉制度
5 高齢者の権利擁護
6 経過別にみた老年看護
7 外来における老年看護
8 治療における老年看護
9 地域・在宅における老年看護
10 リスクマネジメント

表5-4 消費者契約法および民法第96条

消費者契約法	消費者と事業者の間に結ばれるすべての契約について適用されるもので，契約を取り消しあるいは無効にすることができる。 ①契約の取り消し：不適切な勧誘で誤認・困惑して契約した場合，契約を取り消すことができる。 ②契約の無効：消費者に一方的に不当・不利益な契約条項の一部または全部を無効にすることができる。
民法第96条	①詐欺または脅迫による意思表示は，取り消すことができる。 ②相手方に対する意思表示について第三者が詐欺を行った場合においては，相手方がその事実を知っていたときに限り，その意思表示を取り消すことができる。 ③前二項の規定による詐欺による意思表示の取り消しは，善意の第三者に対抗することができない。

これらの援助の利用に関する相談窓口は市町村の社会福祉協議会などであり，利用料は実施主体によるが，訪問1回当たりの平均は1200円程度となっている。

3. 消費者契約法と民法第96条

近年，高齢者を狙った詐欺が多発しており，その防止策として，消費者契約法と民法第96条ではそれぞれ表5-4のように定められている。しかし，詐欺の手口は巧妙であり，十分に防止することができないことも多い。高齢者の心理として詐欺に遭ったことを認めたくない，情けないという心情に至ることがある。高齢者が被害に遭ったことを早めに周囲に相談できるようにすることが大切である。

4. 法テラス

日本司法支援センター（法テラス）では，高齢者が犯罪被害に遭った場合などに裁判そのほかの制度の利用に際し，弁護士や司法書士などのサービスをより身近に受けられるようにするための総合的な支援を行っている。法テラスは，東京都にある本部のほか，各都道府県に1つ設置されている。具体的には，法的トラブルや犯罪被害などの相談をメールや電話で受け付けており，適切な法制度や関係機関を紹介する。また，経済的に余裕のない人が法的トラブルに遭ったときに，無料法律相談や必要に応じた弁護士，司法書士費用の立て替えを行っている。

文献

1) Butler, R.W.：Age-ism；another form of bigotry, Gerontologist, 9（4）：243-246, 1969.
2) Newman,S.：Intergenerational programs；past, present and future, Taylor & Francis, 1997.
3) 草野篤子，秋山博介編：インタージェネレーションの歴史，現代のエスプリ，444：33-41, 2004.
4) 見藤隆子，他編：看護学事典，第2版，日本看護協会出版会，2011, p.14.
5) 地域包括支援センター運営マニュアル検討委員会編：地域包括支援センター運営マニュアル；地域の力を引き出す地域包括ケアの推進をめざして，長寿社会開発センター，2015, p.123.
6) 長江弘子編著：看護実践に活かすエンド・オブ・ライフケア，日本看護協会出版会，2014
7) 厚生労働省：人生の最終段階における医療・ケアの意思決定プロセスに関するガイドライン，2007（2018改訂）.
   https://www.mhlw.go.jp/file/04-Houdouhappyou-10802000-Iseikyoku-Shidouka/0000197701.pdf（最終アクセス日：2020/02/28）
8) 厚生労働省：令和3年度高齢者虐待の防止，高齢者の養護者に対する支援等に関する法律に基づく対応状況等に関する調査結果，2023.
9) 澄川桂子，他：高齢者施設における身体拘束廃止の取り組みに関する調査，山口県立大学看護学部紀要，9：83-89, 2005.

第 **6** 章

経過別にみた老年看護

I 高齢者のヘルスプロモーション

A 高齢者の健康

1. 高齢者の健康とヘルスプロモーション

▶ **ヘルスプロモーションの定義**　ヘルスプロモーションについて，WHO（世界保健機関）は「人々が自らの健康とその決定要因をコントロールし，改善することができるようにするプロセス」と定義している。また，WHO憲章では「健康とは，肉体的，精神的および社会的に完全に良好な状態であり，単に疾病がない，または弱っていないということではない」と定義されている。

▶ **高齢者の健康**　高齢者において，健康とは身体的に良好な状態を想定しがちであるが，単に平均寿命が延びるだけでなく，慢性疾患や不具合を抱えていても，精神的および社会的に良い状態で過ごすウェルビーイング（well-being）としての健康寿命の延伸が求められている。

　一方，厚生労働省の調査によると，病気やけがなどで自覚症状のある者の割合は，年齢が高くなるに従って上昇し，65歳以上では国民の約半数が有訴者となっている。通院者の割合をみると，男女とも年齢が高くなるほど上昇し，65歳以上では7割近くの者が通院者である[1]。また，年齢が高くなるほど入院受療率が男女ともに高くなり，80歳前後から外来受療率は減少している（図6-1）。これらにより，高齢者においては，疾患や障害の有無だけでなく，高齢になることによる，ささいな身体機能の衰えや参加をあきらめた活動などを繰り返し経験し，それに対応しながらついには医療施設の受診や入院という経過をたどりがちであることがわかる。

▶ **健康の3つの要素**　高齢者の健康を考えるにあたっては，健康を身体・精神・社会の3つの要素からとらえる。特に身体面では「病気・疾患」の面だけでなく，「活動性」が高齢者の健康にとって重要である。ヘルスプロモーションにおいては，生活習慣病・慢性疾患といった身体面のみならず，精神面・社会面を含めた広い視点からのアプローチが必要である。

▶ **健康観の変遷**　ヘルスプロモーションの起源は，患者の健康（ヘルス）の維持向上に向けた看護師，医師，栄養士のような医療従事者の実践（プロモーション）である。健康に関する行動変容を起こす方法についての情報を患者に提供し，それを強化することで行動変容を促し，健康に至るというものである。

　新しい健康観に基づく21世紀の健康戦略として，1986年にWHOの国際会議でオタワ憲章[2]が採択され，ヘルスプロモーションの定義（前述）づけがなされた。ヘルスプロモー

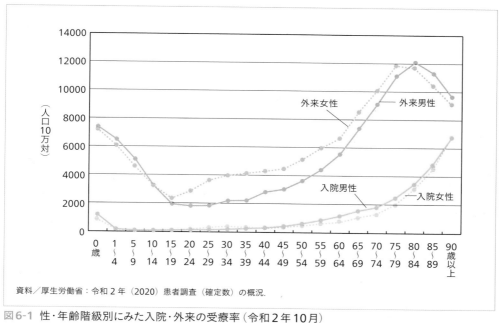

資料／厚生労働省：令和2年（2020）患者調査（確定数）の概況.

図6-1 性・年齢階級別にみた入院・外来の受療率（令和2年10月）

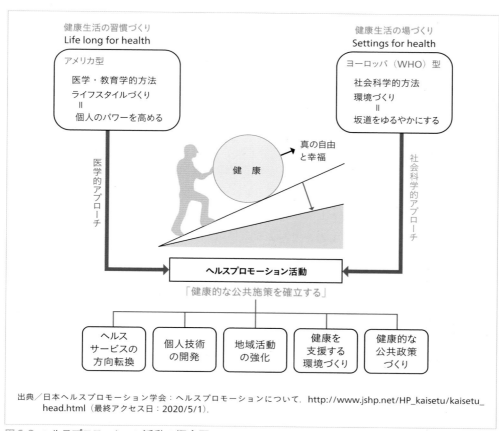

出典／日本ヘルスプロモーション学会：ヘルスプロモーションについて. http://www.jshp.net/HP_kaisetu/kaisetu_head.html（最終アクセス日：2020/5/1）.

図6-2 ヘルスプロモーション活動の概念図

1 高齢者の理解
2 老年看護学とは何か
3 老年看護の理論・概念
4 保健医療福祉制度
5 高齢者の権利擁護
6 経過別にみた老年看護
7 外来における老年看護
8 治療における老年看護
9 地域・在宅における老年看護
10 リスクマネジメント

ション活動は，QOL（quality of life。生活や人生の質）の決定要因や，精神的（霊的）な状態を包含するポジティブで包括的な健康概念として提案された。

　ヘルスプロモーションは図6-2のように，高齢者が自らの健康とその決定要因をコントロールし，改善することができるように環境を整え，推進していくプロセスである。これは個人ならびに家族や地域も含めた視点であり，公共政策においては，自治体や国家レベルで健康を支援するものでなくてはならない。

■ 2. 老年期の健康のとらえかた（ICF モデル）

　高齢者一人ひとりの「健康」をとらえると，仕事や趣味で，また社会貢献などを担い活躍している高齢者がいる一方，同じ年代であっても様々な疾患や障害を抱え，他者からのサポートを受けながら日常生活を維持している人がいる。このように年代や性別によらず，高齢者の健康は個別性，多様性に富んでいる。

▶ **ICF モデル**　老年期にある人の健康を考えるにあたり，WHOは障害を，人が生きること全体のなかに位置づけ，生きるうえでの困難として理解する国際生活機能分類（International Classification of Functioning, Disability and Health：ICF）をまとめた（図6-3）。人間と環境との相互作用を基本的な枠組みとして，人の健康状態を系統的に分類している[3]。

　ICFモデルは大きく2つの分野からなり，生命・生活・人生を包括する「生活機能」と「背景因子」がある。

　生活機能は「心身機能・構造」「活動」「参加」の3要素がある。

　背景因子は「環境因子」と「個人因子」の2要素で構成されている。

　障害（disability）は，構造の障害を含む「機能障害」「活動の制限」「参加の制約」を含む包括的な意味をもっている。

　健康は個人にとっても，国にとっても極めて大切であり，両者が協力してその達成に向けて取り組む必要性がある。ICFはわが国でも，保健・医療・福祉・教育・行政などすべての領域における共通の概念として用いられている。

　以下に，具体的な例をあげて考えてみよう。

事例1

　Aさんは脳卒中の既往がある。「心身機能・構造」は右片麻痺，「活動」では歩けない，字が書けないなどがある。「参加」は失職や家事ができないなどがある。疾患による後遺症の回復を目指すのではなく，残された機能に着目し，左手を活用する訓練によって，文字を書く，皿を洗う，着替えるなどの「参加」を増すことができる。これらには，努力を続けることができる「個人因子」や，家族や医療者の協力といった「環境因子」が相互に作用している。

　本人の"できる活動"を把握し働きかけることで，QOLを高めることが可能となる。

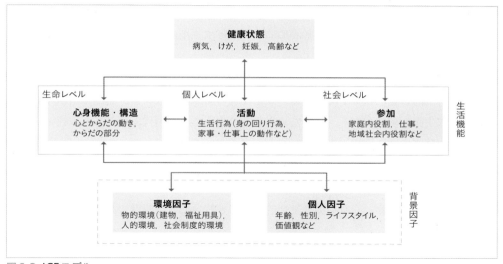

図6-3 ICFモデル

1 高齢者の理解

2 老年看護学とは何か

3 老年看護の理論・概念

4 保健医療福祉制度

5 高齢者の権利擁護

6 経過別にみた老年看護

7 外来における老年看護

8 治療における老年看護

9 地域・在宅における老年看護

10 リスクマネジメント

事例2

　最近，夫を亡くしたBさんは，ふさぎ込んで閉じこもるようになった。「心身機能・構造」は特に異常はないが，「活動」では食事もつくらず，「参加」では近所の買い物にも出なくなった。生活の不活発さは，ますます「活動」や「参加」を低下させる悪循環となり，「心身機能・構造」を低下させることになった。生活不活発の予防・改善の基本は，心身機能に対応するのではなく，どのようにすれば「活動」「参加」の向上・充実が実現できるのか，当事者と専門家の協働で進めるべき課題である。

▌3. 高齢者の健康の特徴

▶ **年齢による高齢者の定義**　日本老年学会は，高齢者の年齢層を，65〜74歳の**前期高齢者**，75〜89歳の**後期高齢者**，90歳以上（85歳以上とする意見もある）の**超高齢者**と定義している。さらに100歳以上を**百寿者**とよんでいるが，その数は2022（令和4）年10月1日現在8万7000人である。

　前期高齢者は，老化の徴候が明瞭になり，老年疾患に罹患する人も増えるが，日常生活に大きく差し障る機能障害を有する率はまだ低く，社会的にも元気で活動を続けることができる年代である。後期高齢者は，老化の徴候がさらに明瞭となり，複数の疾病を抱える人が著しく増加する。それとともに日常生活に関連した機能が低下し，個々の疾患への診断治療以上に全身の身体機能の保持に対する注意が必要となる。

▶ **サクセスフル・エイジング**　高齢化の進展とともに，高齢者の医療・福祉・介護に対するニーズもいっそう高まり，社会のありかたの根本的変革が求められている。加齢による様々な生理的変化が起きていても，健康で充実した人生を送って寿命をまっとうすることが理想であり，これをサクセスフル・エイジング（successful aging）とよんでいる。

　サクセスフル・エイジングをすべての人に実現すること，単に寿命の延長ではなく健康

寿命をいかに長く保つかが重要であり，そのために高齢者の疾患への診断治療と評価法の開発，および機能障害を有する高齢者に的確に対応するための方法を開発することが考えられている。

　高齢者における健康とは，高齢者とよばれる年齢の幅が広いため実際的な定義が難しい。それぞれの生活背景，職業や活動背景，人生経験の個人差が大きく，自由や幸福に対する価値観や人生観も多様である。そのため高齢者の生きてきた時代，暮らし，現在の状況から，個々の健康生活の習慣づくりと居場所を考えていく必要がある（表6-1）。

　加齢による変化自体は誰にでも生じるが，その進行には個人差がある。さらに，加齢による変化の身体的・精神的・社会的な機能面に対する影響の大きさも一人ひとり異なっている。近年の調査では，心身機能や社会的貢献など総合的な健康度の高い高齢者の増加が報告されている。

　高齢者の健康度や身体機能が高まっていることを受け，2013（平成25）年に高齢者の生活機能を評価するツール「JST版活動能力指標」（表6-2）が開発された。1986（昭和61）年に開発された「老研式活動能力指標」（表6-3）と比べると，チェック項目の数や内容から，現在の高齢者の能力が高まっていることがわかる。

　高齢者の定義，生活機能評価ツールの見直しには，現在は以前に比べて定義されている年齢の人が若々しいという指摘とともに，社会の支え手を増やして活気のある高齢社会を築くという意義もある。

日本老年学会からの声明（要旨）

　最新のデータから，高齢者の身体機能や知的能力は年々若返る傾向にあり，現在の高齢者は10～20年前に比べて5～10歳は若返っていると想定される。

　個人差はあるものの，高齢者には十分，社会活動を営む能力がある人もおり，このような人々が就労やボランティア活動など社会参加できる社会をつくることが今後の超高齢社会を活力あるものにするために大切である。

出典／甲斐一郎，他：シンポジウム「新しい高齢者の定義」，第29回日本老年学会，2015.

表6-1　高齢者の年代別・特徴別援助

年代	特徴	援助
前期高齢者	食欲や食事摂取量の変化が起こる。	・状態に合った栄養，食事形態を考慮する。 ・骨粗鬆症や動脈硬化疾患を有する割合が増えるが，重篤な疾患がなければ日常生活機能は保たれる。
後期高齢者	食事摂取量や食事回数が減少する。	・体重減少や低栄養状態の改善，摂食嚥下障害の原因への対処をする。 ・可能であれば入院中から起床・離床を促し，寝たきり状態を予防する。 ・認知症，転倒，失禁，誤嚥などの老年症候群が増加するので注意する。 ・免疫機能の低下は易感染性，肝・腎機能の低下は薬物有害作用を起こすので注意する。
超高齢者	虚弱（フレイル），低栄養になりやすい。短期間の臥床でも，その影響を受ける。	・誤嚥性肺炎が生命の危険に直結するため注意する。 ・咀嚼力に応じた食事形態と栄養摂取を図る。 ・寝たきりにしないため，リクライニングシートなどを用いる。

高齢者は，疾患や障害により日常生活機能に支障を抱えることが多い。入院や治療により，病気は治療されたが寝たきりになるといったことが起こる。病気を抱えながら，様々な生活環境のなかで，いかに生きていくか，その人らしい生活が送れるように支えていくことが重要である。高齢者の健康状態と生活機能を関連づけ，援助していくうえでは，看護の知識，観察，判断，技術が統合され実施される必要がある。これにより，直接，患者本人にかかわる力だけでなく，本人を取り巻く生活環境への働きかけ，援助のための人的マネジメントを行うといった総合的な調整力が働くといえる。

表6-2　JST版活動能力指標

教示文：次の質問に，「はい」か「いいえ」でお答えください。

新機器利用	（1）携帯電話を使うことができますか	1. はい　2. いいえ
	（2）ATMを使うことができますか	1. はい　2. いいえ
	（3）ビデオやDVDプレイヤーの操作ができますか	1. はい　2. いいえ
	（4）携帯電話やパソコンのメールができますか	1. はい　2. いいえ
情報収集	（5）外国のニュースや出来事に関心がありますか	1. はい　2. いいえ
	（6）健康に関する情報の信ぴょう性について判断できますか	1. はい　2. いいえ
	（7）美術品，映画，音楽を鑑賞することがありますか	1. はい　2. いいえ
	（8）教育・教養番組を視聴していますか	1. はい　2. いいえ
生活マネジメント	（9）詐欺，ひったくり，空き巣等の被害にあわないように対策をしていますか	1. はい　2. いいえ
	（10）生活の中でちょっとした工夫をすることがありますか	1. はい　2. いいえ
	（11）病人の看病ができますか	1. はい　2. いいえ
	（12）孫や家族，知人の世話をしていますか	1. はい　2. いいえ
社会参加	（13）地域のお祭りや行事などに参加していますか	1. はい　2. いいえ
	（14）町内会・自治会で活動していますか	1. はい　2. いいえ
	（15）自治会やグループ活動の世話役や役職を引き受けることができますか	1. はい　2. いいえ
	（16）奉仕活動やボランティア活動をしていますか	1. はい　2. いいえ

出典／鈴木隆雄，他：JST版活動能力指標利用マニュアル，東京都健康長寿医療センター研究所，p.3，2014.

表6-3　老研式活動能力指標

手段的自立	1	バスや電車を使って1人で外出できますか
	2	日用品の買い物ができますか
	3	自分で食事の用意ができますか
	4	請求書の支払いができますか
	5	銀行預金・郵便貯金の出し入れが自分でできますか
知的能動性	6	年金などの書類が書けますか
	7	新聞を読んでいますか
	8	本や雑誌を読んでいますか
	9	健康についての記事や番組に関心がありますか
社会的役割	10	友だちの家を訪ねることがありますか
	11	家族や友だちの相談にのることがありますか
	12	病人を見舞うことがありますか
	13	若い人に自分から話しかけることがありますか

注）各項目の「はい」が1点，「いいえ」を0点とし，13点満点として生活での自立を評価する。

出典／古谷野亘，他：地域老人における活動能力の測定；老研式活動能力指標の開発，日本公衆衛生雑誌，34（3）：109-114，1987.

1 高齢者の理解
2 老年看護学とは何か
3 老年看護の理論・概念
4 保健医療福祉制度
5 高齢者の権利擁護
6 経過別にみた老年看護
7 外来における老年看護
8 治療における老年看護
9 地域・在宅における老年看護
10 リスクマネジメント

B 介護予防

1. 介護予防における転倒予防，ロコモティブシンドローム予防の重要性

1 要介護認定者の現状と介護予防

　要支援・要介護認定者の数は介護保険制度がスタートした 2000（平成 12）年は 256 万人であったが，2010（平成 22）年には 506 万人に倍増し，さらに 2020（令和 2）年では 682 万人と大幅な増加を認めている。介護保険制度の導入後，介護度が軽度の利用者の自立度の改善率が低く，増悪傾向が顕著であることが，この要支援者，要介護者の急増の背景にある。逼迫する介護保険財政の点から，そして何より高齢者が健康寿命の延伸により QOL を保ち豊かな生活を維持していくためにも，介護保険の基本理念である自立支援の実現に向けた，生活機能の改善を目的とする**介護予防**の考え方，手法が求められている。

2 要介護・要支援となった原因

　2019（令和元）年厚生労働省国民生活基礎調査の概況では，要介護者となった主な原因の第 1 位は認知症（24.3％）である。次いで第 2 位脳血管疾患（19.2％），第 3 位骨折・転倒（12.0％），第 4 位衰弱（11.4％），第 5 位関節疾患（6.9％）となっている。一方，要支援者となった主な原因の第 1 位は関節疾患（18.9％）である。次いで第 2 位衰弱（16.1％），

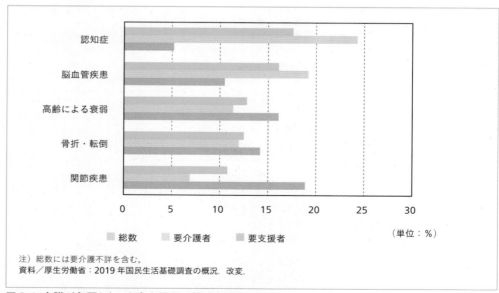

注）総数には要介護不詳を含む。
資料／厚生労働省：2019 年国民生活基礎調査の概況．改変．

図6-4 介護が必要となった主な原因の構成割合

第3位骨折・転倒（14.2％），第4位脳血管疾患（10.5％），第5位認知症（5.2％）となっている（図6-4）。

　高齢者の骨折・転倒，関節疾患といった運動器の障害は，自立した生活を送るための要となる自立歩行を困難にする。運動機能を維持していくために，転倒予防，そして加齢による運動器の機能不全に伴い生じる**運動器症候群**（**ロコモティブシンドローム：ロコモ**）の予防は，高齢者の介護予防の観点において重要である。

3 転倒予防

　高齢者では，脳血管疾患や運動器疾患などの身体的疾患や加齢性の変化などの内的因子，および室内段差や片付いていない部屋，スリッパやサンダルといったつまずきやすい履物などの外的因子により転倒の要因が重なりやすく，転倒の頻度が増加する。若年者では損傷の要因にならないようなささいな転倒も，高齢者では骨折をはじめとする損傷につながり，身体機能への重大な影響を受けることも少なくない。さらに，転倒の既往は，骨折などの外傷がなくとも再転倒への恐怖感が助長されるため，外出頻度の低下や活動量の減少を招き，ADLの低下の要因となる（図6-5）。

　高齢者における転倒の発生頻度は生活環境によって異なり，地域在宅高齢者では1年間で10～25％と推定されており，一般病院では約10％，老人保健施設では21.5％という報告がある。なお地域在宅高齢者では，転倒場所は屋内32.2％，屋外41.4％，両方9.2％，不明17.1％であり，屋内外を問わず転倒予防に留意する必要がある。時間帯別の転倒発生頻度では，地域在宅高齢者では何らかの活動をしている日中の時間帯に多く，施設入居者ではスタッフのマンパワーが低下する早朝や夕方に多いとの報告もあり，生活場所によって転倒しやすい時間帯が異なることも，転倒予防において把握すべき重要な特徴であ

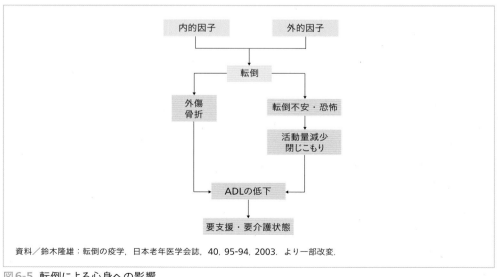

資料／鈴木隆雄：転倒の疫学，日本老年医学会誌，40，95-94，2003．より一部改変．

図6-5　転倒による心身への影響

1 高齢者の理解
2 老年看護学とは何か
3 老年看護の理論・概念
4 保健医療福祉制度
5 高齢者の権利擁護
6 経過別にみた老年看護
7 外来における老年看護
8 治療における老年看護
9 地域・在宅における老年看護
10 リスクマネジメント

る。

2. 転倒に至りやすい代表的な障害・疾患

1 認知機能障害

　認知機能障害を有する高齢者の転倒発生は，認知機能障害のない高齢者と比較して2倍以上高く，転倒に伴う大腿骨近位部骨折の発生も2倍となる。認知機能障害を有する高齢者の転倒では，一般的な高齢者の転倒リスクに加えて，認知機能障害による脳神経の解剖学的な変化，および認知機能障害に伴う行動障害による転倒リスクが加わることとなる。

2 視力障害

　日常生活から得る情報の大部分は視覚をとおしたものとされている。視覚情報は，奥行き知覚と関連しバランス感覚の重要な役割の一部を担っており，視覚は障害物をよけたり乗り越えたりするためにも欠かせない機能であるため，加齢に伴う視力低下をはじめとする視機能の障害は，転倒リスクを高める。加齢による視力低下を引き起こす疾患には，加齢白内障，緑内障，糖尿病網膜症，網膜色素変性症，加齢黄斑変性症がある。

3 聴覚障害

　内耳には聴覚器官である蝸牛と平衡覚器官である前庭があり，**内耳機能障害**では聴覚障害や前庭機能の低下に伴うめまい症状，平衡障害が起きる。聴覚障害が起きると，危険察知能力や日常活動が制限され，転倒が起こりやすいと考えられている。めまい症状，平衡障害をもつ高齢者の転倒・骨折のリスクは2.9倍高いとの報告がある。内耳機能障害に伴うめまい症状を耳性めまいとよぶ。その原因として最多を占める疾患が良性発作性頭位性めまい症であり，そのほかにメニエール病がある。

4 脳血管疾患

　脳卒中の合併症のなかでも転倒は最も頻度が高く，急性期，回復期のみならず，発症後10年以上経過した慢性期においてもリスクが高いといわれている。脳の右半球または左半球の損傷により，片方の空間にある物を見落としてしまう**半側空間無視**では，片側への不注意が原因で障害物を避けられず転倒リスクが高まる。片麻痺が生じた場合には，起立時，歩行時，移乗時に麻痺側に倒れるリスクが高い。また，言語機能が障害された状態である失語では，言いたくても言えない場合（運動性失語）と，言葉の意味を理解できず従命不能となる場合（感覚性失語）があり，これによって適切な介助を受けられなかったり，状況を把握できなかったりして転倒に至ることがある。

3. ロコモ（運動器症候群）

運動器の健康の維持のためには，高齢者だけでなく若年者から予防対策が必要である。高齢化に伴い要介護者が急増している現状から，この重要性と対処法を社会に広く伝えるために，2007（平成19）年10月に日本整形外科学会が**ロコモティブシンドローム**（運動器症候群）の概念を発表した。ロコモティブシンドロームは，運動器（骨や関節，筋肉など）の障害によって，「立つ」「歩く」といった移動機能が低下した状態をいう。進行すると支援・介護が必要になるリスクが高くなることから，早期発見・早期治療が重要となるため，様々な評価ツールがある。

1 ｜ ロコモ度テスト

日本整形外科学会は，ロコモのリスク評価を目的とし，①立ち上がりテスト，②2ステップテスト，③ロコモ25（質問票）の3つのテストを組み合わせた**ロコモ度テスト**を提示した（図6-6，表6-4，5）。年齢にかかわらず，3つのテストのうち1つでも該当項目があればロコモと判定され，運動療法や医療機関を受診することが推奨される。

2 ｜ ロコモーショントレーニング（運動療法）

ロコモ度テストにおいて，ロコモ度1は移動機能の低下が始まっている状態と判断される。筋力やバランス機能が落ちてきているため，**ロコモーショントレーニング**（ロコトレ）をはじめとし，運動習慣をつけることが推奨される（図6-7）。ロコモ度2は移動機能の低下がすでに進行している状態で，自立した生活ができなくなるリスクが高いと判断される。ロコモ度3は移動機能の低下が進行し，社会参加に支障をきたしている状態で，自立した生活ができなくなるリスクが非常に高くなっていると判断される。いずれも，運動器疾患があればその治療が優先されるため，疼痛を伴う場合は整形外科専門医の受診が推奨される。

❶ そのほかの運動療法

日本整形外科学会では，ロコトレに加えて以下の運動療法を推奨している。
- **ヒールレイズ**：両脚で立った状態で踵を上げ，ゆっくり踵を下ろす。立位で行う場合や歩行が不安定な人の場合は，椅子の背もたれなどに手をついて行う。ふくらはぎの筋力アップを目的とし，1日10〜20回をできる範囲で2〜3セット行う。
- **フロントランジ**：腰に両手をあてて両脚で立ち，片脚をゆっくり大きく前に踏み出した後，太ももが水平になるくらいに腰を深く下げる。からだを上げて，踏み出した脚を元に戻す。もう片方の脚も同様に行う。下肢の柔軟性，バランス能力や筋力向上を目的とし，1日5〜10回をできる範囲で2〜3セット行う。

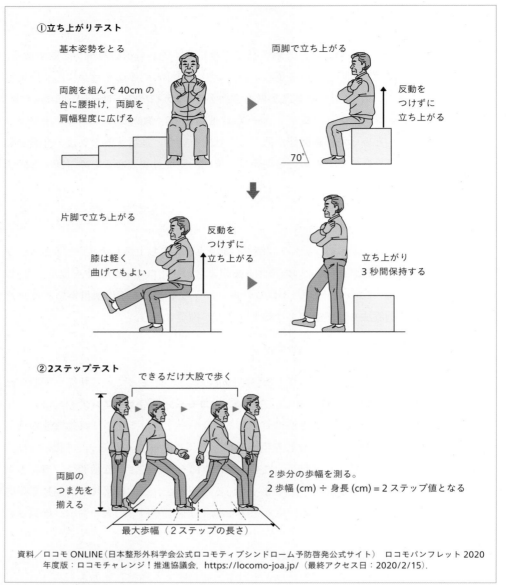

①立ち上がりテスト

基本姿勢をとる

両腕を組んで40cmの
台に腰掛け，両脚を
肩幅程度に広げる

両脚で立ち上がる

反動を
つけずに
立ち上がる

70°

片脚で立ち上がる

膝は軽く
曲げてもよい

反動を
つけずに
立ち上がる

立ち上がり
3秒間保持する

②2ステップテスト

できるだけ大股で歩く

両脚の
つま先を
揃える

2歩分の歩幅を測る。
2歩幅(cm)÷身長(cm)＝2ステップ値となる

最大歩幅（2ステップの長さ）

資料／ロコモONLINE（日本整形外科学会公式ロコモティブシンドローム予防啓発公式サイト）　ロコモパンフレット2020
年度版：ロコモチャレンジ！推進協議会，https://locomo-joa.jp/（最終アクセス日：2020/2/15）.

図6-6　ロコモ度テスト

4. 介護予防（転倒予防，ロコモ予防）のための食事と　摂食・嚥下障害の予防

1 介護予防（転倒予防，ロコモ予防）のための食事

　　メタボリックシンドローム（**メタボ**）も低栄養も，運動器の健康を維持するうえで注意する必
要がある。メタボは動脈硬化を進行させ，心臓病や脳卒中などのリスクを高めるだけでな
く，肥満になると体重が増えた分，腰や膝に負担がかかりロコモの原因となり，転倒リス

表6-4 ロコモ25

■この1カ月のからだの痛みなどについてお聞きします。

Q1	頸・肩・腕・手のどこかに痛み（しびれも含む）がありますか。	痛くない	少し痛い	中程度痛い	かなり痛い	ひどく痛い
Q2	背中・腰・お尻のどこかに痛みがありますか。	痛くない	少し痛い	中程度痛い	かなり痛い	ひどく痛い
Q3	下肢（脚のつけね，太もも，膝，ふくらはぎ，すね，足首，足）のどこかに痛み（しびれも含む）がありますか。	痛くない	少し痛い	中程度痛い	かなり痛い	ひどく痛い
Q4	ふだんの生活でからだを動かすのはどの程度つらいと感じますか。	つらくない	少しつらい	中程度つらい	かなりつらい	ひどくつらい

■この1カ月のふだんの生活についてお聞きします。

Q5	ベッドや寝床から起きたり，横になったりするのはどの程度困難ですか。	困難でない	少し困難	中程度困難	かなり困難	ひどく困難
Q6	腰掛けから立ち上がるのはどの程度困難ですか。	困難でない	少し困難	中程度困難	かなり困難	ひどく困難
Q7	家の中を歩くのはどの程度困難ですか。	困難でない	少し困難	中程度困難	かなり困難	ひどく困難
Q8	シャツを着たり脱いだりするのはどの程度困難ですか。	困難でない	少し困難	中程度困難	かなり困難	ひどく困難
Q9	ズボンやパンツを着たり脱いだりするのはどの程度困難ですか。	困難でない	少し困難	中程度困難	かなり困難	ひどく困難
Q10	トイレで用足しをするのはどの程度困難ですか。	困難でない	少し困難	中程度困難	かなり困難	ひどく困難
Q11	お風呂で身体を洗うのはどの程度困難ですか。	困難でない	少し困難	中程度困難	かなり困難	ひどく困難
Q12	階段の昇り降りはどの程度困難ですか。	困難でない	少し困難	中程度困難	かなり困難	ひどく困難
Q13	急ぎ足で歩くのはどの程度困難ですか。	困難でない	少し困難	中程度困難	かなり困難	ひどく困難
Q14	外に出かけるとき，身だしなみを整えるのはどの程度困難ですか。	困難でない	少し困難	中程度困難	かなり困難	ひどく困難
Q15	休まずにどれくらい歩き続けることができますか（もっとも近いものを選んでください）。	2〜3km以上	1km程度	300m程度	100m程度	10m程度
Q16	隣・近所に外出するのはどの程度困難ですか。	困難でない	少し困難	中程度困難	かなり困難	ひどく困難
Q17	2kg程度の買い物（1リットルの牛乳パック2個程度）をして持ち帰ることはどの程度困難ですか。	困難でない	少し困難	中程度困難	かなり困難	ひどく困難
Q18	電車やバスを利用して外出するのはどの程度困難ですか。	困難でない	少し困難	中程度困難	かなり困難	ひどく困難
Q19	家の軽い仕事（食事の準備や後始末，簡単なかたづけなど）は，どの程度困難ですか。	困難でない	少し困難	中程度困難	かなり困難	ひどく困難
Q20	家のやや重い仕事（掃除機の使用，ふとんの上げ下ろしなど）は，どの程度困難ですか。	困難でない	少し困難	中程度困難	かなり困難	ひどく困難
Q21	スポーツや踊り（ジョギング，水泳，ゲートボール，ダンスなど）は，どの程度困難ですか。	困難でない	少し困難	中程度困難	かなり困難	ひどく困難
Q22	親しい人や友人とのおつき合いを控えていますか。	控えていない	少し控えている	中程度控えている	かなり控えている	全く控えている
Q23	地域での活動やイベント，行事への参加を控えていますか。	控えていない	少し控えている	中程度控えている	かなり控えている	全く控えている
Q24	家の中で転ぶのではないかと不安ですか。	不安はない	少し不安	中程度不安	かなり不安	ひどく不安
Q25	先行き歩けなくなるのではないかと不安ですか。	不安はない	少し不安	中程度不安	かなり不安	ひどく不安
回答数を記入ください ➡		0点＝	1点＝	2点＝	3点＝	4点＝
回答結果を加算してください ➡			合計		点	

資料／ロコモONLINE（日本整形外科学会公式ロコモティブシンドローム予防啓発公式サイト）ロコモパンフレット2020年度版：ロコモチャレンジ！推進協議会，https://locomo-joa.jp/（最終アクセス日：2020/2/15）．

1 高齢者の理解
2 老年看護学とは何か
3 老年看護の理論・概念
4 保健医療福祉制度
5 高齢者の権利擁護
6 経過別にみた老年看護
7 外来における老年看護
8 治療における老年看護
9 地域・在宅における老年看護
10 リスクマネジメント

表6-5 ロコモ度判定方法

	ロコモ度1	ロコモ度2	ロコモ度3
立ち上がりテスト （図6-6①）	どちらか一方の脚で40cmの台から立ち上がれないが，両脚で20cmの台から立ち上がれる	両脚で20cmの台から立ち上がれないが，30cmの台から立ち上がれる	両脚で30cmの台から立ち上がれない
2ステップテスト （図6-6②）	1.1以上1.3未満	0.9以上1.1未満	0.9未満
ロコモ25 （表6-4）	7点以上16点未満	16点以上24点未満	24点以上

資料／ロコモONLINE（日本整形外科学会公式ロコモティブシンドローム予防啓発公式サイト）ロコモパンフレット2020年度版：ロコモチャレンジ！　推進協議会, https://locomo-joa.jp/（最終アクセス日：2020/2/15）.

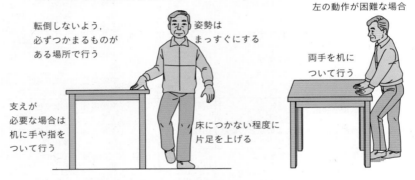

①**開眼片脚起立（左右1分間ずつ行う）**

1. 床につかない程度に片脚を上げる

転倒しないよう，必ずつかまるものがある場所で行う

姿勢はまっすぐにする

左の動作が困難な場合

両手を机について行う

支えが必要な場合は机に手や指をついて行う

床につかない程度に片足を上げる

②**スクワット（1.2.を5〜6回繰り返す）**

1. 肩幅より少し足を広げて立つ　　2. おしりを後ろに引くようにからだを沈める

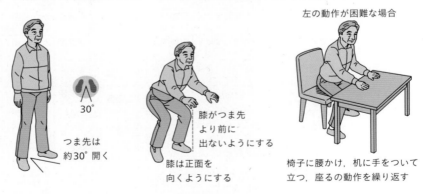

30°

つま先は約30°開く

膝がつま先より前に出ないようにする

膝は正面を向くようにする

左の動作が困難な場合

椅子に腰かけ，机に手をついて立つ，座るの動作を繰り返す

資料／ロコモONLINE（日本整形外科学会公式ロコモティブシンドローム予防啓発公式サイト）　ロコモパンフレット2020年度版：ロコモチャレンジ！推進協議会, https://locomo-joa.jp/（最終アクセス日：2020/2/15）.

図6-7 ロコモーショントレーニングの例

クも高まる。一方，低栄養においても骨粗鬆症や筋肉減少症（サルコペニア）を招き，ロコモおよび転倒リスクを高めるため，両者を予防するための食生活の維持が求められる。特に高齢者では低栄養に陥りやすいため，転倒予防，ロコモ予防といった運動器疾患の予防に向けて，骨粗鬆症やサルコペニアを予防するための食事に配慮する。

❶ 骨粗鬆症予防のための食事

骨粗鬆症の最も大きな危険因子はカルシウム不足であり，1日に 600 ～ 700mg 摂取することが望ましい。しかしながら，骨を強固にするためにはカルシウムのみならず，腸管からカルシウム吸収を高める働きをするビタミン D，骨量の保持に作用するマグネシウムとたんぱく質が必要となる。また，骨形成促進作用と骨吸収抑制作用のあるビタミン K，骨の主成分であるコラーゲンの合成に関与するビタミン C も必要な栄養素である。リンとナトリウムの過剰摂取は尿によるカルシウムの体外への排泄を促進するため，取り過ぎに注意が必要となる。

カルシウムは基本的に吸収されにくい栄養素であるため，カルシウムの吸収を助けるたんぱく質やラクトース（乳糖）が含まれる牛乳や乳製品で摂取するとよい。

❷ サルコペニア予防のための食事

筋肉量を維持するためには，たんぱく質の摂取が必須である。筋肉量の減少をきたしやすい高齢者が筋肉量を維持するには，若年者で推奨される 0.8g/kg/ 日では不十分で，1.0 ～ 1.3g/kg/ 日程度の摂取が必要との指摘がある。そして，筋肉量の減少を予防するためには十分なエネルギー摂取が必要となるため，エネルギー源となる炭水化物や脂質もしっかり摂取する。

2 摂食・嚥下障害の予防

上述のようなバランスのとれた食生活を維持していくためには，摂食・嚥下機能の維持が必要不可欠である。摂食・嚥下機能とは，単に食べ物を飲み込む機能だけではなく，食べ物を認知する能力，口へ運ぶ能力，咀嚼する能力といった，食事を摂取するためのすべての機能を含む。高齢者の摂食・嚥下機能障害は，脳血管疾患や認知機能障害などの様々な疾患がきっかけで起こるが，とりわけ低栄養により引き起こされる全身のサルコペニアが原因となることが明らかにされており，栄養状態を考慮することは必須である。ただし，必ずしも完全に治るものではないことが多いため，誤嚥性肺炎などの呼吸器感染症や低栄養などの合併症を予防しながら，いかに機能を維持し，安全な食生活を送ることができるかを念頭に置く。そこで，口腔ケアや歯科治療，嚥下訓練といった摂食・嚥下リハビリテーションが，摂食・嚥下障害の進行を予防するために重要な役割を果たす。

高齢者の理解　1

老年看護学とは何か　2

老年看護の理論・概念　3

保健医療福祉制度　4

高齢者の権利擁護　5

経過別にみた老年看護　6

外来における老年看護　7

治療における老年看護　8

地域・在宅における老年看護　9

リスクマネジメント　10

C 認知症予防

1. 認知症に対する施策

　わが国の認知症高齢者数は 2025（令和 7）年には約 700 万人，65 歳以上の高齢者の約 5 人に 1 人に達することが見込まれている[4]。認知症は大脳の器質的な変化だけでなく，同時にパーキンソニズム，歩行障害，転倒，筋力低下，筋萎縮，日常生活機能（ADL）低下，嚥下障害といった様々な身体の機能障害を伴っている。やがて ADL 低下が進行し，要介護状態となって介護保険を利用することになることから，認知症予防とその対策は国の総合戦略として推進されている（表6-6）。

▶ **認知症に対する施策の歩み**　1986（昭和 61）年，厚生省（当時）内に痴呆性老人対策確立のため専門委員会が設置された。翌年の「痴呆性老人対策推進本部報告」[5]において，老人性痴呆疾患センターの創設（1989［平成元］年），「痴呆性老人対策に関する検討会報告」（1994［平成 6］年），「認知症の医療と生活の質を高める緊急プロジェクト」（2008［平成 20］年）などの提言や認知症施策が見直された。

　2008（平成 20）年には「今後の認知症対策の全体像」がまとめられ，認知症に対する医療体制，ケアへの課題があげられた。2012（平成 24）年には，厚生労働省認知症施策プロ

表6-6 認知症への施策

年度	制度・法律	内容
1987（昭和 62）年	痴呆性老人対策推進本部報告（厚生省）	痴呆性老人の症状や出現率，現状と課題，対策を報告
1994（平成 6）年	痴呆性老人対策に関する検討会報告	痴呆の発症の予防対策，治療やケア，痴呆性老人対策についての知識の普及や情報提供体制等についての現状と今後の見通し
2008（平成 20）年	認知症の医療と生活の質を高める緊急プロジェクト	今後の認知症対策の基本方針，対策の具体的内容を検討
2012（平成 24）年	認知症施策推進 5 か年計画（オレンジプラン）	認知症に関する 7 つの政策課題 ❶ 標準的な認知症ケアパスの作成普及 ❷ 地域での生活を支える医療サービスの構築 ❸ 早期診断・早期対応 ❹ 地域での生活を支える介護サービスの構築 ❺ 地域での日常生活・家族支援の強化 ❻ 若年性認知症の支援 ❼ 認知症ライフサポートモデルの策定と人材育成
2013（平成 25）年	G8 認知症サミット開催（英国）	認知症問題に共に取り組むための共同声明に同意
2015（平成 27）年	認知症施策推進総合戦略；認知症高齢者にやさしい地域づくりに向けて（新オレンジプラン）	認知症施策推進のための 7 つの柱に沿った施策を総合的に推進 Ⅰ　普及・啓発 Ⅱ　医療・介護等 Ⅲ　若年性認知症 Ⅳ　介護者支援 Ⅴ　認知症など高齢者にやさしい地域づくり Ⅵ　研究開発 Ⅶ　認知症の人やその家族の視点の重視

ジェクトチームにより「今後の認知症施策の方向性について」が取りまとめられ，同年9月，「認知症施策推進5か年計画（オレンジプラン）」が策定され，認知症になっても住み慣れた地域で暮らし続けることができる社会の実現を目指し，早期支援と危機回避支援機能が整備された。さらに2015（平成27）年には，厚生労働省を含めた関係12省庁の共同で「認知症施策推進総合戦略；認知症高齢者にやさしい地域づくりに向けて」（新オレンジプラン）が策定された。

▶ 新オレンジプラン　新オレンジプランでは「認知症高齢者にやさしい地域づくり」を推進していくため，①認知症への理解を深めるための普及・啓発の推進，②認知症の容態に応じた適時・適切な医療・介護の提供，③若年性認知症施策の強化，④認知症の人の介護者への支援，⑤認知症の人を含む高齢者にやさしい地域づくりの推進，⑥認知症の予防法，診断法，治療法，リハビリテーションモデル，介護モデルなどの研究開発およびその成果の普及の推進，⑦認知症の人やその家族の視点の重視に沿った施策が示されている。

2. 認知症への取り組み

認知症の大半を占めるアルツハイマー病は治療薬が開発され，症状進行の緩和や早期発見による効果が求められている。しかし，認知症薬物療法による効果的な予防法のエビデンスは少なく，いまだ開発途中の段階である。認知症の発症には様々な要因が関連すると考えられている（図6-8）。たとえば70歳からもの忘れが目立つようになった患者では，5年ほどは日常生活動作が自立していたが（軽度認知障害［MCI］の状態），徐々に進行して家に帰れないなどBPSD（行動・心理症状）が出現し，アルツハイマー病と診断を受けた。このとき，患者の脳には神経病理学的変化（老人斑と神経原線維変化）が起こっていると推察され，画像診断が行われる。このような変化は診断を受ける10年以上前から起こってきていると予測されるが，それを感知することは困難であり，脳の予備能が限界に達した際に

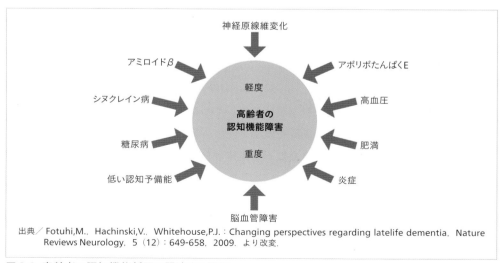

出典／Fotuhi,M., Hachinski,V., Whitehouse,P.J.: Changing perspectives regarding latelife dementia. Nature Reviews Neurology. 5（12）：649-658. 2009. より改変.

図6-8　高齢者の認知機能低下に関連する要因

1. 高齢者の理解
2. 老年看護学とは何か
3. 老年看護の理論・概念
4. 保健医療福祉制度
5. 高齢者の権利擁護
6. 経過別にみた老年看護
7. 外来における老年看護
8. 治療における老年看護
9. 地域・在宅における老年看護
10. リスクマネジメント

気がつくとされている。

　一方，亡くなった後の病理解剖によってアルツハイマー病の発症が確認された脳であっても，生前は認知症の症状はまったくみられず，問題なく日常生活を送った例も多く示されている。脳の神経病理学的変化が生じたことをとらえ，治療する根本的な方法が急がれているが，同時に脳の器質的変化が避けられない場合でも，生活習慣や活動を維持し，脳の予備能を保つことができる予防法をもつことも重要である。ここでは生活習慣に関連した認知症の要因と，実践可能な取り組みを紹介する。

3. 生活習慣と認知症予防

❶食事と認知症

　魚に含まれる不飽和脂肪酸のエイコサペンタエン酸（EPA），ドコサヘキサエン酸（DHA）の摂取とアルツハイマー病発症または認知機能との関連を調べた前向きコホート研究から，脂ののった青魚（サバ，ニシン，イワシ，マグロなど）を，少なくとも週に1回以上，習慣的に摂取することによって約40％発症率を抑えられた[6]。同様の必須脂肪酸は，くるみなどにも含まれている。

　日常的に摂取している抗酸化ビタミンでは，ビタミンCとEの高用量摂取，ベータカロチンやフラボノイドもアルツハイマー病の発症リスクを軽減させ，研究者はサプリメントとしてではなく食物からのビタミンの十分な摂取が重要であると結論している[7]。

　飲酒ではアルコールの種類を問わず，少量から中等量の飲酒（1～3杯/日）が，まったく飲まない人に比して，血管性認知症の軽減効果がみられた。赤ワインには神経原線維変化抑制効果があると報告されている。

❷定期的な運動習慣

　筋肉を刺激することにより脳の細胞が活性化し，認知症になりにくいといわれている。

　30分から1時間程度のウォーキング，または週2～3日，1時間程度の有酸素運動が推奨されている。また，睡眠では6～8時間の十分な規則正しい睡眠，30分未満の昼寝習慣をもつこと，起床後2時間以内に太陽の光を30分以上浴びることなどが推奨されている。

❸趣味や知的な活動を意識した生活（活発な精神活動）

　教育歴が長い高齢者はアルツハイマー病にかかりにくいとされている。加齢的な変化は起こっていても，活発な脳神経活動を続けることにより脳内神経細胞の予備力が増すことが一因として考えられる。また，新聞や雑誌を読む，ゲームをする，博物館や美術館へ行く，趣味の活動を続けるなど，好きなことや興味のあることへ関心をもつことも予防に効果があるとされている。

❹人との付き合い，社会交流（社会的参加）

　一人暮らし高齢者，閉じこもり高齢者が増加している。友人や家族，親族と週1回以上会うなど，外出し他者と会話の機会をもてるようにする。地域の実情に応じて，定期的な住民主体のサロン，体操の集いを開くなどの取り組みが推進されている。

4. 地域における取り組みと認知症予防

❶認知症の人を含む高齢者に優しい地域づくりの推進

以下のような地域づくりが進められている。

- 生活の支援（ソフト面），生活しやすい環境の整備（ハード面）。
- 生きがいをもてるように，就労，地域活動やボランティア活動への参加を呼びかける。
- 安全確保の観点から，地域での見守り体制の整備，交通安全の確保。
- 権利擁護のための相談機関の案内と情報提供。
- 高齢者の虐待防止と早期発見，支援など。

❷認知症の人やその家族の視点の重視

認知症の人の視点に立って，認知症への社会の理解を深めるキャンペーンや，初期段階の認知症のニーズ把握，生きがい支援，施策への企画・参画などが行われている。

D 生活習慣病予防

健康寿命を延伸するためには，高齢者の疾病管理が重要であり，特に生活習慣病の予防が重要である。国によって生活習慣病と改称される以前は，主として脳卒中，悪性腫瘍，心臓病などの，40歳前後から急に死亡率が高くなる疾患を成人病とよび，対策がとられていた。これらの疾患は年齢の上昇に従って増加し，人口の高齢化に従って有病者が増加する。一方で，食生活や運動といった生活習慣との関係が明らかとなり，生活習慣の改善によってある程度予防が可能であることが解明されてきた。

▶ **生活習慣病** 生活習慣病は，厚生省（当時）の公衆衛生審議会（1996［平成8］年）において「食習慣，運動習慣，休養，飲酒等の生活習慣がその発症・進行に関与する疾患群」と定義された。そのため，成人病対策として早期発見・早期治療に重点をおいていたそれまでの対策に加え，生活習慣の改善による発症予防（一次予防）を推進していく方針を新たに導入した疾患概念である。

1. 生活習慣病の現状

生活習慣病に対する発症予防の具体的な対策では，人口の高齢化に伴って有病率の増加する脳卒中，がんなどの悪性新生物，心臓病，糖尿病に関して目標値を設定し，21世紀における国民健康づくり運動（健康日本21），続いて健康日本21（第2次）が進められている。

疾患別患者数では，1951（昭和26）年に脳血管疾患が結核に代わって死亡原因の第1位となった。現在では，がん，心臓病，脳血管疾患を合わせた生活習慣病が死因の約6割を占めている。2020（令和2）年の患者調査によると，医療機関を受診している総患者数は，高血圧性疾患1511万人，糖尿病579万人，心疾患306万人，脳血管疾患174万人，悪性新生物366万人となっている。傷病分類別にみた総患者数を**表6-7**に示す。

高齢者の理解 1

老年看護学とは何か 2

老年看護の理論・概念 3

保健医療福祉制度 4

高齢者の権利擁護 5

経過別にみた老年看護 6

外来における老年看護 7

治療における老年看護 8

地域・在宅における老年看護 9

リスクマネジメント 10

表6-7 傷病分類別にみた総患者数

(単位：千人)

傷病分類	総数	男	女
感染症および寄生虫症	1801	841	959
新生物〈腫瘍〉	4656	2086	2572
血液および造血器の疾患ならびに免疫機構の障害	346	105	241
内分泌，栄養および代謝疾患	11479	5287	6192
精神および行動の障害	5025	2242	2782
神経系の疾患	3667	1721	1948
眼および付属器の疾患	7974	3019	4960
耳および乳様突起の疾患	964	396	569
循環器系の疾患	20411	9825	10587
呼吸器系の疾患	5666	2769	2897
消化器系の疾患	17619	7387	10232
皮膚および皮下組織の疾患	5519	2486	3033
筋骨格系および結合組織の疾患	9945	3234	6711
腎尿路生殖器系の疾患	4061	1914	2150
妊娠，分娩および産じょく	150	・	150
周産期に発生した病態	68	38	30
先天奇形，変形および染色体異常	280	138	143
症状，徴候および異常臨床所見・異常検査所見でほかに分類されないもの	940	372	568
損傷，中毒およびそのほかの外因の影響	2061	907	1155
健康状態に影響を及ぼす要因および保健サービスの活用	9151	3373	5777
特殊目的用コード	19	11	7

注）総患者数は，表章単位ごとの平均診療間隔を用いて算出するため，男と女の合計が総数に合わない場合がある。
資料／厚生労働省：令和2年患者調査（確定数）の概況.

2. 生活習慣病の予防

1 | 高齢者と生活習慣病

　2000（平成12）年に厚生省によって始められた21世紀における国民健康づくり運動（**健康日本21**）では，生活習慣病の一次予防に重点が置かれ，続く健康日本21（第2次）では一次予防と合併症の発症や症状の進展などの重症化予防の徹底を目的とした対策が実施されている。しかし年齢別の生活習慣病の罹患率を見ると，高齢者では高率に生活習慣病を抱えており，その存在が不健康を意味するわけではなく，疾患や障害を抱えながらもいかに生活機能を維持・改善するかが高齢者の健康の本質となる（図6-9）。生活習慣病は，中年期での一次予防が有効でない場合に死亡率上昇を招くことから，高齢期での生活習慣病予防としての生活習慣の変容の意義は中年期と比較すると小さい。よって高齢期では，中年期における健康維持に向けた生活習慣病予防としての生活習慣の変容，改善とは視点が異なり，生活習慣病重症化予防，生活機能の維持・向上を目的とした生活習慣の変容が求められる。

3. 高齢者における生活習慣病の重症化予防

　健康日本21（第2次）では国民の健康増進を形成する基本要素として，栄養・食生活，

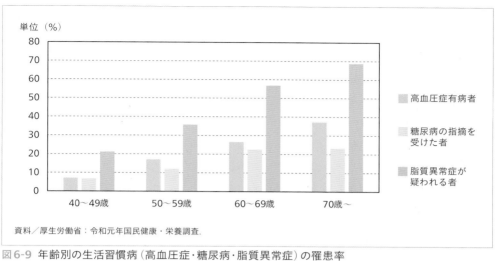

単位（%）

資料／厚生労働省：令和元年国民健康・栄養調査.

図6-9 年齢別の生活習慣病（高血圧症・糖尿病・脂質異常症）の罹患率

表6-8 生活習慣と疾病の関係

生活習慣	疾病
食習慣	インスリン非依存糖尿病，肥満，脂質異常症（家族性のものを除く），高尿酸血症，循環器病（先天性のものを除く），大腸がん（家族性のものを除く），歯周病等
運動習慣	インスリン非依存糖尿病，肥満，脂質異常症（家族性のものを除く），高血圧症等
休養	不安・不安障害，抑うつ・うつ病，肥満，メタボリックシンドローム，高血圧，糖尿病
喫煙	肺扁平上皮がん，循環器病（先天性のものを除く），慢性気管支炎，肺気腫，歯周病等
飲酒	アルコール性肝疾患等
歯・口腔	歯周病，う蝕症

資料／厚生労働省：公衆衛生審議会意見具申（1996）「生活習慣に着目した疾病対策の基本的方向性について」．一部改変.

身体活動・運動，休養，喫煙，飲酒，歯・口腔の健康に関する生活習慣の改善が重要としている（表6-8）。

1 運動

　定期的な運動は，減量，インスリン感受性の改善，血圧コントロールなどの作用があり，肥満や糖尿病，高血圧などの生活習慣病予防において重要な役割を果たす。加えて，高齢者における運動は，加齢に伴う筋肉量の減少や筋力低下を抑制し，生活機能の維持・改善，社会参加の向上などの点からも重要となる。しかし，疾患や身体機能，これまでの運動習慣や性格などを含め，個別の状況に合わせた運動を実施することを念頭に置かなくてはならない。健康日本21（第2次）の方針の検討において，運動については「個人の健康設計における「こうあるべき型」から「こうありたい型」への転換」があげられている。個々が望む生活のあり方を主軸として，運動への支援をしていくことが必要である。

❶身体機能維持のための運動

　高齢者では，筋力の維持，向上などの運動効果を上げるためには，ウォーキングなどの

高齢者の理解
老年看護学とは何か
老年看護の理論・概念
保健医療福祉制度
高齢者の権利擁護
経過別にみた老年看護
外来における老年看護
治療における老年看護
地域・在宅における老年看護
リスクマネジメント

有酸素運動と筋力トレーニング（レジスタンス運動）の併用が望ましい。腰痛や関節痛などのためにウォーキングなどの運動が十分できない場合には，水中歩行やエルゴメーターによる運動が勧められる。運動強度の目安としては，修正ボルグスケール4（多少強い）～5（強い）程度の運動強度が目標となる。高齢者では運動による転倒などの事故発生に十分注意し，運動前の準備体操と運動後のストレッチを十分に行う必要がある。

❷運動習慣の継続に向けた支援

高齢者の身体活動や運動は，個人の努力や自主性に任せるだけでは，促進され習慣化され，定着に至ることは難しい。自宅において単純な運動を一人で継続するような方法ではなく，地域の運動教室や老人クラブ，通所施設や訪問リハビリテーションなどの社会資源を活用することも検討する。また，セルフモニタリングの手法も有効であり，自分自身でカレンダーなどを使って，運動実施の有無や歩行数などを管理することで自己管理を促進することができる。

2 栄養・食習慣

高齢者の食生活は，咀嚼機能，嚥下機能，味覚の低下といった身体機能の影響を受ける。また，高齢者のみの単独世帯では買い物や調理などが困難となっている場合もあるため，栄養・食習慣の支援の第一段階として，身体機能や認知機能，経済状況や家族のサポート状況など，社会面も含めた包括的なアセスメントを行う必要がある（表6-9）。

❶肥満・低栄養予防

2019（令和元）年の厚生労働省「国民健康・栄養調査」によれば，70歳以上の肥満者（BMI ≧ 25kg/m²）の割合は，男性28.5%，女性26.4%と，男女でほぼ同等程度である。同じく，やせ（BMI < 18.5kg/m²）の割合は，男性4.5%，女性9.7%と差があり，女性のほうがより注意が必要な割合が高いことが読み取れる。肥満は，腰や膝などの骨・関節への負担が大きくなるとともに，脳卒中や糖尿病などの生活習慣病のリスクを高めるが，やせている人では低栄養に陥りやすく，筋力の低下，骨粗鬆症，易感染性に伴う肺炎のリスクが高まる。高齢者全体で見ると肥満よりもやせの割合は低いが，低栄養は後期高齢者や要介護高齢者，入院高齢者で問題となり，ADL低下や，生命を脅かす入院中の合併症の

表6-9 高齢者における食事に関するアセスメント項目

❶食事は1人で食べているか
❷買い物や食事の支度は1人でできるか
❸1日3回食べているか
❹食べる量が少なくなってきているか
❺体重が減ってきているか
❻野菜は毎日食べているか
❼晩酌は毎日するか
❽薬は3種類以上内服しているか
❾食事のときにむせるか
❿入れ歯や噛み合わせに問題があるか

出典／在宅チーム医療栄養管理研究会：スリーステップ栄養アセスメント（NA123）；第Ⅰ段階調査票（NA1）．一部改変．

危険因子となる。厚生労働省による「日本人の食事摂取基準（2020年版）」では，健康の保持・増進，生活習慣病の発症予防および重症化予防に加え，高齢者の低栄養やフレイル（虚弱）予防も視野に入れて策定されている。

（1）目標BMI

65歳以上の高齢者では，目標とするBMIの範囲は21.5〜24.9kg/m²とされ，低栄養やフレイルを回避するために，18〜49歳の目標BMIである18.5〜24.9kg/m²と比較し下限を引き上げて設定されている。なお，50〜64歳の目標BMI値の下限は20.0kg/m²である。

▶ 必要エネルギー量と栄養素

高齢者では，基礎代謝量や身体活動レベルの低下によりエネルギー必要量が減少する（表6-10）。適正なBMIを維持するためには，身体活動量を増加させ，エネルギー消費量を増加させること，そしてエネルギー摂取量と消費量のバランスをとることが重要とされている。

各栄養素については，高齢者のフレイル予防の観点から，総エネルギー量に占めるべきたんぱく質由来エネルギー量の割合（％エネルギー）は15〜20％エネルギーと設定され，30〜49歳の若年者の下限値13％と比較し高い。脂質や炭水化物の必要量は全年齢同等程度が推奨されており，脂質は20〜30％エネルギー，炭水化物は50〜65％エネルギーとされている。

（2）生活習慣病の重症化予防のための食事摂取基準

「日本人の食事摂取基準（2020年版）」では，生活習慣病重症化予防として，主に高血圧，脂質異常症，糖尿病，慢性腎臓病についての食事摂取基準が策定されている。高血圧，慢性腎臓病の重症化予防のための摂取基準として，ナトリウム（食塩相当量）で6g/日未満，脂質異常症では20〜30％エネルギーとされている。しかし，高齢者ではこれまで培われてきた食習慣を変容することは容易ではなく，このような食事療法の負担感に留意する必要がある。急な食習慣の変化や過度の食事制限により，食事の楽しみや充足感などのQOLを損なうことのないよう配慮することを理解しておきたい。

表6-10　年代・性別・身体活動レベル別のエネルギー必要量　　　　　　　（単位：kcal/日）

性別	男性			女性		
身体活動レベル	I	II	III	I	II	III
30〜49歳	2300	2700	3050	1750	2050	2350
50〜64歳	2200	2600	2950	1650	1950	2250
65〜74歳	2050	2400	2750	1550	1850	2100
75歳以上	1800	2100	—	1400	1650	—

＊身体活動レベルは，低い，普通，高いの3つのレベルとして，それぞれI，II，IIIで示した。
＊身体活動レベルIは自立している者，レベルIIは自宅にいてほとんど外出しない者に相当する。レベルIは高齢者施設で自立に近い状態で過ごしている者にも適用できる値である。
＊活用にあたっては，食事摂取状況のアセスメント，体重およびBMIの把握を行い，エネルギーの過不足は，体重の変化またはBMIを用いて評価すること。
＊身体活動レベルIの場合，少ないエネルギー消費量に見合った少ないエネルギー摂取量を維持することになるため，健康の保持・増進の観点からは，身体活動量を増加させる必要がある。

資料／厚生労働省：「日本人の食事摂取基準（2020年版）」策定検討会報告書，2019，p.84．抜粋．

Ⅱ 高齢者の急性期における看護

Ⓐ 高齢者に対する急性期看護とは

1. 急性状況にある高齢者の特徴

　急性状況にある高齢者では，複数の慢性疾患や加齢に伴う心身の機能低下に加えて急性疾患が起こるため，若年者と異なり以下のような特徴がある。

❶典型的な症状が起こりにくい

　老化や免疫機能の低下，既往疾患により，症状の発現や表出が修飾され，典型的な症状が起こりにくいことがある。

❷重症化・慢性化しやすい

　典型的な症状が起こりにくいため，受診が遅れて重症化しやすく，また治癒に時間がかかる。リハビリテーションの進捗が緩やかなため，慢性的な経過をたどりやすい。

❸合併症や薬物有害作用が起こりやすい

　疾患・治療により安静臥床が長期にわたることで，せん妄，抑うつ，関節拘縮，褥瘡の発症，深部静脈血栓症，尿路感染症などの合併症を起こしやすい。また，複数の疾患を有することから，多剤併用が起こりやすく，特に加齢に伴い生理機能の低下した高齢者では薬物有害作用の発生が多く，重症化しやすい。

❹社会的要因や環境による回復への影響が大きい

　高齢者自身に自覚症状が乏しいことも多く，家族や生活環境によっては症状の発見も遅れやすい。また治療後においても，家族のサポートを十分に受けることができない場合には，退院後の療養場所の選択や社会復帰に向けた問題が生じ，生活の再構築が必要となる。

2. 高齢者に対する急性期看護の特徴

　急性状況にある高齢者では，急性疾患により抑うつなど心理的な合併症を伴いやすく，加齢に伴う身体機能の低下と合わさって容易に廃用症候群が起こり，生活機能障害を生じやすい。また，高齢者が高齢者を介護する老老介護など社会的要因の影響が加わり，急性疾患が治っても発症前の生活に戻れないことも珍しくない。

　そのため高齢者の急性期看護では，①高齢者の身体・心理・社会的状態を包括的にアセスメントし，②急性疾患に伴う合併症を予防し，③早期離床などのケアをとおして生活機能を回復し，④退院に向けた社会資源の調整を行うことが求められる。高齢者に対する急性期看護の特徴と支援のポイントについて，**表6-11**に示す。

表6-11 高齢者に対する急性期看護の特徴と支援のポイント

看護の特徴	支援のポイント
高齢者の身体・心理・社会的な状態を包括的に把握し，隠れた病態や生活障害などをアセスメントする	・主訴や主病だけでなく，心理・社会的な状態を含めた健康評価を行う。 ・正確な観察，問診で変化を見逃さない。
日常生活を調整し，常に自立支援を目指す	・早期離床や経口摂取，入浴の再開など，日常生活の調整を積極的に行う。 ・ADL が少しでも自立できるよう支援を行う。 ・入院や治療生活の楽しみを見つけ，意欲を維持する。
治療による合併症を最小限にする	・入院や薬物による合併症のリスクをアセスメントし，予防介入する。 ・転倒，せん妄，感染など高頻度で起こる合併症に対し，チームで介入する体制を整える。
継続的に高齢者を支えるシステムをつくり，継続性のあるケアを提供する。また急性期から家族と共にケアを展開する	・介護保険などの社会資源を活用し，高齢者と家族が安心して暮らせる体制を整える。 ・家族と一緒に，ケア方法やケアの方向性を考え，家族の介護力を高める。
高齢者の生活史や習慣，価値観に寄り添うケアを行う	・高齢者が環境の変化に適応できるよう，落ち着く環境を整え，適切な睡眠や休息を促す。 ・高齢者の自尊心に配慮し，高齢者が納得してケアを受けられるよう，高齢者の考えを尊重する。

B 急性期病棟に入院中の高齢者に対する看護

1. 高齢者における入院医療施設の利用状況

「平成 28 年版高齢社会白書」[8] によれば，全入院患者の半数以上を 65 歳以上の高齢者が占めている。また「令和 2 年患者調査」[9] では，退院患者の平均在院日数（病院）は 33.3 日であるが，65 歳以上では 40.6 日，75 歳以上では 45.1 日と，年齢階級が高くなるほど在院日数が長くなる傾向にあることが報告されている。

近年，医療費削減を目指し，平均在院日数の短縮化が推し進められている。地域連携クリニカルパスの導入や医療・介護サービスの連携推進など，急性期病院と地域医療・福祉機関との連携をとおした早期退院への流れが進む一方で，治療の展開の速さに高齢者の回復や理解が追いつかないことも少なくない。高齢者が安心して急性期医療を受けられるようにするために，看護が果たす役割は大きい。

2. 高齢者にみられる入院による影響

入院加療に伴う安静臥床により体力や機能低下が生じることを，**入院関連機能障害**（hospitalization-associated disability；HAD）とよぶ。一般に成人の場合，体力や機能低下の程度は小さく，病気の治癒とともに従来のレベルまで速やかに回復することが多いが，高齢者，とりわけ虚弱（フレイル）高齢者においては，急性疾患や入院合併症による体力・機能低下が著しく，入院関連機能障害が生じた場合，長期間の回復過程を経ても入院前のレベルまで戻らないことが多い。

1 高齢者の理解

2 老年看護学とは何か

理論・概念 老年看護の

制度 保健医療福祉

4 高齢者の権利擁護

6 経過別にみた老年看護

7 外来における老年看護

8 老年看護

9 治療における老年看護

地域・在宅における老年看護

10 リスクマネジメント

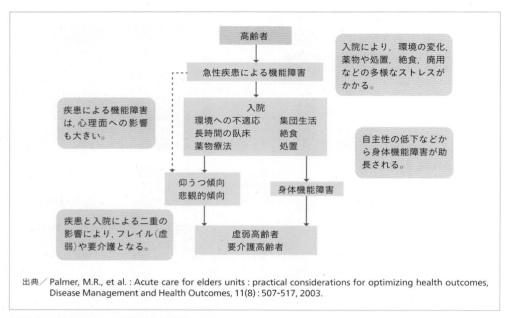

出典／Palmer, M.R., et al. : Acute care for elders units : practical considerations for optimizing health outcomes, Disease Management and Health Outcomes, 11(8) : 507-517, 2003.

図6-10　入院による高齢者の身体機能低下

　入院関連機能障害のほか，高齢者の入院に伴う身体機能の低下には，急性疾患による機能障害，環境への不適応，長時間の臥床，絶食，処置，精神機能低下などが影響することが知られている（図6-10）。

3. 入院に伴う合併症

　高齢者の入院による合併症には，せん妄，抑うつ，転倒，廃用症候群，薬物有害作用，医原性事故，院内感染などがある。高齢者では，急性疾患の治療のため入院する場合でも，入院に伴う合併症によって治療が長期化し，入院関連機能障害が生じることも少なくない。

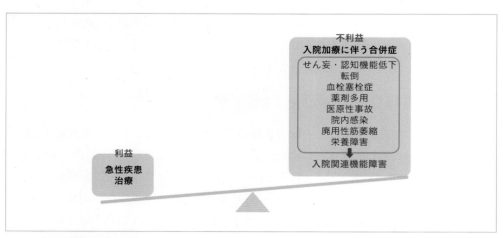

図6-11　高齢者の入院による利益・不利益

そのため，入院の判断については，本人のADLや認知機能，家族介護力などをアセスメントし，場合によっては外来などでの治療を継続するなどの方法も含めて検討する必要がある（図6-11）。

4. 入院中の高齢者に対する看護

1. 入院時のアセスメント

入院時の看護では，多職種による高齢者総合機能評価（Comprehensive Geriatric Assessment：CGA）に基づいて，支援方針や目標，退院時の予後予測などの評価がなされる。入院時の情報収集ではふだんの生活パターンや生活習慣，ADL，家族関係の情報などを一般的な会話を交えながら聴取し，会話のなかから，記憶障害や言語能力，視聴覚機能などを評価する。これらの情報は，治療後の退院支援や，治療・入院計画（入院中の検査や治療スケジュール，治療に伴う生活の変化など）のインフォームドコンセントにおける対応を考えるうえで重要な情報となる。

2. 治療・入院計画の説明

本人や家族が，治療・入院計画を正しく理解し，長期的な目標をもって入院中から自身の健康問題について主体的に取り組むことは，若年者と同様に高齢者にとっても重要なことである。これらの説明は医師や看護師などが中心となって行うが，高齢者の場合，難聴や認知機能低下，生活習慣の変化に対する戸惑いなどから，治療・入院計画を理解し，主体的に健康行動に取り組むまでには時間を要することがある。そのため，本人のADLや認知機能，生活習慣を把握したうえで，本人が理解できるようゆっくりと治療・入院計画の説明を行う必要がある。

また，高齢者では医療者に対して質問をためらっていることも多く，質問がないからといって理解できているとは限らない。治療・入院計画をていねいに説明し，そのつど理解しているかどうかを確認していくことが，高齢者と家族の治療・入院計画の理解を高め，入院に伴うストレスの軽減，退院後の安定した生活へとつなぐ支援として重要である。

3. 入院中の合併症予防

高齢者に多い入院中の合併症にせん妄や転倒がある。入院中の高齢者に対する看護では，これらの合併症の発生を予防するために，本人，家族および他職種との協働により，適切な予防策を実施していく必要がある。

❶せん妄予防

せん妄は，一時的な脳機能の失調によって起こる心身の不適応反応であり，突然，注意障害を伴った意識混濁が現れ，記憶障害，見当識障害，幻覚，妄想，興奮，睡眠障害など様々な症状を呈するものである。入院患者のせん妄発症率は10～40％といわれ[10]，高齢

者や侵襲の大きい手術患者，がん患者，終末期患者などでは発症率がさらに高くなる。また，せん妄は，入院直後や手術後に多く，入院または手術後，おおむね1～3日以内に発症する。そのほか発熱，脱水，下痢などによってせん妄が誘発されることも多い。

せん妄は様々な要因が複合的に関連して発症するため，その予防には多面的な支援が必要である。せん妄予防に向けた看護では，せん妄発症の危険因子となる身体的要因を安定させ，音や照明，チューブ類の使用などに伴う環境刺激を低減させ，身体機能，認知機能に過度の負荷をかけないことが重要である。

❷転倒予防

高齢者では加齢に伴う運動機能（筋力，関節可動域，バランス，歩行能力），感覚機能（視覚，聴覚，平衡感覚）の低下により，転倒が起こりやすい。特に急性疾患で入院中の高齢者では，倦怠感や慣れない環境，せん妄などの影響により，いっそう転倒が発生しやすい状況となっている。入院中の高齢者が転倒することにより，骨折などの重大な外傷を招き，入院期間の延長やADLの低下など様々な問題を引き起こす。そのため入院時から転倒予防に向けた看護を提供していく必要がある。

入院中の高齢者に対する転倒予防では，転倒リスクアセスメント，照明，手すりなど，個々の高齢者にとって安全で行動を抑制しない環境の整備，個々の高齢者の移動動作に合わせた適切な歩行補助具の選択と，適切に使用するための指導などの支援が重要である。

4 ｜ 在宅へつなぐ退院支援

❶急性期病院に入院する高齢者の退院支援の課題

高齢化の進展に伴い，虚弱（フレイル）な高齢者の増加，家族介護力の低下によって，自宅退院することが難しい高齢者が増えている。また，貧困な高齢者，医療区分は低いが介護必要度が高い高齢者の増加によって，退院先を見つけづらいケースが増加しており，これらの複数の要因を同時に抱えている高齢者も多い。

そのため，高齢者の退院支援においては，患者がより自立した生活を過ごせるよう，ADLの改善や，社会資源の調整によって，生活機能の再獲得を目指す支援と，自分の病気や障害を理解し，退院後も継続が必要な医療や看護を受けながら，どこで療養するのか，どのような生活を送るのかを自己決定するための支援の両方が求められている。

❷高齢者の退院支援における看護の役割

（1）退院支援スクリーニング

入院した高齢者の全例に対して，入院時に退院支援の必要があるかスクリーニングを行う。スクリーニングは各医療施設において独自のツールを用いている場合が多いが，高齢者の病状やADL，家族介護力，介護保険サービスの利用状況などを収集し，退院支援の必要性を判断する。スクリーニングにより退院支援の必要ありと判断した場合は，退院支援部門に介入を依頼し，退院後の介護保険制度の利用などに向けた社会的環境支援を開始する。また，入院前の生活状況（ADL，IADLなど）に戻ることが困難になる可能性がある

場合は，生活機能の再獲得に向けた看護計画を立案する。

（2）目標設定と退院支援計画の具体化

医師，看護師，MSW，薬剤師，理学療法士，作業療法士などで構成する多職種チームでカンファレンスを行い，各職種のアセスメント結果を共有して退院に向けた目標を設定し，退院支援計画を具体化する。高齢者では，医学的な視点だけでなく，これまでの生活歴や家族背景，患者本人や家族の意向などから，全人的な視点に立って退院に向けた目標を設定し，退院支援計画を立てる必要がある。

（3）支援の実施

退院支援計画に基づき，患者・家族へのインフォームドコンセント，患者のADLの向上，家族介護力の向上に向けた支援を行う。とりわけ患者・家族との目標の共有が重要であり，患者・家族を交えたカンファレンスを計画・実施し，患者・家族の意向を汲んで退院支援計画を実施していく必要がある。

看護においては，受け持ち看護師が中心となり，患者と家族が自己決定できるよう傾聴・相談をとおして精神的なサポートを行う。また，多職種が協働し，家族指導の実施や，退院前訪問などをとおした住宅改修など環境への支援を行う。

（4）在宅サービスとの連絡・調整

退院支援の進行に合わせて，患者・家族と退院日を決め，退院後のサービス調整やケアマネジメントを行う。社会環境の調整では，介護保険サービスの利用に関して担当のケアマネジャーへ入院中のADLなどの情報提供を行う。患者・家族が退院後の生活イメージを具体化できるように，ケアマネジャー，訪問看護師，ホームヘルパー，福祉機器業者などを交えた退院前カンファレンスを企画する。また，誤嚥性肺炎を繰り返す高齢者など，再入院の可能性が想定される患者では，今後，状態が悪化した際の治療方針などについて意思決定支援を行う。

5. 高齢者の急性期入院ケアモデル

入院する高齢者に対するケアは，多職種，多領域にまたがる包括的な取り組みであり，効率的に提供していくためにはケアモデルに基づき提供していく必要がある。1970年代に高齢者総合機能評価（CGA）に基づく総合的な高齢者評価が始まり，その後，高齢者に対する医療，看護の発展により，高齢者に対するいくつかの急性期入院ケアモデルが開発されている。

1 | Acute Care for Elders（ACE）

急性疾患で入院した高齢者を対象としたケアモデルで，1990年代よりアメリカ，オーストラリアなどで実施されている。疾病治療だけでなく，身体・心理機能，社会・環境的な背景を含む，高齢者総合機能評価（CGA）をベースとしており，入院中のADL低下，転倒やせん妄，薬物療法の有害作用などが起こらないように治療・ケア・リハビリテーショ

高齢者の理解

老年看護学とは何か

老年看護の理論・概念

保健医療福祉制度

高齢者の権利擁護

6 経過別にみた老年看護

外来における老年看護

治療における老年看護

地域・在宅における老年看護

リスクマネジメント

ンを多職種チームで行い，急性疾患により入院した高齢者の身体機能低下を防ぎ，早期退院へとつなげることを目的としたケアモデルである。

2 Nurses Improving Care for Healthsystem Elders（NICHE）

入院高齢者の合併症を予防するための，看護ケアの質向上を目指すケアモデルである。看護師が褥瘡，食事・栄養，排泄管理，せん妄，転倒，睡眠・休息などについての評価を行い，予防的介入につなげるケアモデルである。

3 Hospital Elder Life Program（HELP）

せん妄予防を目的として，教育を受けたボランティアが多職種チームの一員として専門職と協働し，介入するプログラムである。これは，老年科医，看護師，MSW，教育を受けたボランティアから構成されるチームによって運営される。教育を受けたボランティアがケア（リアリティオリエンテーション［現実見当識訓練］，治療的アクティビティ，早期離床，視聴覚の調整，水分・食事摂取の支援，睡眠への支援）を行う点が特徴である。

C 認知症をもつ高齢者に対する急性期看護

1. 急性期病院における認知症をもつ高齢者の看護

医療機関に入院している高齢者のうち，約30％に認知症あるいは認知機能の低下がみられ，そのうち76.5％の患者に**認知症に伴う行動・心理症状**（behavioral and psychological symptoms of dementia：BPSD）やせん妄が出現していると報告されている[11]。認知症をもつ高齢者は入院・治療などによる生活環境の変化に適応する能力が低下しており，入院により興奮や焦燥などのBPSDが出現することも少なくない。

入院環境へ適応できないことによる本人の苦痛はもとより，BPSDによって転倒や点滴チューブの誤抜去などの医療事故を起こしやすくなることから，その対応には多くの人員や時間が必要とされる。これまで急性期医療の場においては，認知症をもつ高齢者に対する看護の基準などが存在しないため，治療や安全管理の立場から認知症をもつ高齢者のBPSDやせん妄に対して身体拘束や向精神薬の使用による抑制が実施され続けてきた。そのため急性疾患は治ってもADLが低下して寝たきりとなったり，認知機能のさらなる低下，抑うつの発症などを引き起こしてきたりといった現状があった。つまり，治療や安全を優先するあまり，結果として認知症をもつ高齢者に対する「尊厳を守る」という看護の基本的理念が，十分に果たされていなかったといえる。

厚生労働省が2012（平成24）年に発表したオレンジプラン（認知症施策推進5か年計画）では，認知症施策推進を目指し，認知症ケアパスの作成，認知症の早期診断・早期対応，地域での生活を支える介護・医療サービスの構築，医療・介護サービスを担う人材の育成な

ど，7項目の推進があげられている。急性期医療の場面では「地域での生活を支える医療サービスの構築」などが関連し，急性疾患の治療だけでなく，地域で生活することを支援する取り組みを推進させていくことが求められており，認知症をもつ高齢者が入院加療に伴う心身の機能低下を最小限に抑え，住み慣れた地域へ復帰するための社会環境の調整などが，看護師に求められている。

2. 認知症をもつ高齢者が入院により生じやすい症状とそのアセスメント

入院するとベッドや室内，食事時間など様々な点で入院前とは異なる環境や生活リズムを強いられることになる。健常な人であれば入院時の説明や周囲の支援により入院中の生活がイメージでき，入院生活に適応することができるが，認知症をもつ高齢者の場合，記憶障害，見当識障害などに伴い，入院していること自体を理解できず，見慣れない療養環境やスタッフに大きな不安や恐怖を抱えてしまう。不安や恐怖感から帰宅願望やケアの拒否，点滴チューブなどの誤抜去，転倒・転落，昼夜逆転などの行動や症状がみられることが少なくない。

不安や恐怖により混乱した状態では安全に治療を受けられず，時として適切な治療が実施されないことにもつながりかねない。看護師には，表面化している行動や症状にのみ着目するのではなく，背景にある不安や混乱に至る理由を推測し，認知症をもつ高齢者が安心できる環境をつくっていくことが求められる（表 6-12）。

3. 認知症をもつ入院中の高齢者に対する支援のポイント

1 | 看護師がもつべき姿勢

認知症をもつ高齢者は，記憶障害により現状が理解できず，不安や恐怖を感じ，混乱し

表6-12 認知症をもつ高齢者が入院に伴い生じる行動・症状とその理由

認知症をもつ高齢者の特徴	入院に伴い生じる行動・症状	理由
記憶障害により現状が理解できず，不安を抱えている	● 何度も同じことを言う ● いらいらしたり困った表情をする ● 帰宅願望を強く訴える ● 点滴チューブなどを抜く	● 入院していることや理由を記憶できない ● 説明された内容を記憶できない ● スタッフから「ダメ」「〜してはいけない」とばかり言われて，攻撃されていると感じている
見当識障害により，入院環境へ適応できていない	● 夜間に病室や病棟から出ようとしたり，活発に活動する ● 自分の病室に戻れず迷っている ● ほかの患者のものを持っていってしまう	● 今いる場所がどこなのかわからない ● 時間がわからない ● 安全な場所か判断がつかない ● 自分のものと人のものの区別がつかない
実行機能障害により，適切な方法がわからない	● 治療やリハビリテーション，ケアなどに協力的な行動ができない ● 危険を回避できない ● 行動が衝動的で，がまんができない ● ナースコールで助けを求めることができない	● 治療のための行動計画を考えることができない ● 順序立てて物事を考えられない ● 見たことや聞いたことから結果を踏まえた行動を起こすことが難しい ● ナースコールの使い方がわからない

高齢者の理解

老年看護学とは何か

老年看護の理論・概念

保健医療福祉制度

高齢者の権利擁護

6 経過別にみた老年看護

外来における老年看護

治療における老年看護

地域・在宅における老年看護

リスクマネジメント

ている。看護師がもつべき姿勢としては，否定的な対応をせず，認知症をもつ高齢者が，何を考え，何を感じ，何をしたいと思っているのか，その人の今の気持ちに寄り添うことが求められる。また，決して行動を制限するような言葉は用いず，認知症をもつ人の拒否的言動には必ず理由があると考え，行動を制限しない方法で安全管理を考えていくことが必要である。

2 基本的なコミュニケーション

❶緊張を和らげる

認知症をもつ高齢者の場合，記憶障害により以前に会っていたとしても忘れてしまっていることがあり，だれだかわからない人と話しているという緊張や不安を抱えていることも少なくない。話を始めるときは，安心してコミュニケーションがとれるように，初対面でなくても初対面であるときと同様に挨拶し，自己紹介を行う。

また，挨拶の際には，視線を合わせ，うなずいたり，手を振ったり，握手したりするなどして，非言語的なコミュニケーションをとおして安心感を与えられるように工夫をする。

❷ケアに協力してもらう

挨拶，自己紹介をし，不安を和らげてからケアに関する話をする。記憶障害により，なぜケアが必要か理解できないことも多いため，その人が理解している過去と結びつけながら，現在のケアの必要性について説明をする。また，ケア内容を説明する際は，ゆっくり，はっきりと話し，説明内容はポイントをおさえて短めにする。必要に応じて身振りや絵，写真などを用いて，理解しやすいような工夫を行う。

❸一日の予定などを伝える

治療の経過に応じて，入院生活の中には，回診や検査，リハビリテーションなど，様々な予定が組まれるが，認知症高齢者では記憶障害などにより，一日の予定が把握できず困惑してしまうことがある。また，リハビリテーション前に準備が行えていないことで，限られたリハビリテーションの時間を有効に使うことができず，機能回復の妨げとなってしまうことも少なくない。毎朝，当日の検査やリハビリテーションなどの予定を説明し，紙やホワイトボードなどを用いてベッドサイドに掲示しておくことで，認知症高齢者の入院生活への適応につなげる。また，合わせて術前訓練や歩行訓練などについて，一日の目標を高齢者と相談し掲示しておくことで，メリハリのついた入院生活につなげる。

❹徘徊や帰宅願望の理由を考える

記憶障害や見当識障害により，場所や時間がわからなくなり，徘徊したり帰宅願望がみられたりすることがある。高齢者が「家に帰る」と言っても，ただ家に帰りたいだけでなく，今帰らなければならないと考える特定の理由があることも多いため，このときに「入院しているので家には帰れない」などと説明を行っても，興奮を助長させることにつながりかねない。「急いで帰らないといけない用事がありますか？」などの質問をとおして，「家に帰る」という発言の理由・意味を読み取り，これに対する安心できるような声かけを行

う必要がある。

3 | 環境調整のポイント

　入院環境は，高齢者が慣れ親しんだ自宅の環境とは様々な点で異なっている。また，認知症をもつ高齢者の場合，不安や恐怖などが背景にあるため，ささいな刺激に過敏に反応してしまうこともある。そのため，環境調整ではその人の視点に立って，細やかな点まで確認しながら，その人にとって居心地のよい環境であるのかどうかを観察し，調整する必要がある。具体的な調整のポイントを下記に示す。

・音，採光，におい，温度，湿度などが，その人にとって適切であるか。
・場所やお願い事項などの表示は，わかりやすくはっきり見える文字，大きさであるか。
・病室内にその人が落ち着けるもの（時計，写真など）が置かれているか。

Ⅲ　リハビリテーション看護

Ⓐ　リハビリテーションとは

　WHO（世界保健機関）は，リハビリテーションを「能力障害あるいは社会的不利を起こす諸条件の悪影響を減少させ，障害者の社会的統合を実現することを目指すあらゆる手段を含むもの」（1981 年）と定義した。ここでは障害者の社会参加に焦点を当てており，身体機能向上という側面だけではなく，障害に合わせた環境づくりの重要性に触れていることが特徴である。一方で 1980（昭和 55）年に発表された国際障害分類（International Classification of Impairments, Disabilities and Handicaps：ICIDH）では，機能障害，能力低下，社会的不利などマイナス面だけをみていること，これらの 3 つの関係が一方向性のものとみなされやすいことなどが指摘された。そこで ICIDH の改訂版として，2001（平成 13）年に**国際生活機能分類**（International Classification of Functioning, Disability and Health：**ICF**）が採択された。**生活機能**とは ICF の中心概念であり「**心身機能・身体構造**」「**活動**」「**参加**」の 3 つのレベルに分類され，相互に影響し合い，「健康状態」や「環境因子」「個人因子」からも影響を受ける（図 6-3）。ICF では「生活機能」というプラス面を中心にみており，マイナス面はプラス面のなかに位置づけながら，両方の側面からとらえて相互関係をみることが特徴である。この ICF の考え方は，今日のリハビリテーションの基本となっている。

1. 高齢者のリハビリテーションの特徴

　高齢者のリハビリテーションでは，疾患や外傷とその後遺症による急激な機能低下のみならず，加齢および活動減少による緩やかな機能低下にも着目する必要がある。2004（平

1 高齢者の理解
2 老年看護学とは何か
3 老年看護の理論・概念
4 保健医療福祉制度
5 高齢者の権利擁護
6 経過別にみた老年看護
7 外来における老年看護
8 治療における老年看護
9 地域・在宅における老年看護
10 リスクマネジメント

成16）年に厚生労働省に設置された高齢者リハビリテーション研究会より報告された「高齢者リハビリテーションのあるべき方向」[12]では，高齢者の様態に応じた対策の必要性が重視されており，それまでのリハビリテーションの中心であった「脳卒中モデル」だけではなく，「廃用症候群モデル」の重要性が唱えられた。

1 脳卒中モデル

　脳血管疾患や大腿骨頸部骨折など生活機能の低下が急性に生じる疾患のリハビリテーションは，「急性期」「回復期」「維持期」の3つに分けてそれぞれに応じたプログラムを実施する（図6-12①）。発症直後からリハビリテーションを開始し，病態安定後は短期的に集中してリハビリテーションを行い，自宅復帰後は日常的に適切な自己訓練を行う。そ

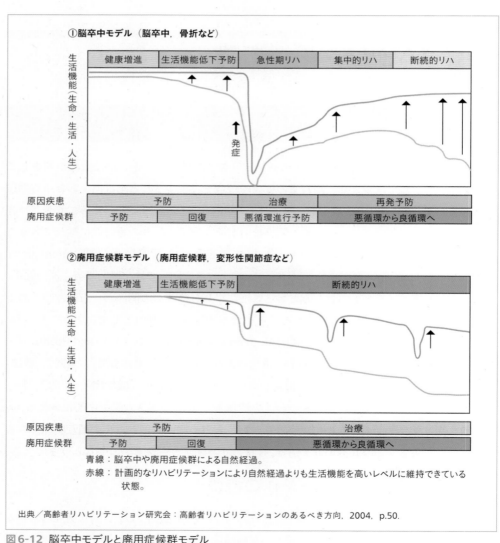

青線：脳卒中や廃用症候群による自然経過。
赤線：計画的なリハビリテーションにより自然経過よりも生活機能を高いレベルに維持できている状態。

出典／高齢者リハビリテーション研究会：高齢者リハビリテーションのあるべき方向，2004，p.50.

図6-12　脳卒中モデルと廃用症候群モデル

の後は必要に応じて期間を定めて計画的にリハビリテーションを行っていく。

2 廃用症候群モデル

廃用症候群や変形性関節症のように徐々に生活機能が低下する病態では，脳卒中モデルのような時期区分の経過をたどらない。廃用症候群モデルは生活機能の低下が軽度である早期から予防とリハビリテーションを行い，必要なときに期間を定めて計画的に行われる（図6-12②）。

3 認知症高齢者へのリハビリテーション

上記のいずれのモデルにも属さない認知症高齢者へのリハビリテーションは，認知症の中核症状をもちながらも，認知症の人がもてる力を日常生活のあらゆる場面で発揮して，その人らしく生活できることを目指す。その人の実際の生活場面を想定しながら，これまでの人生背景を踏まえて手続き記憶などの残存能力を引き出し，ADLやIADLの継続と社会参加を促して生活機能の維持・向上を図ることが重要である。

現在，介護保険においても認知症短期集中リハビリテーション実施加算があり，介護老人保健施設や通所リハビリテーションなどで個別のリハビリテーションプログラムが実施されている。

2. 経過別リハビリテーションの特徴

経過別リハビリテーションの特徴を以下に示す（表6-13）。

1 急性期リハビリテーション

急性期では，病態の変化が著しく，生命の危機状態にある場合もあるため，集中的な医

表6-13 経過別リハビリテーションの特徴

経過	急性期リハビリテーション	回復期リハビリテーション	生活期リハビリテーション
場	ICU，CCU 救急病院 一般病棟	リハビリテーション専門病院 回復期リハビリテーション病棟 地域包括ケア病棟	在宅（訪問・通所リハビリテーション） 介護老人保健施設
目標	病態の安定 合併症予防 廃用症候群予防	再発・合併症予防 身体機能改善 精神状態安定 在宅復帰	生活のなかでのリハビリテーションの継続 残存機能・活動性の維持 社会参加
介入	多職種連携（主に院内） 全身状態の安定 感染症予防 体位変換 関節可動域訓練 早期離床 日常生活活動の回復	多職種連携（院外含む） 身体各部の機能訓練 ADLの向上 心理的支援 退院に向けた準備 各種制度の調整	多職種の連携（主に地域） 生活活動性の維持 各種制度の利用 活動と参加の推進 介護負担の軽減
保険	医療保険	医療保険	主に介護保険

1 高齢者の理解 何か
2 老年看護学とは
3 老年看護の理論・概念
4 保健医療福祉制度
5 高齢者の権利擁護
6 経過別にみた老年看護
7 外来における老年看護
8 治療における老年看護
9 地域・在宅における老年看護
10 リスクマネジメント

療処置が必要となる。また，意識レベルの低下や多くの医療機器などの装着により身体可動性が低下しており，関節拘縮や褥瘡などの廃用症候群を引き起こしやすい時期でもある。高齢者に多い脳血管疾患，心疾患，呼吸器疾患，骨折などは，発症後できる限り早期からリハビリテーションを開始することにより，廃用症候群などの合併症の予防，生命予後の改善，後遺症の低減化の効果があるといわれている。

　そのため，急性期リハビリテーションでは，全身状態の安定を図りつつ，早期から体位変換や関節可動域訓練を開始し，呼吸リハビリテーション，摂食・嚥下訓練，日常生活活動訓練などセルフケアの回復に向けて**多職種チーム**で介入する。ただし，高齢者は複数の疾患を抱えており，予備力が低下しているため，リハビリテーションによる負荷が病態の急変などを引き起こす場合もあるので注意を要する。

2 ｜ 回復期リハビリテーション

　回復期は，急性期の生命危機を脱し全身状態が安定してきた時期である。引き続き医学的管理のもとで疾患の再発や合併症を予防しながらリハビリテーションを軌道にのせ，身体機能の回復や日常生活活動を拡大し，退院後の生活に向けて準備を進める。この時期のリハビリテーションは訓練室の中だけで実施されるのではなく，訓練室で「**できるADL**」を，病棟の日常生活の中でも実行される「**しているADL**」となるよう支援する必要がある。そのためには看護師とリハビリテーション職（理学療法士，作業療法士，言語聴覚士など）との連携が不可欠である。

　訓練を続けていても，それ以上の機能回復が難しくなったとき，患者は自己の障害に向き合うこととなる。そのとき，たとえ障害が残ったとしても前向きに新たな生活を構築していけるように心理的な支援も重要になる。また，この時期の重要な支援のもう一つは，退院後の生活への準備である。患者・家族の意向を尊重しつつ，医師，看護師，リハビリテーション職に加えて，医療ソーシャルワーカーや介護支援専門員などの地域の専門職と連携して介護保険や各種サービスを調整し，次の生活の場を選定していく。

3 ｜ 生活期（維持期）リハビリテーション

　生活期（維持期）では，医療や専門家による身体機能の回復のための機能訓練よりも，日常生活のなかでもてる力を発揮して主体性をもって日々を過ごすことが重要である。しかし高齢者では，身体的な障害や機能低下に加えて，介護力の不足や物理的環境により外出が困難であったり，活動への意欲が低下したりすることで，**閉じこもり**などの問題にもつながる可能性がある。そこで2015（平成27）年に厚生労働省「高齢者の地域における新たなリハビリテーションの在り方検討会」[13]より，次の4つの課題が提起された。

①個別性を重視した適時・適切なリハビリテーションの実施

②「活動」や「参加」などの生活機能全般を向上させるためのバランスのとれたリハビリテーションの実施

③居宅サービスの効果的・効率的な連携

④高齢者の気概や意欲を引き出す取組み

　これらの実現のためには，高齢者のニーズを十分に把握し，本人が「したい」「してみたい」と思う生活行為を目標として，日常生活のなかで具体的な指導を，効果的な方法・頻度で実施していくことが重要である。また，既存のサービスの柔軟な運用だけでなく，高齢者が参加しやすい場の創出など，環境整備にも力を注いでいく必要がある。

Ⓑ 高齢者のリハビリテーションにおける留意点

1. 活動耐性の低下

　加齢による心肺機能の低下や，予備力，回復力の低下により，日々のリハビリテーションによる疲労が蓄積しやすい。また，障害部位などに関節拘縮や疼痛(とうつう)を抱えている場合がある。さらに，複数の慢性疾患を抱えていることも多いため，リハビリテーションの負荷により病態の急変や再発を引き起こす危険性もある。そのため，適切な疾患や疼痛のコントロール，十分な休息と睡眠の確保，必要エネルギーや水分の確保が重要である。

2. 転倒リスク

　回復に伴いADLが拡大してくると，転倒のリスクも高まる。高齢者では，障害部位以外の身体機能も低下していることや，平衡感覚の機能低下，薬剤の有害作用によるめまい・ふらつきなどが転倒につながる要因となる。

　また，認知機能の低下により，援助者をよぶことを忘れてしまう，よぶ必要性が理解できない，車椅子(いす)のブレーキをかけ忘れてしまうなどにより転倒する可能性がある。危険はある程度，理解していても，多忙な職員をよぶことを遠慮して一人で行動してしまう人もいる。そのため，安全な環境整備や頻繁な見守り，遠慮せずによび出してもらえるような人間関係をつくることが大切である。

3. リハビリテーションへの意欲の低下

　高齢者では，成人期と比較して機能の回復が遅く，加齢による機能低下も加わるため，リハビリテーションの目標が機能の向上ではなく維持に置かれることも少なくない。その場合，リハビリテーションによる効果を実感しにくく，訓練への意欲が低下しやすい。そのため，小さな効果の発見や，機能を維持できていることの意義を本人と共有していく必要がある。

　また，高齢者のなかには，「もうこのままでよい」や「今さらつらい訓練はしたくない」などと言う人もいる。しかし，その言葉の背景には，家族に迷惑をかけたくないという思いや近親者の死による悲しみなどが影響していることもある。こうした高齢者の思い，価

1 高齢者の理解

2 老年看護学とは何か

3 老年看護の理論・概念

4 保健医療福祉制度

5 高齢者の権利擁護

6 経過別にみた老年看護

7 外来における老年看護

8 治療における老年看護

9 地域・在宅における老年看護

10 リスクマネジメント

値観，信念などを受け止めたうえで，家族や友人などとの話し合いをとおして，本人の役割意識や自尊感情を高めるような支援も必要である。

Ⅳ 高齢者の慢性期における看護

A 慢性期とは

1. 慢性期とは

　ストラウス（Strauss, A. L.）は，慢性とは，病気からくる継続的な病者の生活時間への制約であり，慢性病をもつ人は，病気の慢性性（chronicity），すなわち，長く続くという慢性状況の特性とともに日常生活を送っていると述べている[14]。つまり**慢性期**は，生命の危険状態や激しく症状が変化する急性期を脱し，疾病の進行や症状に著しい変化がなく，病状がいわゆる慢性の状態にある時期であり，長期にわたり治療や日常生活のマネジメントが必要な時期を示す。

　慢性期の初期は自覚症状がないか軽度であり，症状の経過は一定ではなく不確かであり，療養経過は個人差が大きい。病気とともに生きる過程では，治癒することはなくても，適切な治療・看護・生活習慣によって病気がマネジメントされ，一時的に症状が寛解することもあれば，治療や療養のマネジメントがうまくいかなかったり，体調が変化したりすることにより急激に症状が悪化することもある。このように，状態は比較的安定していても，急激な変化の可能性を同時に含んでいる時期でもある。

2. 慢性疾患とは

　アメリカ慢性疾患委員会では，**慢性疾患**を「あらゆる損傷あるいは正常からの逸脱であり，以下の状態を1つ以上含むもの。すなわち，永続性，機能障害の残存，不可逆的変化，リハビリテーションおよび長期に渡る管理と観察とケアの必要性である」と定義した[15]。したがって，慢性疾患とは，不可逆的な病理学的変化があり，長期にわたる治療と身体機能の維持のため，また病状進行や障害を抑制するために，セルフケアや症状マネジメントが必要な疾患と説明できる。

　代表的な慢性疾患には，心疾患，脳血管疾患，糖尿病，がん，全身性エリテマトーデスなどがある。これらは，その経過によって4つに分類できる（表6-14）。

　❶**緩やかな経過をたどる慢性疾患**：糖尿病や脂質異常症のように，経過が比較的緩やかであり，生活習慣の改善が経過を左右しやすい疾患。

　❷**寛解・増悪を繰り返す慢性疾患**：心疾患，慢性呼吸器疾患のように急性増悪と寛解を繰

表6-14 慢性疾患の分類一覧

	緩やかな経過をたどる慢性疾患	寛解・増悪を繰り返す慢性疾患	進行性の慢性疾患	多様な経過をたどる慢性疾患
病状の経過	生活習慣病が含まれているように，生活習慣の改善により，経過を緩やかにすることが可能となる	急性増悪と寛解を繰り返すことにより，病状が進行する	徐々に進行する。高度に進行すると重度の生活障害や生命の危機に陥りやすい	がん腫，病期，病理学的判定，治療状況などにより，多様な経過をたどる
代表的な疾患	糖尿病 脂質異常症	心疾患 慢性呼吸器疾患	肝硬変 慢性腎不全	がん
主な治療	• 食事療法 • 運動療法 • 薬物療法	• 薬物療法	• 食事療法 • 対症療法 • 透析療法	• 手術療法 • 化学療法 • 放射線療法
主な目標	• 生活習慣の改善 • 病状コントロールのための薬物療法 • 合併症の予防 • 合併症による生活習慣の支障の調整	• 病状コントロールのためおよび急性増悪を寛解するための薬物療法 • 病状に適応した生活をするためのリハビリテーション	• 生活習慣の改善 • 症状コントロール • 病状の進行に合わせた生活習慣の調整	• 治癒を目指した治療 • 再発・転移予防，早期発見 • 治療の完遂 • 症状緩和
経過に影響する主要因	合併症	急性増悪	病状の進行	治療効果 有害反応
病みの軌跡の特徴				

り返しながら，病状が進行する疾患。

❸**進行性の慢性疾患**：肝硬変，慢性腎不全のように徐々に進行し，高度に進行すると重度の生活障害や生命の危機に陥りやすい疾患。

❹**多様な経過をたどる慢性疾患**：がんのように，ほかの慢性疾患とは経過が異なり，治療状況により多様な経過をたどる疾患。

B 慢性疾患をもつ高齢者の特性

慢性疾患をもつ高齢者の看護では，高齢者の特性を踏まえることが重要であり，以下にその特徴を示した。

❶複数の疾患を併発しやすい

高血圧症と糖尿病のように，関連する疾患が合併することや，高血圧症から脳血管疾患，誤嚥性肺炎のように，1つの疾患から関連疾患や合併症を併発するなど，複数の慢性疾患を併発していることが多い。

❷症状がわかりにくい

たとえば高齢者は汗腺数の減少や体温調節機能の低下により，放熱や産熱に時間を要することを考慮して，発熱状況をアセスメントする必要がある。このように，疾患特有の症状がわかりにくく，症状出現に時間がかかることが多い。

❸電解質バランスが崩れやすい

　高齢者は，水分を多く備蓄する筋肉が減少し，特に細胞内液量が減少するため，体液量が体重の50％程度に低下している。そのため，下痢や嘔吐の持続，利尿薬の使用，長時間の高温環境にさらされるなどにより，水分や電解質バランスが崩れやすく，脱水を起こしやすい。

❹寝たきりになりやすい

　高齢者は数日でも臥床すると，筋力低下や関節拘縮が起こり，寝たきりになりやすい。慢性疾患の急性増悪により臥床時間が長引くと，ADLの低下や寝たきりに移行しやすいので，臥床時間の短縮化やリハビリテーションを含めた看護を考える必要がある。

❺薬物効果反応が鈍い

　多くの慢性疾患では薬物治療が行われるが，高齢者は循環機能，肝臓，腎臓などの生理機能の低下により，薬物効果反応の遅延が生じやすい。つまり，多量服薬や重複服薬になりやすいので，生理機能の評価も含めた治療計画を立てることが重要である。

❻適応に時間を要する

　高齢者は環境への適応力が低下するため，それまで培ってきた生活習慣を変容したり，変化に適応したりすることが難しくなる。それまで保っていたホメオスターシスや生活パターンが崩れることで，障害が拡大することもある。

Ⓒ 高齢者を対象とした慢性期看護

　慢性疾患は不可逆的な病理変化に起因し，長期間の治療や療養上の世話が必要となる。これらに，加齢に伴う身体・生理機能低下が加わると，症状や機能低下は加速度的に悪化しやすい。そのため，治療援助だけでなく，前述した高齢者の特徴を踏まえた予防医療や，生活支援の視点やQOLの維持・向上を重視すること，生活環境をも含めた包括的な見解から看護を考えることが重要となる。

1. 看護の目標設定

　高齢者の慢性期看護における目標設定は，「病状進行を防ぐ」「合併症の出現予防」だけでなく，「病気とともに生活することへの支援」が重要である。また，加齢による身体・生理機能低下のために回復に時間を要することや，悪化・増悪しやすく，複合的に問題が生じやすいことを考慮して，病状が維持されているだけでも効果的と考えることもあり，「現状維持」が目標に設定されることもある。

　また，高齢者の身体・生理機能の状況は個人差が大きいため，病状や年齢だけでなく，機能レベル，精神状況，社会活動状況，家族や周囲の人たちとの人間関係，ソーシャルサポート状況，過去のストレスコーピング，パーソナリティなどを統合的にアセスメントし，個別性を重視した目標を設定することが重要である。

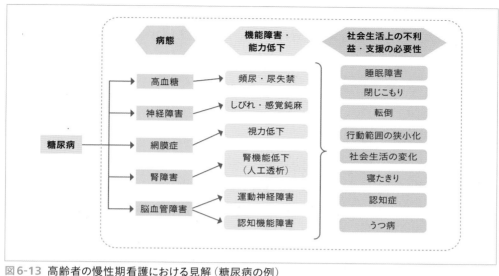

1 高齢者の理解

2 老年看護学とは何か

3 老年看護の理論・概念

4 制度 保健医療福祉

5 高齢者の権利擁護

6 経過別にみた老年看護

7 外来における老年看護

8 治療における老年看護

9 地域・在宅における老年看護

10 リスクマネジメント

図6-13 高齢者の慢性期看護における見解（糖尿病の例）

　さらには，病理学的な見解よりも，QOLの見解を重視した目標を設定することも少なくない。たとえば糖尿病による高血糖や合併症予防のための食事・運動療法では，高齢者夫婦では詳細な食事管理が難しく，身体機能の低下により運動療法が困難なこともあるため，生活改善よりも薬物療法による血糖コントロールを優先し，神経障害による転倒予防の支援を重視する場合もある。そして，慢性疾患をもつ高齢者は，図6-13のように病態に加えてそれにより生じる「機能障害・能力低下」「社会生活上の不利益・支援の必要性」などの，生活環境やQOLを踏まえた見解で目標設定を検討する必要がある。

　また，ADL低下によって生じる廃用症候群，特に褥瘡，るいそう，浮腫，誤嚥，転倒・骨折，腰背部痛，関節拘縮，睡眠障害，抑うつなどを十分に考慮し，経過を予測することが必要となる。これらの予防の見解は非常に重要であり，現状とともに今後の予測も含めた看護を考えることが重要となる。

▌2. 高齢者を対象とした慢性期看護のポイント

1 │ 受容を促す支援

　慢性疾患の多くは，内部障害のため自覚症状がとらえにくいことや，加齢による症状と見過ごされることもあるため，受療に結びつきにくく，発見が遅れることが多い。また，自分が病気であることや治らないという現実を受け入れるとともに，長期にわたる療養生活が必要であり，セルフケアや生活習慣改善に取り組む覚悟と，それを行動に移すことが求められる。だが，これらを受け入れることは，本人も周囲も容易ではなく，心理的な危機に陥ることもある。その人の適応段階をアセスメントし，病気をどのようにとらえているのか，療養生活にどのように取り組もうとしているのかを傾聴し，その段階に応じた支

援を提供することが重要である。

また，急性増悪と寛解を繰り返す過程では，何度も療養上の困難に直面するため，抑うつ，無力感，自尊心の低下をもたらすこともある。そのつど心理状況を再評価し，心理的な支援とともに病状の受容を促し，その人のもつ力を発揮できるよう支援することが大切である。

2 | 高齢者の特性を踏まえた経過予測（アセスメント）

アセスメントでは，病状の経過に高齢者の特徴を加味して，観察，経過の解釈・判断を行う。病状悪化リスクが高い高齢者や，看護介入の必要性が高い高齢者を適切に抽出し，支援体制を整備することが必要となる。前述したように，高齢者に対する慢性期看護は身体・生理機能だけでなく，心理・社会的要因を踏まえた包括的な視点から経過を予測し，療養生活が安心・安全に過ごせるような予防的なかかわりが重要である。

3 | 疾病の進行や障害を抑える支援

疾病の進行やそれに伴う障害を抑えることは重要であるが，慢性疾患の多くは潜在的に病状が進行するため，それらを自覚することは容易ではない。しかし，異常や増悪の徴候にできるだけ早期に気づくことができるように，観察ポイントや対処行動を患者に指導することが大切である。また，経過観察の方法や服薬継続の支援など，病状に応じて自己管理に必要な知識・技術の習得を支援する。

4 | 病状理解や意思決定支援

高齢者の認知状況や病状の理解状況に合わせて，病状や治療の理解を促す支援をする。また，治療過程では，療養場所の選択や治療方法の選択など，意思決定場面が多くある。医学的な見解だけでなく，療養環境を踏まえ，高齢者や家族の価値観などを共有し，適切で患者・家族が納得する決定となるよう支援する。特に，医学的な言葉を平易な表現に変更したり，具体例を示したり，選択基準を明確にしたり，意思決定における葛藤を明らかにしたり，選択した後の状況を想像してもらうなどの意思決定支援が重要となる。

また，現代はICT（information and communication technology，情報通信技術）が発達しているが，それらから情報を適切に収集できる高齢者はそれほど多くない。さらに，高齢者は情報リテラシーが低い傾向にあるといわれ，情報量や情報内容が十分に入手できているかどうかを確認することは大切である。薬剤や治療に関するブックレットなどを活用することもよい。文章だけでなく，図や絵，動画などを活用すると理解しやすいこともある。医療者からの適切でタイムリーな情報提供を行うことが重要となる。

5 | セルフケア支援

慢性疾患は生活習慣に関連した疾患が多く，食事，運動，安静などの日常生活行動が病

状を左右するため，生活習慣の改善が治療になる。自分の生活に順応した療養法を構築し，さらにそれを継続することが求められ，セルフケアが重要になる。だが，高齢者はこれまでの人生で培った生活習慣を容易に変容や調整することが難しい。そのため，それまでの生活習慣を活かした行動変容から開始するなどの工夫によるセルフケア支援が大切となる。

　また，高齢者は，過度に安静にすることや，活動性が低下すると，身体機能の低下を容易に招きやすい。さらに，脱水や低栄養なども起こしやく，肺炎や尿路感染などの感染症が生じやすい。食事，運動，排泄などの日常生活活動を維持できるように支援することも大切である。

6 ｜ 症状マネジメント支援

　慢性疾患では，痛み，むくみ，呼吸困難などの症状が出現してくる。症状の緩和は優先すべき事項ではあるが，完全に消失することが困難なことも少なくない。その症状とどのように折り合いをつけるのかという見解から，自分なりの生活のしかたを工夫することも必要である。症状が緩和する方略，症状出現時の対応策，症状に影響をもたらす要因への対処法などを構築し，症状マネジメントを促すことが重要となる。

7 ｜ ストレス対処能力を高める支援

　長期にわたる療養生活において，セルフケアを継続するためには多大な気力・体力が必要である。意欲を保ち，その人らしい生活の構築や人生の充実がもたらされるようにすることが重要な課題となる。しかし慢性疾患は，セルフケアと治療を継続しても病状が徐々に進行することが多い。病状の進行に伴い，在宅酸素療法，インスリン自己注射，人工血液透析などの医療が必要となるだけでなく，治療に費やす時間の確保，仕事の制限など，生活上の制約がもたらされる。そして，行動範囲の狭小化や，社会活動の変化，家庭内での人間関係への影響が生じることもある。また，これらの変化は多様な喪失体験でもあり，社会的孤立，自尊心の低下，精神的疾患などへ移行することもある。このような変化に応じて，生活の再構築を支援するとともに，精神状況のアセスメントや精神的支援を提供することが大切である。つまり，療養生活における多種多様な課題やストレスに対する対処能力を高める援助が重要となる。病気をもつ高齢者と目標を共有し，行動変容を促し，行動維持のための問題解決能力や自己効力感などをはぐくむよう支援する。

8 ｜ 家族への教育および家族ケア

　高齢者医療では，高齢者自身のセルフケアだけでなく家族や周囲の支援が必要な場合が多い。家族を1つのユニットとしてとらえる家族システム論を基盤として，家族全体の状況をとらえる包括的な見解が重要となる。家族にセルフケアや医療処置の教育を行うと同時に，家族の負担を検討してサポート体制の再構築をするなど，家族ケアを提供すること

1 高齢者の理解
2 老年看護学とは何か
3 老年看護の理論・概念
4 保健医療福祉制度
5 高齢者の権利擁護
6 経過別にみた老年看護
7 外来における老年看護
8 治療における老年看護
9 地域・在宅における老年看護
10 リスクマネジメント

が重要である。

3. 保健医療福祉の連携，多職種連携

高齢者医療では，介護や医療を家族が担うことが多かった過去の状況から，核家族化が進み，老夫婦だけの世帯や独居老人が徐々に増加し，介護や医療を社会が担うように変化しつつある。また，医療の効率化や入院期間の短縮化などにより，療養の場は病院から地域へと移行してきた。在宅持続陽圧呼吸法や在宅自己腹膜灌流などの医療処置も行えるようになり，在宅療養を支援する訪問看護師，薬剤師，ホームヘルパーなどの連携が発展し，在宅療養の体制が整備されてきた。病院，高齢者施設，在宅など，状況により療養の場が変化しやすく，それらを包括した地域包括ケアシステムが提唱されている。

このような状況において，必要なケアが継続されるシームレスケアの実現のためにも，高齢者が安心して暮らすためにも，保健医療福祉の連携は必須である。保健・医療・福祉それぞれの特性と役割を尊重し，連携・協働することが重要であり，そのための調整は看護師としての大事な役割である。

高齢者の慢性期医療では，医師，看護師，薬剤師，理学療法士，作業療法士，栄養士など多様な職種が連携・協働することが多い。在宅療養では，往診医，訪問看護師，薬剤師，ケアマネジャー，ホームヘルパーなどとの連携・協働が必要となる。高齢者医療における多職種連携は，チームに課せられた複合的な課題を達成するために，専門職によるチームの意思決定に患者が主体的に関与し，協働・連携しながら役割を果たす**インターディシプリナリー・チーム・モデル***が適するだろう[16]。このモデルは，メンバー間に階層性はなく相互作用が高く，それぞれの役割はある程度は固定されるが，流動的で臨機応変な対応がしやすいという特徴がある。効果的なチーム医療となるように，情報共有できる体制づくりや，協議する機会を確保して役割分担を明確にするなどの工夫が必要である。

Ⅴ 高齢者の終末期における看護

Ⓐ 終末期看護（エンド・オブ・ライフ・ケア）とは

1. 高齢者の終末期のとらえかた

わが国は超高齢社会を迎え，高齢者が様々な慢性疾患を抱えながら生活し，そして終末

---

* **インターディシプリナリー・チーム・モデル**：interdisciplinary team model。チームに課せられた複合的な課題を達成するために，チームメンバーが意思決定に主体的に関与し，それぞれの役割を協働・連携しながら果たすことに重点を置いた組織的な支援活動。

期を迎えるようになった。

　一般に終末期というと，がん患者を中心に余命6か月を想定することが多かった。しかし，慢性疾患や老衰，認知症などにより，長期の要介護状態を経て死を迎える高齢者が増え，それらの人の予後の予測は困難であり，終末期に時間的な概念をもたせるのは非常に難しい状況がある。このような高齢者の終末期ケアをめぐる議論は1995（平成7）年前後より始まり，従来のホスピス・緩和ケアとは異なる，高齢者の特徴を尊重したケアのあり方を考慮しなければならなかった。

▶ **日本老年医学会の終末期の定義**　2001（平成13）年，日本老年医学会は「「高齢者の終末期の医療およびケア」に関する日本老年医学会の「立場表明」」[17]において，「終末期」を「病状が不可逆的かつ進行性で，その時代に可能な限りの治療によっても病状の好転や進行の阻止が期待できなくなり，近い将来の死が不可避となった状態」と定義した。

▶ **エンド・オブ・ライフ・ケア**　一方で，高齢者の末期状態の時間的予測は困難であり，緩やかに推移していく高齢者の終末期に対する新しい概念の必要性が求められ，カナダ政府の諮問委員会（National Advisory Committee）は，高齢者の人生の終焉の特徴を尊重したケアを，新たに「**エンド・オブ・ライフ・ケア**（end-of-life care）」とよび，「生命を脅かす進行性あるいは慢性の状態で生き，あるいはそれによって死にゆく個々の高齢者を治療し，慰め，支える，能動的で共感的なアプローチを必要とする。また，個人的，文化的そしてスピリチュアルな面での価値観，信仰，習慣に配慮する必要がある。さらに，死別前後の，家族や友人に対するケアを行う」と，その必要性を示している[18]。

　エンド・オブ・ライフ・ケアは，終末期でありながら「life（生きる）」という表現を用いて，高齢者が人生の最期に適切なケアを受ける過程を説明している。従来の終末期ケアよりも，老年期の最終段階に提供される長期的で全人的なケアであることが意味づけされているといえよう。

▌ 2. 高齢者の終末期ケアの特徴

　先に述べたように，高齢者は複数の慢性疾患や機能障害を抱えていることが多いため，高齢者の死に至るまでの過程は多様である。そのために高齢者の終末期ケアは，予後の予測が困難であり，時間的な概念をもつことが非常に難しい。がん看護の終末期ケアのように，期間を6か月などと想定することができず，時間軸を長くとるという特徴がある。

　よって，高齢者の終末期ケアは，高齢者が人生の終わりに受けるケア全体を指す広範囲な考え方をする。そして本人の意思が尊重され，生活や療養の場に関係なく，その人が最期まで自分らしく生ききることができるように支えていく。そのためには，その人がどのような人生を送ってきたのか，どのような死生観をもち，どのような生き方をしたいと考えているのか，人生の最終段階に何を求め，何をしたいのか，家族は何を求めているのかをとらえることが重要である。そのうえで，本人と家族にとって互いに心残りのない意思決定ができるよう支援していくことが求められてくる。

1 高齢者の理解
2 老年看護学とは何か
3 老年看護の理論・概念
4 保健医療福祉制度
5 高齢者の権利擁護
6 経過別にみた老年看護
7 外来における老年看護
8 治療における老年看護
9 地域・在宅における老年看護
10 リスクマネジメント

3. 高齢者の終末期ケアにおける課題

　高齢者の終末期ケアの課題には「死に至る 3 つのパターンに応じたケアの必要性」「過小医療・過大医療の問題」「意思決定が明確でない」の 3 つがあげられているが [19]，特に高齢者の緩和ケアを考えたときに最重要課題となってくるのは，非がん疾患の高齢者の終末期ケアのありかたである。

❶ がん疾患をもつ高齢者と非がん疾患の高齢者の死に至るまでの特徴

　Lynn [20] は，終末期の軌道を，疾患群別に「がんなどのモデル」「心肺疾患などの臓器不全モデル」「認知症・老衰モデル」として，高齢者の死に至る経過には，この 3 つのパターンがあることを示している（図 6-14）。

▶ **がん疾患をもつ高齢者の特徴**　がん疾患高齢者の特徴は予後予測が比較的容易なことである。また，一般に死の数週間前までは，ある程度の機能が保たれ，ある時点から急速に悪化し死に至ることが多い。悪化も，月単位，週単位，日単位，時間単位で進行していく。そのため，残された日々を意識しながら，本人が望む生活や人生の目標を実現できるように，**QOL**（quality of life，生活の質）を高めるかかわりをしていくことが重要になる。

▶ **非がん疾患高齢者の特徴**　非がん疾患高齢者の特徴は経過が長いことが第一にあげられる。非がん疾患の高齢者のうち，心臓や肺などに臓器障害がある場合には，慢性疾患の急性増悪と寛解を繰り返しながら徐々に機能低下し，最後は比較的急な経過をたどることが多い。そのため，日常生活のなかで病気をコントロールしていくセルフマネジメントの力を高める支援が必要である。

　非がん疾患の高齢者のうち認知症や老衰などの場合，5 年以上の長い期間にわたって徐々に機能が低下していく。多くは肺炎などで最期を迎えることが多いが，長期間にわた

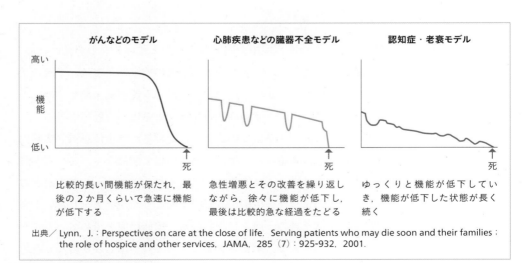

図6-14　疾患別予後予測モデル

る家族の介護が続くため，家族を含めた介護者の介護負担感を軽減するかかわりが必要となってくる。

　非がん疾患の高齢者の場合，一部を除いて常に症状の改善ができる可能性を秘めている。そのため各疾患において延命治療が可能であり，終末期の判断は困難を極める。急性増悪と寛解を繰り返しながら，徐々に悪化する軌道をたどるため，終末期と急性増悪の区別がしづらいのである。

　介護している家族も，高齢者が急性増悪と寛解を繰り返すため，回復するかもしれないと期待をしてしまう。そのため，どこまで治療をするべきなのか，高齢者にとっての適正な医療はどこにあるのかの判断ができなくなることも少なくない。

　QOLと**SOL**（sanctity of life，生命の尊厳）のバランス，あるいは治療と代償のバランスをとりながら，改善のための治療と緩和ケアを総合的にとらえ，バランスよく実施していくことが重要である。

❷本人の意思決定が明確でない

　2007（平成19）年に厚生労働省は「終末期医療の決定プロセスに関するガイドライン」を公表した[21]。そこで指摘されている最も重要なことは，患者本人による，受ける医療についての意思決定である。その意思決定プロセスには，担当医だけではなく看護師やソーシャルワーカーなどのケアチームによる，患者および家族を支える体制が必要である。しかし，高齢者の終末期では，病状の悪化や意識レベルの低下，認知機能の低下などにより，高齢者自身が治療方針の決定に関与できなくなり，家族がその意思決定をしなければならなくなるケースもある。

　よって，2015（平成27）年に公表された「人生の最終段階における医療の決定プロセスに関するガイドライン」は2018（平成30）年に改訂され，「人生の最終段階における医療・ケアの決定プロセスに関するガイドライン」に名称が変わった。ここでは，最期まで本人の生き方（＝人生）を尊重した医療およびケアの提供について検討することが重要であるということに加え，家族や信頼できる人を前もって決めておくことや，それらの人との話し合いを重ねていくことの重要性を示している。このガイドラインは，「1. 人生の最終段階における医療・ケアの在り方」「2. 人生の最終段階における医療・ケアの方針の決定手続」の2項から成っている。

　日本老年医学会は2012（平成24）年に「高齢者ケアの意思決定プロセスに関するガイドライン；人工的水分・栄養補給の導入を中心として」を公表した。本ガイドラインは，臨床現場において，医療・介護・福祉従事者たちが高齢者ケアのプロセスにおいて本人・家族とのコミュニケーションをとおして，AHN（artificial hydration and nutrition，人工的水分・栄養補給法）導入をめぐる選択をしなければならなくなった場合に，適切な意思決定プロセスをたどることができるように，ガイド（道案内）するものである。「1. 医療・介護における意思決定プロセス」「2. いのちについてどう考えるか」「3. AHN導入に関する意思決定プロセスにおける留意点」の3項目から成り立っている。

1 高齢者の理解
2 老年看護学とは何か
3 老年看護の理論・概念
4 保健医療福祉制度
5 高齢者の権利擁護
6 経過別にみた老年看護
7 外来における老年看護
8 治療における老年看護
9 地域・在宅における老年看護
10 リスクマネジメント

本人・家族およびほかの医療者とともに話し合いを促進していくための道具として，事前指示やリビングウィル，アドバンスケアプランニングなどの重要性が指摘されている。しかしながら実際に運用していくには課題がある。先にあげた日本老年医学会の立場表明[22]においても，高齢者は意見が不安定で流動的であること，自己表明しないことも多く，家族の意向がより重視されるなどの課題が示されている。そのため医療者や家族には，意思表示ができなくなった本人に代わって，「何を望んでいるのか」「本人にとって何が最善なのか」を推察するための倫理観や洞察力が要求される。そして，そこから導き出されたものを前提に，家族とケアチームが話し合うことが必要である。

Ⓑ 看取り（終末期）看護の実際

　終末期にある高齢者からは，がんの終末期にみられる痛みのような典型的な身体徴候を見いだすことが難しい。なぜなら，高齢者は加齢変化に加え，ほとんどが複数の慢性疾患を抱えているため，終末期における病態が明確にならないからである。さらには本人自らの訴えも少ないため，家族や介護者の「いつもと違う」という感覚や，「何となく元気がない」「食事量が減ってきた」「からだを起こしている時間が減ってきた」などの日常生活でのささいな変化をとおして，終末期の状態であると推察しなければならないことが多い。
　特に認知症を併せもつ高齢者の場合，痛みや倦怠感，疲労，または精神的な苦痛などを言語的に表出することは難しく，ほとんど期待できない。ふだんの日常生活からのちょっとした変化，表情や言動，そしてバイタルサインの変動から包括的にアセスメントし，この人のなかで何が起こっているのか，とらえていくことが重要である。
　以下に，終末期に必要な看護の視点とアセスメントをあげる。

1 ｜ 終末期に必要な看護の視点とアセスメント

❶痛み

　痛みには疾患によるもの，衰弱によるもの，精神的・社会的・スピリチュアルなものがある。多面的・包括的なアセスメントと症状管理をし，早期に痛みを取り除けるように支援する必要がある。
　痛みのアセスメントの視点は，体動時の表情や言動の変化，痛みの経過・性質・強さ・部位・出現時間・持続時間，鎮痛薬の内服状況，鎮痛薬に対する考えかた，痛みによる生活上の変化や制限などである。
　しかし，高齢者にとっては身体的な痛みよりも，スピリチュアルな痛み（スピリチュアルペイン）についての配慮が必要である。高齢者が自分自身を，社会的には非生産的な人間で価値や役割がないと考えたり，また子どもや孫に迷惑をかけるばかりで申しわけないと思ったり，寝たきりになり排泄などの介護もゆだねるようになって「もう終わりにしたい」と死を願ったりすることは，まさしくスピリチュアルペインであるといわれている[23]。

このようなスピリチュアルペインが高齢者にあると判断した場合は，本人に人生を振り返ってもらい，その人生の意味を自ら確認できるように促したり，家族をとおして高齢者の存在の意味を伝えてもらったりするなどのライフレビューを実施するのも，かかわりかたとして有効である。

❷便秘・腹部膨満感

高齢者は，加齢に伴う蠕動運動の低下に加え，長期臥床していることや衰弱による腸蠕動の不活発により，便秘や腹部膨満が起こりやすくなる。また，機能性イレウスも引き起こしやすいため，排便の有無，腸蠕動の聴診，腹部触診は重要である。

腸蠕動の促進を図るために，腹部温罨法，腹部マッサージなどを実施する。必要な場合には，緩下剤の与薬や摘便を行い，排便コントロールをしていく。

❸食思不振と食事水分摂取量の低下

高齢者は，終末期になると食思不振になることが多い。食欲が低下している原因は何か把握していくと同時に，食欲低下により低栄養になりやすいため，栄養状態に関するアセスメントも行う。特に，食思不振の原因ともなる疾患（がん，閉塞性肺疾患，うつ病など）が増悪していないか，易疲労によるものなのか，全般的な体力低下なのか，口腔内の異常の有無，義歯の状況，咀嚼・嚥下機能の低下などに着目し，食思不振がなぜ起きているのかをアセスメントする。

アセスメントの結果，食事摂取量を増やすことが必要であるならば，食事内容を好みのものに変更したり，感染予防と食欲を引き出すための口腔ケアを実施したりする。食事時には適切な姿勢を保てるようにし，誤嚥の防止に努め，食事・飲水介助を行う。

ここで留意しておきたいのは，高齢者の食事摂取量が低下してきたときは，栄養状態の改善を図るだけではなく，「終末期に入ってきたのではないか」という視点で観察し，家族や医師との話し合いが望まれる時期を見極めることである。特に輸液などによる積極的な医療の提供については配慮が必要である。

❹呼吸困難や喀痰による困難症状

呼吸状態の変化，SpO_2 の変化，痰のからみ，呼吸困難の有無，喘鳴の有無についての観察は常に必要であるが，これらの症状が増強してくると終末が近いことが予測できる。これらの症状が増強するのは，終末になると気管の線毛運動活動が弱まってくるため，痰を外に喀出できなくなり，痰が溜まってくるためである。

また，このときに点滴を入れていると，痰の材料は水分のため，痰が増えてきてしまう。そうなれば，痰を吸引せざるを得ず，本人にもつらい思いをさらにさせてしまうことになる。循環動態も悪化しているため，点滴などの水分は必要最小限に絞っていくことが重要となってくる。

症状を緩和する方法として，①酸素療法の導入，②綿棒やガーゼを使用した痰の除去，③吸引器の使用，④安楽な体位をとるなどを実施していく。

臨死期になってくると呼吸は浅くなり，徐々に不規則になってくる。喘鳴を伴うことも

1 高齢者の理解
2 老年看護学とは何か
3 老年看護の理論・概念
4 保健医療福祉制度
5 高齢者の権利擁護
6 経過別にみた老年看護
7 外来における老年看護
8 治療における老年看護
9 地域・在宅における老年看護
10 リスクマネジメント

あり，家族にとっては，呼吸困難をきたしているように見える。しかし喘鳴は，苦しそうに見えるが本人はそれほど苦痛ではないこと，吸引はなるべく控え，綿棒やガーゼなどで口の中をぬぐう程度でよいことを家族に伝える。

また，下顎呼吸になったら死が迫っていること，意識が混濁していても聴覚は最期まで保たれているので，本人のそばにいて手を取り，声をかけてあげるとよいことなどを伝える。

❺精神的苦痛・混乱・せん妄

死期が迫ってくると，身体的な苦痛に伴って不安や落ち込みなどの心理状態に陥る。そのため，孤独感や緊張感を軽減できるようなかかわりが重要となってくる。馴染みのある場所や空間，人々とのかかわりを感じられるような機会をつくり，本人の好きなこと，意向を尊重した日常生活を行えるように援助することが必要である。

さらに高齢者の場合，病状の悪化や，睡眠と覚醒のリズムの乱れなどが誘発因子となり，せん妄を発症することがある。終末期の患者が死に臨んで，すでに亡くなっている人物や，通常見ることのできない事物を見たりすることがある。「死んだおばあちゃんがお迎えにきた」「きれいなお花畑を歩いていた」「三途の川が見えた」などで，これらは医学的にはせん妄と診断される。

興奮した臨死期のせん妄（過活動型）の高齢者に対しては，おだやかな状態を取り戻すために抗精神病薬が必要なこともあるが，不活発ないし傾眠がちなせん妄症状であったり，幻覚を心地良く感じていたりする高齢者に対しては，経過観察が適切である場合が多い。しかし，本人が不快に感じている場合，特に起きていたいのに眠気が襲ってきてしまうほどの状態（低活動型せん妄）は，他者からすると弊害がないため，放置されがちで，誤解されやすい。疼痛コントロールのために使用している薬剤が効きすぎていないか，または終末期による徴候なのかを包括的にとらえ，判断することが必要である。心地良いと感じている状態であるのか否かが大事な目安となる。

せん妄症状を引き起こしている高齢者のそばにいる家族にとっては，コミュニケーションがとれないことが最も苦悩である[24]。そのため，家族への精神的な支援も重要になってくる。

2 | 場の違いによる看取り

第2次世界大戦以前，日本人のほとんどは自宅で最期を迎えていたが，昭和50年代あたりを境に，病院での死亡数が自宅での死亡数を上回るようになった。2022（令和4）年は病院・診療所での死亡65.9％，自宅での死亡17.4％となっている（図6-15）。

2006（平成18）年の改正医療法では「多様な場での看取り」の推進がうたわれ，2012（平成24）年の改正介護保険法でも地域包括ケアシステムの推進のなかで「住み慣れた場で自分らしく最期まで」と，在宅を含む多様な場での看取りの推進が明記された。

今後，高齢者のQOLの向上や尊厳の確保に基づいた医療・介護などの包括的なケア提

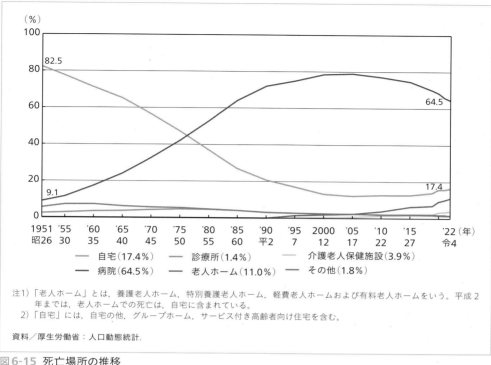

(%)

注1)「老人ホーム」とは，養護老人ホーム，特別養護老人ホーム，軽費老人ホームおよび有料老人ホームをいう。平成2
年までは，老人ホームでの死亡は，自宅に含まれている。
　2)「自宅」には，自宅の他，グループホーム，サービス付き高齢者向け住宅を含む。

資料／厚生労働省：人口動態統計.

図6-15　死亡場所の推移

供，看取りの体制の整備を推進していかなければならない。

❶高齢者ケア施設での終末期

　高齢者が死を迎える場として，自宅以外で現実的に選択し得る場は，病院・診療所，介護老人福祉施設（特別養護老人ホーム），介護老人保健施設などである。

▶ **介護老人保健施設**　創設された当初は，病院から自宅への退院をつなぐリハビリテーションの機能をもった施設とされていた。しかし，介護保険制度が施行されてからは，少しずつ介護老人福祉施設（特別養護老人ホーム）や療養病床との相違が薄まりつつあり，また長期にわたり施設間を行き来して利用する高齢者も多くなり，施設の環境やスタッフとの親密さが深まり，慣れ親しんだ施設で終末期を迎えさせたいと希望する家族やスタッフが出てきた。そのことにより，介護老人保健施設での看取りも注目され，増えてきている。

▶ **介護老人福祉施設（特別養護老人ホーム）**　本来，終の棲処として設立されている介護老人福祉施設（特別養護老人ホーム）では，医師が非常勤であったり，看護師の必置人数も極めて少なく夜勤体制がとれなかったりなどの理由から，実際のところは，終末期になると入居している高齢者は最期の時（看取り）を病院にゆだねるケースが大半を占めていた。しかし，2005（平成17）年の介護保険制度の改正により，重度化対応加算や看取り介護加算が新設され，本来の終の棲処の機能を取り戻そうとする施設が増えてきている（図6-16）。それでも課題は多く，特にスタッフへの看取り研修の充実が期待されている（図6-17）。

2 老年看護学とは何か
3 老年看護の理論・概念
4 保健医療福祉制度
5 高齢者の権利擁護
6 経過別にみた老年看護
7 外来における老年看護
8 治療における老年看護
9 地域・在宅における老年看護
10 リスクマネジメント

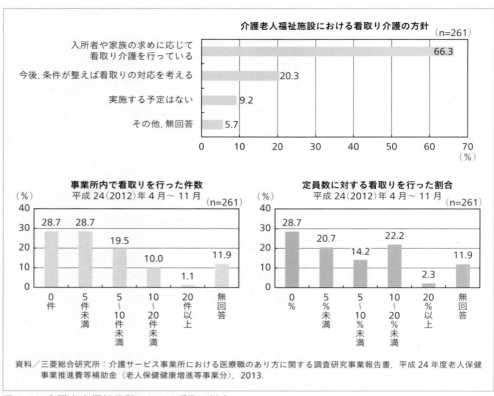

図6-16 介護老人福祉施設における看取り対応

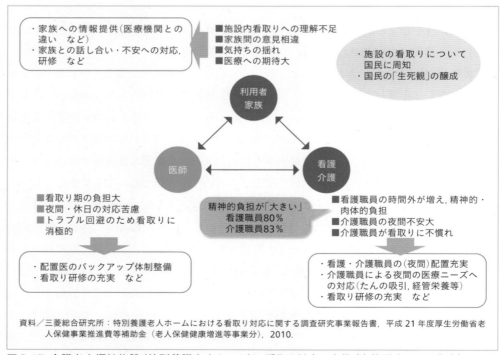

図6-17 介護老人福祉施設（特別養護老人ホーム）の看取り対応の実態（実態調査からの考察）

❷ 在宅での終末期

　在宅で終末期を過ごす，看取るということは，高齢者本人にとっても家族にとっても不安は大きいものである。在宅で看取ると決めていても，症状が悪化したり変化したりしたときにはどうすればいいのか不安になり，信頼し相談できる医療者がそばにいない場合には救急車をよび，病院へと搬送してしまうケースが多い。

▶ **訪問看護師**　高齢者や家族の不安に応え，在宅での看取りを可能にしていくためには，医療従事者の関与は必須であり，特に訪問看護師のかかわりは重要な位置を占め，必要不可欠な存在となる。終末期においては，昼夜を問わずに療養者や家族の相談にのる，必要に応じて訪問するという体制が求められ，この体制が充実していないと高齢者・家族の不安に応えることができない。

▶ **在宅療養支援診療所**　2006（平成18）年の医療法改正により，在宅療養支援診療所が創設された。24時間往診，訪問看護ステーションとの連携など，一定の要件を満たすことを条件に，各種診療や連携などに対して報酬が高く設定され，制度としても整ってきたこともあり，在宅往診を専門とする往診医は増えてきている状況にある。

▶ **訪問看護ステーション**　訪問看護ステーションは，緊急時訪問看護加算やターミナルケア加算の制度が設けられて以降，訪問看護師の存在意義や有用性が市民にも知られるようになってきている。また，在宅ケアは生活の場であることから，医療だけ介護だけと区別するのは不可能である。看取りにおいても家族の介護負担感や本人の状況を考慮し，適切に介護サービスを導入し連携していくことも必要となる。

　これらによって，本人・家族は在宅においてどのような終末期を迎えたいのか，どのような看取りを望んでいるのかをとらえ，本人・家族のその願いをかなえられるように専門職として支え，または寄り添いながら多職種でかかわっていくのが在宅での終末期看護のありかたである。

C 家族へのグリーフケア

1 家族の予期悲嘆

　家族であるその一員が終末期を迎えることによって，家族は精神的な影響はもとより身体的な影響も受ける。そのなかで家族は予期悲嘆を経験している。

　予期悲嘆とは，家族が終末期にあることを知った家族の激しい心理的苦痛のこと[25]であり，さらに将来の死の可能性によって生み出される悲嘆だけではなく，主に病気の進行に伴って患者や家族などが経験する，多様な物理的あるいは心理社会的喪失に対する反応である[26]ともいわれている。

　そのため家族へのケアとして，近い将来に，死別が確実に訪れるという事態が判明した場合には，速やかに予期悲嘆に対するアプローチを考慮すべきである。

しかし，非がん疾患の高齢者の終末期は，死の予後予測がつきにくい。そのため，長期にわたり高齢療養者を介護している家族は，「まだ大丈夫」「また回復するかもしれない」と，わずかな期待をもち，看取りを迎えるまでの気持ちの揺れ動きは非常に大きい。看護師は，このような家族の予期悲嘆を理解し，家族のもつ力に応じた支援を行う必要がある。

2 ｜ 看取りのときの家族へのかかわり

看取りのときは，家族にとって，そのときにしか過ごせない，感じられない重要な時間である。高齢者の死を目の当たりにし，そのときに何をしたらよいのか，どのようにかかわったらよいのか，どのように向き合うべきなのか，戸惑い，恐れ，そして不安にも感じる家族がいる。

看護師は，亡くなっていく高齢者と家族が大切な時間を十分に過ごせるように支援していくことが必要である。死の瞬間，またはその前後に家族がどのようにかかわり，体験したかで，その後の家族の悲嘆や心の支えに影響してくる。

3 ｜ 看取りを終えた家族へのグリーフケア

▶ **家族の悲嘆**　高齢者の看取りを終えた家族は，大切な人を失った喪失感から様々な感情を抱く。日本ホスピスケア・在宅ケア研究会では，悲嘆とは「我々がある人と結んでいた手を放し，離別することに伴う現象であるとも表現できる。死別にかかわる悲嘆はとりわけ，心を強く痛める。患者が亡くなるとき，遺族は恐ろしいほどの情緒的苦痛を体験する。それはあたかも，その人の精神生活から何かがねじり取られるかのような体験である。長年寄り添った人のいない生活に順応することは時間のかかる大きな仕事である」といっている。

▶ **グリーフワーク**　死別者は立ち直ろうとし，悲しみながらも内省を伴う自己整理作業を繰り返し行い，死者と自分を見つめ直しながら，生きる意義を問い返す。残された人々の悲嘆と，個人による悲嘆の消化作業とその過程を，**悲嘆の作業（グリーフワーク）**という[27]。

家族は看取り終えた後，「あのときに，もっと本人の言うようにしてあげればよかった」「もっと早くに病状を発見して病院に連れて行けばよかった」「点滴をあのときにしていれば，もっと生きながらえることができたかもしれない」などと，そのときには最善の医療やケアを選択していたとしても，必ず後悔の言葉を口にする。看護師は残された家族の感情や行動，抱えている問題をあるがままに受け入れ，様々な感情をじっくりと傾聴することが大切である。

▶ **グリーフケア**　悲嘆の援助を**グリーフケア**といい，グリーフワークに寄り添い歩み，死別者のサポートをすることである。このような時期の遺族に対して看護師は，支えるということではなく，悲しみに共に寄り添うことが大切である。そして，遺族がその人のいない生活に少しずつ向き合っていけるように，支援していくことが求められる。

文献

1) 厚生労働省：2019 年国民生活基礎調査の概況，2020，
2) World Health Organization：Ottawa Charter for health promotion，1986.
3) 上田敏：ICF の理解と活用；人が「生きること」「生きることの困難（障害）」をどうとらえるか，きょうされん，2005.
4) 厚生労働省：認知症施策推進総合戦略（新オレンジプラン）；認知症高齢者等にやさしい地域づくりに向けて（概要），2015，http://www.mhlw.go.jp/file/06-Seisakujouhou-12300000-Roukenkyoku/nop1-2_3.pdf（最終アクセス日：2016/8/31）
5) 厚生省痴呆性老人対策推進本部：痴呆性老人対策推進本部報告書，1987，http://www.ipss.go.jp/publication/j/shiryou/no.13/data/shiryou/syakaifukushi/322.pdf（最終アクセス日：2016/8/31）
6) Barberger-Gateau,P.，Letenneur,L.，Deschamps,V.，et al.：Fish，meat，and risk of dementia；cohort study，BMJ，325（7370）：932-933，2002.
7) Engelhart,M.J.，Geerlings,M.I.，Ruitenberg,A.，et al.：Dietary intake of antioxidants and risk of Alzheimer disease，JAMA，287（24）：3223-3229，2002（日本認知症学会編：認知症テキストブック，中外医学社，2008，p.214-218）.
8) 内閣府：平成 28 年度版高齢社会白書，2016，http://www8.cao.go.jp/kourei/whitepaper/w-2013/zenbun/s1_2_3.html（最終アクセス日：2020/3/3）
9) 厚生労働省：令和 2 年患者調査，2022．http://www.mhlw.go.jp/toukei/saikin/hw/kanja/20/dl/toukei.pdf（最終アクセス日：2022/11/1）
10) 米国精神医学会著，高橋三郎，大野裕監訳：DSM-5；精神疾患の分類と診断の手引，医学書院，2014.
11) 亀井智子，他：認知症および認知機能低下者を含む高齢入院患者群への老年専門職チームによる介入の在院日数短縮等への有効性；システマティックレビューとメタアナリシス，日本老年看護学会誌，20（2）：23-35，2016.
12) 高齢者リハビリテーション研究会：高齢者リハビリテーションのあるべき方向，2004.
13) 厚生労働省：高齢者の地域における新たなリハビリテーションの在り方検討会報告書，2015，p.7.
14) Lubkin, I.M.，Larsen, P.D. 著，黒江ゆり子監訳：クロニックイルネス；人と病いの新たなかかわり，医学書院，2007，p.3-20.
15) 前掲書 14）.
16) 菊地和則：多職種チームの 3 つのモデル；チーム研究のための基本的概念整理，社会福祉学，39（2）：273-290，1999.
17) 日本老年医学会：「高齢者の終末期の医療およびケア」に関する日本老年医学会の「立場表明」，日本老年医学会雑誌，38（4）：582-586，2001.
18) National Advisory Committee：A guide to end-of-life care for seniors，University of Toronto and University of Ottawa，2000.（邦訳：National Advisory Committee 著，岡田玲一郎監訳：高齢者の end-of life ケアガイド，厚生科学研究所，2001）
19) 樋口京子，他編著：高齢者の終末期ケア；ケアの質を高める 4 条件とケアマネジメント・ツール，中央法規出版，2010，p.27-31.
20) Lynn,J.：Perspectives on care at the close of life. Serving patients who may die soon and their families：the role of hospice and other services，JAMA，285（7）：925-932，2001.
21) 厚生労働省：終末期医療の決定プロセスに関するガイドライン，2007.
22) 前掲書 17）.
23) 高宮有介：後期高齢者への緩和ケア；困難な点と対応のポイント；医師の立場から，緩和ケア，18（3）：204-205，2008.
24) Morita,T. et al.：Family-perceived distress from delirium-related symptoms of terminally ill cancer patients，Psychosomatics，45（2）：107-113，2004.
25) 鈴木和子，渡辺裕子：家族看護学；理論と実践，第 4 版，日本看護協会出版会，2012，p.297.
26) Rando,T.A.：Clinical dimensions of anticipatory mourning；theory and practice in working with the dying，their loved ones，and their caregivers，Research Pr Pub，2000.
27) 宮林幸江：ナースが寄り添うグリーフワーク；家族を支え続けたい！，日本看護協会出版会，2010，p.15.

参考文献

・厚生労働省：平成 28 年 国民生活基礎調査の概況，https://www.mhlw.go.jp/toukei/saikin/hw/k-tyosa/k-tyosa16/（最終アクセス日：2020/2/1）
・安村誠司：高齢者の転倒・骨折の頻度，日本医師会雑誌，122：1945-1999，1999.
・江藤真紀：地域在住高齢者における転倒既往と視覚刺激下の姿勢制御能との関連，日本老年医学会雑誌，42：106-111，2005.
・加藤真由実，他：入院高齢者の転倒要因についての研究；3 種類の施設の前向き調査から，金沢大学医学部保健学科紀要，24（1）：127-134，2000.
・亀井智子，他：都市部在住高齢者における転倒発生場所の現状からみた転倒予防教育プログラムの検討；東京都中央区 2 町の調査から，聖路加看護大学紀要，35：52-60，2009.
・安村誠司　他：地域の在宅高齢者における転倒発生率と転倒状況，日本公衛誌，38：735-741，1991.
・Tinetti ME, et.al: Risk factors for falls among elderly persons living in the community, The NEW ENGLAND JOURNAL of MEDICINE, 319（26）：1701-1707, 1988.
・Guo, Z, et al.: Cognitive impairment, drug use, and the risk of hip fracture in persons over 75 years old: a community-based prospective study, American Journal of Epidemiology, 148（9）：887-892, 1998.
・American Geriatrics Society, British Geriatrics Society, and American Academy of Orthopedic Surgeons Panel on Falls Prevention: Guideline for the Prevention of Falls in Older Persons, Journal of the American Geriatrics Society, 49（5）：664-672, 2001.
・Davenport R. J, et al.: Complications after acute stroke. Stroke, 27: 415-420, 1996.
・ロコモ ONLINE（日本整形外科学会公式ロコモティブシンドローム予防啓発公式サイト）：ロコモチャレンジ推進協議会，https://locomo-joa.jp/（最終アクセス日：2020/2/15）
・葛谷雅文：サルコペニアと栄養，化学と生物，52（5）：328-330，2014.
・鈴木隆雄：新老年学（編集代表；大内尉義，秋山弘子），健康寿命の概念とその延伸法および疾患との関係，第 3 版，東京大学出版会，2010，p.524.

高齢者の理解

老年看護学とは何か

老年看護の理論・概念

保健医療福祉制度

高齢者の権利擁護

6 経過別にみた老年看護

外来における老年看護

治療における老年看護

地域・在宅における老年看護

リスクマネジメント

・厚生労働省：健康日本 21（第 2 次）の推進に関する参考資料，https://www.mhlw.go.jp/bunya/kenkou/dl/kenkounippon21_02.pdf
（最終アクセス日：2020/2/20）
・厚生労働省：平成 29 年国民健康・栄養調査報告，https://www.mhlw.go.jp/stf/seisakunitsuite/bunya/kenkou_iryou/kenkou/eiyou/
h29-houkoku.html（最終アクセス日：2020/2/20）
・厚生労働省：「日本人の食事摂取基準（2020 年版）」策定検討会報告書，https://www.mhlw.go.jp/stf/newpage_08517.html（最終
アクセス日：2020/2/20）

第 **7** 章

外来における老年看護

I　外来における老年看護

Ⓐ 高齢者の外来診療の利用

1. 外来診療の機能拡大

　外来診療とは，医療機関（病院，診療所）の外来部門で通院患者に行われる検査，処置，治療などの診療を指す。近年，医療の進歩や入院期間の短縮化により，以前は入院で行われていた手術や処置が日帰りで行われ，抗がん剤を使用する薬物療法の多くも外来で行われるようになっている。このように侵襲の高い手術・処置・検査を外来で受ける患者や，器具・装置を用いた医療処置が必要な患者など，医療依存度の高い外来患者が増えている。

　また超高齢社会において，高齢者が住み慣れた地域で最後まで尊厳のある暮らしを送ることができるよう地域完結型医療，地域包括ケアシステムの構築が推進されている。そこで医療機関の外来は，入院治療が必要となった高齢者が安心して治療を受け，退院後は，必要な診療の提供とともに，高齢者の状況に合わせて，かかりつけ医や地域の医療機関，介護施設，地域包括支援センター，訪問看護ステーションなどと連携する窓口としての機能も求められている。

　このように外来診療の機能は，医療の進歩，超高齢社会，医療政策の影響により，複雑な問題が生じやすい医療依存の高い患者への対応が求められている。さらに地域に開かれた窓口として様々な医療・介護との連携を図る機能も求められ，その役割は大きくなっている。

2. 高齢者の外来診療の状況

　厚生労働省の 2016（平成 28）年の国民生活基礎調査では，加齢や慢性疾患により，65歳以上の高齢者は，男性で 22.8%，女性で 26.1% が健康上の問題で日常生活に影響があるとしており，75 歳以上ではさらにその割合は高くなっている。そして半数弱の高齢者が何らかの訴えをもっており，そのなかでも多い訴えは，腰痛，手足の痛み，肩こり，頻尿，聞こえにくいことである[1]。

　2020（令和 2）年の患者調査によれば，外来患者の総数は 713 万 7500 人（病院 147 万2500 人，診療所 433 万 2800 人，歯科診療所 133 万 2100 人）であった。そのうち 65 歳以上の外来患者数は，高齢化の進展に伴い半数以上の 361 万 8800 人（50.7%）であった（図 7-1）[2]。高齢者の受療率が高い傷病は，外来では高血圧性疾患，脊柱障害，悪性新生物の順となっている。高齢者は，加齢により，身体機能が低下するとともに慢性疾患を複数抱えている場合もあり，一時的な体調不良で外来診療を受けるだけでなく，定期的に複数の診療科，

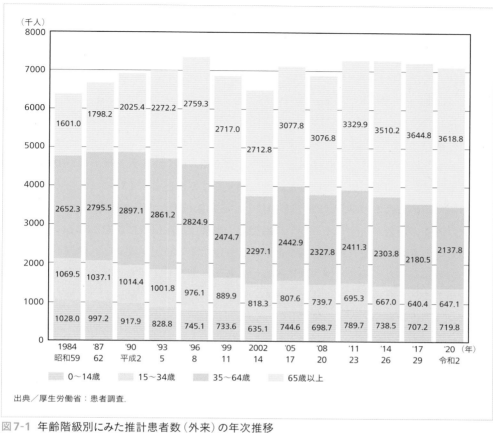

（千人）

	1984 昭和59	'87 62	'90 平成2	'93 5	'96 8	'99 11	2002 14	'05 17	'08 20	'11 23	'14 26	'17 29	'20 令和2（年）
65歳以上	1601.0	1798.2	2025.4	2272.2	2759.3	2717.0	2712.8	3077.8	3076.8	3329.9	3510.2	3644.8	3618.8
35～64歳	2652.3	2795.5	2897.1	2861.2	2824.9	2474.7	2297.1	2442.9	2327.8	2411.3	2303.8	2180.5	2137.8
15～34歳	1069.5	1037.1	1014.4	1001.8	976.1	889.9	818.3	807.6	739.7	695.3	667.0	640.4	647.1
0～14歳	1028.0	997.2	917.9	828.8	745.1	733.6	635.1	744.6	698.7	789.7	738.5	707.2	719.8

出典／厚生労働省：患者調査.

図7-1 年齢階級別にみた推計患者数（外来）の年次推移

病院を受診している人も多い。

　また，2021（令和3）年の国民生活基礎調査で高齢者世帯の世帯構造をみると，「単独世帯」が743万世帯（高齢者世帯の28.8%），「夫婦のみの世帯」が825万世帯（同32.0%）である[3]。現在は一人で問題なく通院できている高齢者も，運動機能の低下，認知機能の低下によって通院が難しくなり，同居以外の家族や友人などが通院に付き添うなどの支援が必要になる場合も多い。

Ⓑ 外来における高齢者の看護

1. 外来看護の役割

　外来看護とは，病院や診療所の外来の場で行われる看護である。具体的には診察介助，処置や日帰り手術の介助，入院が必要となった高齢者への対応，自宅での療養に関するセルフケア支援など，多岐にわたる。外来看護師は，高齢者が来院し，受付をしてから，外来診療が安全・安楽にスムーズに進み，次回の受診まで安心して療養生活が送れるように

高齢者の理解

老年看護学とは何か

老年看護の理論・概念

保健医療福祉制度

高齢者の権利擁護

経過別にみた老年看護

7 外来における老年看護

治療における老年看護

地域・在宅における老年看護

リスクマネジメント

かかわる。そのため，事前にカルテや問診により，受診目的や今までの経過などの情報を得て，優先順位を考え看護実践している。

外来における看護の提供内容について，数間は，①身体的管理技術の提供，②心理的適応の促進，③社会資源の紹介・導入の3つの要素に整理している。①の身体的管理技術の提供とは，個々の高齢者の病態に基づいた疾病管理に関する専門的知識・技術を提供し，病態・症状の維持改善を図ることである。②の心理的適応の促進とは，高齢患者が自身のからだの構造・機能の変化や喪失と折り合いをつけ，自分なりにコントロールできると感じられるように働きかけることである。③の社会資源の紹介・導入とは，長い療養生活の経済基盤を支える情報の提供や社会資源を提供することである。そしてこれらの要素を提供する際に求められるのが，「傾聴」を中核とする相談技術とされている（図7-2）。

外来は多くの患者が来院しており，高齢患者・家族は，医療者に声をかけることを遠慮していることも多い。それゆえ診療の進捗により待合室の状況を確認し，体調がすぐれず至急の診察が必要な高齢者は優先的に診察できるよう調整し，待ち時間の目安を伝えるなどの配慮も求められる。このように，外来看護師は，短時間で高齢患者・家族の表情や様子から病状の変化や不安などの精神状態もとらえる気づきが求められる。

確かに1回の通院において高齢者が外来看護師とかかわる時間は通常，短いといえるが，慢性疾患のように継続的な通院が必要な高齢者にとっては積み重ねられる時間は長いものである。基本的なことだが，外来看護師による高齢患者・家族の状況に即した専門的知識に基づく情報の提供，処置時の確実でていねいな手技，配慮のある声かけや気遣いが信頼

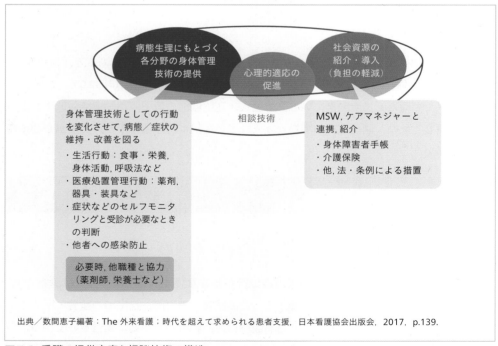

出典／数間恵子編著：The 外来看護；時代を超えて求められる患者支援，日本看護協会出版会，2017，p.139.

図7-2 看護の提供内容と相談技術の構造

関係を構築し，高齢患者・家族の安心感や療養のモチベーションにつながる。また高齢患者を生活者という視点でとらえ，現在の状態のみに着目するのでなく，現在に至るまでの状況と，今後の見通しを予測し，かかわることが重要である。

2. 看護外来とは

前述したように医療技術の進歩に伴い，高度な治療や侵襲性の高い手術や検査が外来で行われるようになり，外来での継続治療やその管理が必要となってきた。また，在院日数の短縮化により，自己管理能力が確立していない状態で退院する高齢患者も増えている。そのため，診療の補助に関する看護に加え，治療や療養生活を支えるための相談・教育などの看護の重要性が増している。

このような医療依存度の高い高齢患者に対し，個々の高齢者に応じた専門性の高い看護を提供する外来を看護外来という。看護外来では，専門的知識・技術，経験を有した看護師が一定の時間と場を確保し，生活に伴う症状の改善や自己管理の支援などを，他職種と連携し，主導して行っている。

病院によって開設している看護外来の種類，名称は異なるが，がん看護外来，ストーマ外来，緩和ケア外来，糖尿病療養支援外来，排尿ケア外来，慢性腎不全外来，慢性心不全外来，認知症看護外来などがある。これらの看護外来が充実してきた背景として，認定看護師，専門看護師の教育や，関連学会における研修制度により，各専門分野において専門性の高い知識・技術をもった看護師が増えていること，外来での看護に対する診療報酬が得られるようになってきていることがあげられる。

外来での看護が診療報酬上で最初に認められたのは，1992（平成4）年の在宅療養指導料である。これは，在宅療養指導管理料算定患者，または器具装着（人工肛門，人工膀胱，気管カニューレなど）患者に対し，外来で30分以上，個別にプライバシーが確保された場所で，保健師または看護師が必要な指導を行い，記録した場合に算定できるとされた。その後，外来看護に様々な診療報酬が認められるようになっている（図7-3）。

3. 外来における高齢者看護の特徴

高齢者は加齢に伴い，がんや糖尿病，心疾患などの慢性疾患に罹患した人が増え，病状が進行・重症化する可能性も高い。個人差は大きいが，病状の悪化や認知機能，運動能力の低下により外来通院を継続すること自体が難しくなる場合もある。ここでは，高齢者の特徴を踏まえ，外来における高齢者の看護の特徴について述べる。

❶ スクリーニング・包括的アセスメント

高齢者は，重篤であっても症状や訴えが乏しい場合があるため，本人の様子，バイタルサイン，家族からの情報などから重症度や緊急度をスクリーニングし，緊急性がある場合には迅速に対応することが求められる。特に独居の高齢者が定期受診をしなくなったときには，認知機能が低下し，生活機能が落ちていることが予測される。また近年，高齢者虐

1 高齢者の理解
2 老年看護学とは何か
3 老年看護の理論・概念
4 保健医療福祉制度
5 高齢者の権利擁護
6 経過別にみた老年看護
7 外来における老年看護
8 老年看護
9 治療における老年看護
10 地域・在宅における老年看護
リスクマネジメント

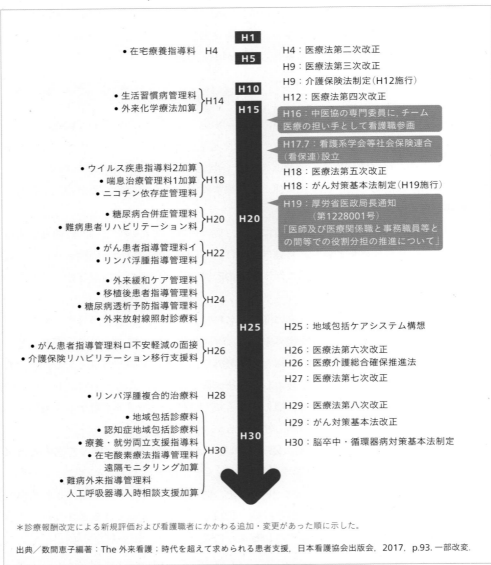

出典／数間恵子編著：The 外来看護；時代を超えて求められる患者支援，日本看護協会出版会，2017，p.93. 一部改変.

図7-3　外来看護関連の診療報酬評価の推移と主な背景（精神科・救急・母性・小児関連等を除く）

待も問題になっている。このように外来では，高齢者に起き得るリスクをスクリーニングし，対応することが求められる。

　高齢者の場合，疾患，治療経過などの現病歴，既往歴など身体面の情報ばかりでなく，家族構成，近隣者との関係，生活状況とその変化など社会面の情報を把握し，病状や加齢による経過も予測し，包括的にアセスメントすることが必要である。

❷治療・療養場所の選択に関する意思決定支援

　入院期間の短縮化によって，外来における検査・治療だけでなく，入院治療が必要な患者に対する検査，治療も外来で行われ，どの治療を選択するかの意思決定も外来で求めら

れるようになっている。本人の認知力に合わせたわかりやすい説明や，理解を確認しながら可能な限り本人が意思決定できるよう支援することが重要である。認知力には個人差があり，高齢というだけで，医療者や家族の意見のみで治療や療養場所の選択がなされることのないように，本人の意思を尊重したかかわりが求められる。

　高齢者がその人らしく寿命をまっとうするために，高齢者自身が自分の人生をどのように生き，最後をどのように迎えたいと考えているかを知ることは重要である。特に，慢性疾患で継続的な通院をしている患者に対しては，身体状況，生活機能の変化を見とおし，通院時の信頼関係をもとにさりげない会話，言葉をきっかけに価値観や考えを探っていき，医療者間，家族間で共有できるように記録に残しておくことが望ましい。

❸ 外来での検査・治療時の看護

　検査・治療によっては自宅で絶食・内服などの事前準備が必要であり，終了後には痛みや倦怠感，易感染状態などの症状や有害事象が起こり得る。安全に検査・治療を実施するためには，パンフレットなどを用いて事前準備，検査・治療内容，検査・治療後の注意点や対処方法について，高齢者の理解力に合わせた説明が求められる。家族が同行している場合には一緒に説明を受けてもらうことが望ましい。検査・治療終了後は，帰宅後に生じ得る有害作用の特徴と対処，次回の受診日なども伝え，安全に帰宅できるよう帰宅手段や付き添いの有無についても確認する。また不安などを相談できる連絡先を伝えておく。

❹ 再入院・急性増悪の予防に向けたセルフケア支援

　疾患や治療によって，生活習慣の調整ばかりでなく，薬剤，器具・装具などの医療処置に関する自己管理や，症状や体重などのモニタリングが必要となる。外来看護師は，自宅でのセルフケアの実施状況を確認し，高齢者のセルフケア能力，意欲，目標などを再アセスメントする。そして本人や家族が生活に組み込みやすく，なるべく簡単に安全にできる方法を一緒に考え，実施・継続できるよう支援する。

　高齢者は，急性増悪による入院となると，環境の変化に適応することが難しく，一気に病状が悪化し，ADLが低下することが多い。また入院患者には，急性増悪の徴候を知り，予防・対処方法を理解・実践してもらえるよう，本人・家族が何度も見ることができるパンフレットなどで伝えるなど工夫する。

❺ 家族へのケア

　通院している高齢者の家族構成，関係性について把握しておく必要がある。加齢や病状の進行によって，器具の扱いや薬剤管理などのセルフケアがうまくできなくなり，家族がその役割を担うことが多くなる。そのため家族にも必要なセルフケアや処置について教育する機会を設ける。しかし家族形態も多様化しており，家族の負担が過重とならないよう必要なサービスを導入できるようにかかわる。また家族の介護負担に伴うストレスなどについて，話を聴く機会を設けることも必要である。

❻ 在宅療養移行・継続のための地域包括ケアシステムにおける連携・協働

　認知症高齢者が入院する際，せん妄のリスクが高いこと，家族関係が希薄あるいは一人

1 高齢者の理解　2 老年看護学とは何か　3 老年看護の理論・概念　4 保健医療福祉制度　5 高齢者の権利擁護　6 経過別にみた老年看護　7 外来における老年看護　8 治療における老年看護　9 地域・在宅における老年看護　10 リスクマネジメント

暮らしで，退院後の生活に支障が出ると予測される場合など，外来看護師は入院前から病棟看護師，退院支援看護師とその情報を共有し，連携を図ることで，できるだけ早期に安心して在宅療養に移行できるように支援する。また加齢や病状の進行を予測しながら，訪問介護や訪問看護などのサービス導入や，終末期における緊急時や，看取りの対応について，地域包括ケアセンター，かかりつけ医，かかりつけ薬局など地域の医療機関や施設とも連携する。このように外来看護師は，高齢者ができるだけ長く住み慣れた地域で生活していくことができるように，施設内の看護師間だけでなく，施設内外の様々な職種とも連携・協働していくことが望まれる。

II 救急外来における老年看護

1. 高齢者の救急医療の利用

　救急医療とは，急病，事故，災害などで緊急の処置や治療を必要とする人々に対して救急医療施設で行われる医療のことである。救急医療施設は，①一般の外来診療が行われていない時間に，入院治療の必要がなく外来診療によって対応できる救急患者を担当する初期救急医療施設，②入院治療を必要とする重症救急患者の医療を担当する2次救急医療施設，③2次救急では対応できない心筋梗塞，脳卒中などの重篤な救急患者の医療を担当する3次救急医療施設がある。

　高齢者の救急搬送は年々増加傾向にあり，2021（令和3）年では高齢者が339万9802人（61.9%）と，最も高い割合を占めた（図7-4）。さらに満65歳以上の年齢段階別でみると満85歳以上が23.4%と最も多かった。傷病程度別では，高齢者は入院診療が必要となる中等度が52.2%と最も多いが，外来診療のみの軽症も35.1%と多くなっている。疾病分類では，症状・徴候・診断名不明確の状態を除くと脳血管疾患と心疾患を合わせた循環器系の割合が20.3%，次いで呼吸器系10.3%となっている。また事故発生場所では住宅が最も多く（59.2%），公衆出入場所においても病院・診療所（9.4%）に次いで老人ホーム（8.2%）が多くなっている[4]。住居内の事故として，高齢者の熱中症の発症が問題となっており，令和4年版消防白書によると，全国の熱中症による救急搬送人員は7万1029人で，うち高齢者は3万8725人（54.5%）を占めている。このように高齢者は，慢性疾患の重症化や免疫機能低下による易感染状態，呼吸器感染などの急病や住居内での熱中症，転倒などの一般負傷により救急医療を利用し，多くが入院治療となる。

2. 高齢者の救急医療における課題

　高齢者の救急医療の問題点を，救急搬送される高齢者の特徴，救急搬送後の転帰から考えてみると，①患者背景の情報が把握しにくい，②救命・延命処置に対する意向の確認が

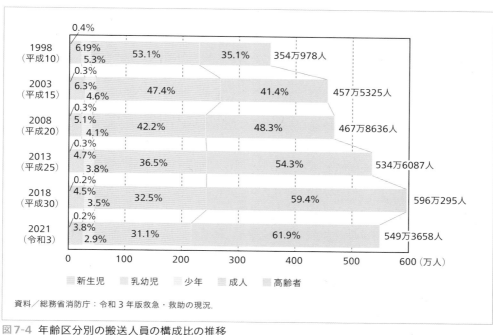

資料／総務省消防庁：令和 3 年版救急・救助の現況.

図7-4 年齢区分別の搬送人員の構成比の推移

難しい，③入院後，ADL・認知機能低下により自宅や元の施設へ戻ることが難しいことが
あげられる。

❶ **高齢者の背景の情報が把握しにくい**

　救急搬送される高齢者は，意識障害，歩行障害を伴っていることが多い。そして高齢者
の症状は非定型的に経過し，急激に状態が悪化しやすいという特徴がある。認知症により
認知機能が低下している高齢者は，自分の状態を正確に医療者に伝えることができない。
特に一人暮らしでかかりつけ医がいない場合は，高齢者の現病歴や既往などの情報やキー
パーソンを把握することにも時間がかかる。さらに高齢者は複数の診療科を受診し，多く
の薬剤が処方されることで，薬剤の相互作用による有害事象が起こりやすい。おおむね 5
種類以上の薬剤の処方を**ポリファーマシー**といい，近年，問題になっている。このように救
急搬送された高齢者の背景を，救急外来の医療者が総合的に速やかに把握することは難し
い面がある。

❷ **救命・延命処置に対する意向の確認が難しい**

　高齢者の救急外来で問題となるのは，救命・延命処置をどこまで行うのかということで
ある。2014（平成 26）に「救急・集中医療における終末期医療に関するガイドライン～3
学会からの提言」が日本救急医学会，日本集中治療医学会，日本循環器病学会の 3 学会よ
り出され，救急領域の終末期医療のあり方が示されている。

　がんや慢性疾患の終末期や，加齢による身体機能の低下による衰弱により，在宅での看
取りを希望していた者や家族であっても，急変時に家族が動揺し，救急車を要請してしま
う場合がある。在宅での看取りを希望している場合は，急変時の状態や対応について段階

的に医師，訪問看護師が家族に教育し，救急車を要請する前に，必ずかかりつけ医に連絡するように伝えておくことが望ましい。

高齢者施設からの救急搬送も増加傾向にあるが，施設で暮らす高齢者にとっては施設は第2のわが家でもある。施設での看取りは推進されているが，まだ連携する医療機関，職員への教育などの体制が不十分であり，今後の整備が求められる。

家族関係が希薄な場合や高齢者のみの世帯で配偶者が認知症の場合など，心肺停止，重症で救急搬送された高齢患者に対する救命・延命処置に対し，だれが代理意思決定をするのかということも大きな問題である。

先にも述べたが，本人の意思が確認できるときに，本人が自分の人生の最終段階をどのようにすごしたいのか，延命処置に対する希望などを確認し，家族やかかりつけ医とその情報を共有し，事前指示書のように書面に残し，病状の変化時には随時，確認し，本人が望まない救命・延命処置につながらないようにする必要がある。

❸入院後，ADL・認知機能低下により自宅や元の施設へ戻ることが難しい

救急搬送された高齢者の半数以上は入院となる。高齢者は環境の変化に適応することが難しい。そのため救命できても医療依存が高くなったり，入院を機に廃用症候群や認知症が進み，ADLが低下し自宅や入院前と同じ施設に戻れなくなったりするケースが増えている。救命後は，高齢者のADLができるだけ入院前の状態に回復できるよう，早期からのリハビリテーションを進める必要がある。加えて認知機能の低下が予防できるようにかかわり，できるだけ入院前の生活に戻ることができるよう調整するために，地域包括ケアシステムにおいて救急医療と地域・在宅医療の連携が構築されることが喫緊の課題である。

文献
1) 厚生労働省：平成28年国民生活基礎調査.
2) 厚生労働省：令和2年患者調査.
3) 厚生労働省：令和3年国民生活基礎調査.
4) 総務省消防庁：令和3年版　救急・救助の現況.

参考文献
・亀井智子，小玉敏江：高齢者看護学，第3版，中央法規出版，2018，p.131-132.
・数間恵子編著：The 外来看護；時代を超えて求められる患者支援，日本看護協会出版会，2017，p.88-100，138-147.
・厚生労働省：平成28年国民生活基礎調査. https://www.mhlw.go.jp/toukei/saikin/hw/k-tyosa/k-tyosa16/（最終アクセス日：2020/2/26）
・厚生労働省：平成30年国民生活基礎調査. https://www.mhlw.go.jp/toukei/saikin/hw/k-tyosa/k-tyosa18/index.html（最終アクセス日：2020/2/26）
・厚生労働省：令和2年患者調査. https://www.mhlw.go.jp/toukei/saikin/hw/kanja/20/index.html（最終アクセス日：2022/11/1）
・佐藤まゆみ，林直子編：成人看護学　急性期看護Ⅱ 救急看護・クリティカルケア，改訂第3版，南江堂，2019，p.6-8.
・総務省消防庁：令和2年版　救急・救助の現況. https://www.fdma.go.jp/publication/rescue/post-2.html（最終アクセス日：2022/11/1）

第 **8** 章

治療における
老年看護

この章では

- 高齢者における薬物動態と薬力学の特徴を学ぶ。
- 高齢者への服薬管理と援助時の注意点を理解する。
- 手術を受ける高齢者の特徴と看護のポイントを学ぶ。
- 高齢者に対するがんの治療と看護を学ぶ。

I 高齢者に対する薬物療法

1. 高齢者における薬物動態と薬力学の特徴

経口投与された薬物は，多くの場合，胃で溶解され小腸で吸収される。そして血流によって運ばれ，患部組織に作用する。その後，再び血流により肝臓に運ばれて分解され，腎臓を経て体外へ排出される。高齢者の場合，薬物の血中濃度が同じであっても，加齢に伴う生理機能の変化によって薬剤効果の減弱や増強が生じることもあり，薬物有害作用が生じやすいという特徴がある。

薬物動態は，吸収，分布，代謝，排泄の4つのステップで規定される。生理機能の加齢変化に伴い，高齢者の薬物動態と薬力学には以下のような特徴がある。

❶薬物動態

（1）薬物吸収

胃粘膜の萎縮や胃・腸管の血流量低下など消化管機能が加齢により低下し，鉄やビタミン剤など一部の薬剤の薬物吸収が低下するが，多くの薬物は，濃度差に応じて自然に広がる受動拡散で吸収されるため，加齢による薬物吸収への影響は少ない。

また，加齢により体温が低くなるため，坐薬の場合には吸収が遅れる傾向にある。

（2）薬物分布

加齢により細胞内水分が減少するため，水溶性薬物の血中濃度は上昇しやすくなる。反対に脂肪量は増加するため，ベンゾジアゼピン系薬物など脂溶性薬物の血中濃度は低下するものの蓄積効果が高まり，血中半減期が長くなる。また血清アルブミンが低下すると，薬物のたんぱく結合率が減少し，総血中濃度に比して遊離型薬物（ワルファリンカリウムなど）の濃度が上昇するため，薬物の効果が増強しやすい。

（3）薬物代謝

加齢に伴う肝機能の低下により，薬物代謝は低下する。特に肝臓での代謝率の高い薬物では，初回通過効果の減少により，血中濃度が上昇しやすい。

（4）薬物排泄

加齢に伴う腎機能などの低下により，薬物排泄の機能は低下する。これにより，腎排泄型の薬物の排泄は低下し，薬物血中濃度の上昇・半減期の延長がみられる。腎排泄型の薬物では血中濃度が増加しやすいため，クレアチニンクリアランス（Ccr），あるいは推定糸球体濾過量（eGFR）を測定し，投与量を調節することが望ましい。

❷薬力学・薬物相互作用

（1）薬力学

β遮断薬に対する感受性低下，ベンゾジアゼピンなどの中枢神経抑制薬や抗コリン系薬物に対する感受性亢進など，血中濃度は同じでも加齢に伴い薬物への反応性が変化する。

（2）薬物相互作用

　薬物代謝酵素であるシトクロム P450（CYP）を介した相互作用が問題となることが多い。CYP を共有する薬物どうしを併用すると，CYP を阻害あるいは誘導する薬物により併用薬の代謝が影響を受け，高齢者では半減期の延長や最大血中濃度の上昇が起こり，薬効が強く出ることがある。

2. 高齢者の薬物有害作用の発生

　薬物の投与により患者にとって好ましくない効果が生じることを薬物有害作用という（表8-1）。高齢者では，加齢に伴う生体の感受性の変化によって，薬剤効果の減弱や増強が生じるため，若年者と比べて薬物有害作用の発生が多く，転倒や排尿障害などの二次的な有害事象につながる可能性も高くなる。急性期病院の入院症例では，高齢者（65 歳以上）の 6 〜 15％に薬物有害作用を認めており，60 歳未満に比べて 70 歳以上では 1.5 〜 2 倍の発生率となっている[1]。高齢者で薬物有害作用が増加する要因について表8-2 に示す。

　高齢者の薬物有害作用の発現に関連する大きな要因として，薬物動態の加齢変化に基づく薬物感受性の増大と，服用薬剤数の増加があげられる。服用薬剤数をできるだけ減らせるよう，定期的に処方内容の見直しを行うことや飲み忘れなどを防止するためにできるだけ服用方法が煩雑にならない配慮が求められる。薬物有害作用の予防では，危険因子の評価，定期的なモニタリング，有害作用に関する症状の評価などが必要である（表8-3）。

表8-1　高齢者へ使用される頻度の高い薬物と薬物有害作用の例

種類		薬物有害作用の例
降圧薬	Ca 拮抗薬	• 血圧の低下，ショック症状，一過性の意識障害
	β 遮断薬	• 血圧の低下，めまい，ふらつき • 徐脈
	ACE 阻害薬	• 空咳，高カリウム血症，血管浮腫
	α 遮断薬	• 起立性低血圧によるめまい，動悸，失神
	降圧利尿薬	• 低カリウム血症，低ナトリウム血症 • めまい，ふらつき
催眠薬	ベンゾジアゼピン系睡眠薬	• 眠気，めまい，ふらつき • 一過性前向性健忘
気管支拡張薬	β 2 刺激薬	• 動悸，不整脈
	キサンチン誘導体	• 痙攣，意識障害
	抗コリン薬	• 眼圧亢進，排尿困難
抗菌薬	ニューキノロン系薬	• 消化器症状 • 痙攣（NSAIDs との併用時）
抗炎症薬	ステロイド性抗炎症薬	• 感染症の増悪 • 消化性潰瘍
	非ステロイド性抗炎症薬（NSAIDs）	• 胃粘膜障害などの消化管障害 • 気管支喘息の誘発

1 高齢者の理解

2 老年看護学とは何か

3 老年看護の理論・概念

4 保健医療福祉制度

5 高齢者の権利擁護

6 経過別にみた老年看護

7 外来における老年看護

8 治療における老年看護

9 地域・在宅における老年看護

10 リスクマネジメント

表8-2 高齢者の薬物有害作用が増加する要因

疾病上の要因	複数の疾病を有する→多剤併用，併科受診 慢性疾患が多い→長期服用 症候が非定型的→誤診に基づく誤投薬，対症療法による多剤併用
機能上の要因	臓器予備能の低下（薬物動態の加齢変化）→過剰投与 認知機能，視力・聴力の低下→アドヒアランス低下，誤服用，症状発現の遅れ
社会的要因	過少医療→投薬中断

出典／日本老年医師会，日本医療研究開発機構研究費・高齢者の薬物治療の安全性に関する研究研究班編：高齢者の安全な薬物療法ガイドライン2015，メジカルビュー社，2015，p.12.

表8-3 高齢者の薬物有害作用の発見と予防

1. 危険因子	□多剤服用（6種類以上），他科・他院からの処方 □認知症，視力低下，難聴などのコミュニケーション障害 □抑うつ，意欲低下，低栄養 □腎障害，肝障害（慢性肝炎，肝硬変）
2. 定期モニター	□薬剤服用（アドヒアランス），薬効の確認 □一般血液検査：肝障害，腎障害，白血球減少など □薬物血中濃度（必要なもの）
3. 診断	□意識障害，食欲低下，低血圧など，すべての新規症状について，まず薬物有害作用を疑う □新規薬剤服用に伴う皮疹，呼吸困難では薬物アレルギーを疑う
4. 治療	□原因薬剤の中止・減量：場合によってはすべての薬剤を中止して経過を観察。 　中止により原病が悪化することがあり注意 □薬物療法：症候が重篤な場合，対処療法として行う 　薬剤性胃炎に対しては，予防的投薬も考慮

出典／日本老年医師会，日本医療研究開発機構研究費・高齢者の薬物治療の安全性に関する研究研究班編：高齢者の安全な薬物療法ガイドライン2015，メジカルビュー社，2015，p.16.

Ⅱ 高齢者に対する服薬管理

　高齢者は慢性疾患などにより，長期にわたる服薬が必要となりやすい。また，複数の疾患や合併症によって，併科受診，多剤併用が行われがちである。一方，加齢に伴う生理機能の変化によって，投与された薬の吸収や排泄機能（薬物動態）の変化があり，これまで効いていた薬物であっても，その効果（薬力学）の変化が起こり得る。さらに，日常生活行動の低下や精神活動の緩慢さといった加齢現象から，服薬管理に問題があることも多く注意が必要である。

　高齢者は健康状態の個人差が大きく，薬物の効果や有害作用も多様であり，発見や処方時判断の遅れにつながりやすい。高齢者の日頃の様子や言動をよく理解して，服薬管理能力を評価し，援助していくことが必要である。

1. コンプライアンスとアドヒアランス

　高齢者は様々な疾患を抱えることが多く，症状が非特異的であることが多い。また薬の有害作用が発現しやすく，効果が消失しやすいことが，特徴としてあげられている。複数の診療科や医療機関を受診していることが多いため，他機関で処方された薬剤と意外な相

表8-4　コンプライアンスとアドヒアランス

コンプライアンス (compliance：遵守，服従)	医師の指示による服薬管理を指す。高齢者は飲みかたを理解していても間違うことがあり，面倒であれば徐々に意欲を失い，楽でないことはやめてしまう。このような理由からノンコンプライアンスが起こる。
アドヒアランス (adherence：執着，支持)	患者自身の主体的な治療への参加を意味する。十分な説明によって情報を共有し，本人が治療を選択することで，よいアドヒアランスを保つ。

互作用が発現することもある。そのため，高齢者の診療において，それらを配慮した安全な処方は重要な課題となっている（表8-4）。

▶ コンプライアンス　服薬にあたっては，医師の指示どおりに服薬するコンプライアンス（compliance，服薬遵守）が低下する傾向が指摘されている。この背景には，加齢による生理機能の低下や，病状・治療・薬物への理解が不十分だったり，不適切な信念をもっていたりするなどの影響がある。

▶ アドヒアランス　治療にあたって，患者が医療者との相互関係のもとで，医師の決定・指示に，患者自身の判断により，患者が能動的・積極的に参加するアドヒアランス（adherence，患者の主体的な判断による服薬）の向上が，WHO（世界保健機関）により提唱されている。

　高齢者の薬物療法にあたっては高齢者の生理機能低下を考慮するだけでなく，どうすれば患者が主体的に治療方針決定に参加できるか，服薬や治療を継続できるかに留意する。

1 ｜ 服薬アドヒアランス

　服薬アドヒアランスとは，高齢者自身が主体的に治療方針の決定や服薬管理に参加していくことを指す。高齢者では，多剤併用，認知機能障害やうつ状態などがあり自覚的健康感が低いこと，ヘルスリテラシー（理解し実施する力）が低いこと，独居などで家族のサポートが得られないことなどが，服薬アドヒアランスと関連することが知られている。

　患者自身が疾患を受容し，治療方針の決定に参加し，責任をもって治療法を守ることがアドヒアランスがよい状態である。

　高齢者にとっては，多くの薬を飲むこと自体が日常生活上の大きな負担となる場合がある。複雑な服薬管理では，多剤服用や服薬管理能力の低下が加わることにより，アドヒアランスが低下しやすい。アドヒアランスが低下すれば，どんなに適切な処方であっても十分な効果が得られないばかりか，薬物有害事象のリスクにつながりやすい。高齢者では，①多剤併用，②認知機能障害，③うつ状態，④主観的健康観，⑤健康に関する情報を集めて決定する医療リテラシーの低さ，⑥独居などが関連していることが報告されている[2]。

　高齢者は，服薬に対して「自分のことは自分で管理する」「お守りみたいなもの」「こんなに飲んだらからだによくない」など，様々な思いをもっていることがある。高齢者本人にとっての服薬の意味に配慮し，合意を得て服薬をしてもらい，その効果を確認する必要がある。

❶飲み忘れや過剰服用への支援

　内服薬の数が多く，服用方法が多岐にわたる場合，飲み忘れや過剰服用へとつながりやすい。薬剤数と服用回数をなるべく少なくするとともに，一包化調剤や服薬カレンダー，「お薬ケース」などを活用することが有効である。たとえば，血圧測定をしたら服薬の準備をするなど，高齢者の生活習慣に合わせた服薬管理方法を指導する。また，本人が日常生活機能障害のある場合は，家族や介護者などを含めた指導を行う。

❷運動機能障害をもつ高齢者に対する服薬の支援

　高齢者では，脳卒中による片麻痺(へんまひ)などで片手が使用できない場合もあり，服用する際にこぼしたり，服薬の作業が億劫(おっくう)で服用をしなかったりなど，正しく服用できないことも少なくない。その際には，レターオープナーなどの用具を用いて分包紙を開ける，点眼用自助具を活用するなど，服薬動作の習得への支援も必要となる。

2. 服薬管理への援助

　飲み忘れを防ぐための支援ツールとして，①一包化，②服薬カレンダー，③お薬ケースの活用などがある（図8-1）。

❶一包化

　服用するタイミング（朝・昼・夕）が同じで，かつ複数の種類が処方されている場合，一包化することで，飲み忘れを防ぐことができる。一包化には医師の指示が必要である。

❷服薬カレンダー

　横に「朝・昼・夜・寝る前」，縦に「日・月・火・水・木・金・土」のように1週間分を配置できる。壁に掛けられるために場所をとらず，視覚的に本人だけでなく家族も一緒に確認できる。

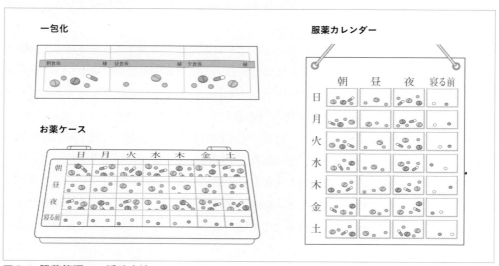

図8-1　服薬管理への援助方法

❸お薬ケース

服用のタイミングと曜日ごとに整理し，飲み間違いや飲み忘れを防ぐ。卓上型や携帯用などがある。

❹管理上の注意点

食事と一緒に薬を準備する，血圧測定をしたら降圧薬を服用するなど，健康管理とパターン化すると服薬を忘れにくい。服薬カレンダー，お薬ケースなどへの整理は，家族や介護者を含めて指導する。

一方，独居，運動障害や摂食・嚥下機能に障害のある高齢者には，介護者やヘルパーの補助を得るなど，生活状況を念頭に置いた服薬管理支援が必要である。

▌ 3. 薬物療法中の高齢者への看護

高齢者は，処方薬の飲み忘れ，飲み間違い，飲み過ぎが起こりがちなので注意をする。さらに，加齢に伴う影響から薬物有害事象のリスクを抱えている。看護師は高齢者の服薬管理において，その特徴を踏まえながら援助を行う必要がある（表8-5）。

与薬時には，以下のように注意を払う。

①服薬管理をチームで行う。

- 複数の科や病院を受診するなどにより重複した薬剤が処方されている場合がある。生活の状況や病状に関して担当医，薬剤師と情報を共有し，連携して服薬管理を支援する。

②生活の視点をもつ。

- 以前から問題なく内服している薬剤であっても，突然有害事象が起こり得る。処方どおりに正確に内服してもらうだけではなく，その人の生活への影響をイメージし，その後の経過を追うことも必要である。
- 高齢者がよく服用する睡眠薬，感冒薬などは眠気による転倒やせん妄などの危険性がある。
- 便秘がちとなる高齢者のために処方される下剤による下痢や脱水がある。

表8-5 与薬の方法別の特徴と注意点

与薬の種類	特徴	注意点
内服薬	最も一般的。錠剤，カプセル，散剤，水剤などがある。服用は朝・昼・夕の食前・食後・食間，就眠前などがある。	• コップ半分以上の十分な水（白湯，薄めた茶）と一緒に服用する。 • 患者の嚥下機能などから，本人に好ましい剤形にする。 • 上体を30度以上起こして服用する。 • 剤形が異なる場合，別々に服用する。
点眼薬	白内障，緑内障など高齢者に特徴的な疾患への処方が多い。	• 2種類以上の場合は，5分以上間をおいて点眼する。 • 手を洗い，清潔に行う。
湿布薬	腰痛，関節痛など慢性的な痛みをもつ高齢者に処方される。	• 皮膚の状態を観察しながら貼付する。 • 症状によって温湿布，冷湿布を行う。
注射薬	インスリン皮下注射など。	• 自己注射の場合，手技の正確さ，指示量の遵守，薬剤の保管，使用した針の廃棄などを確認する。 • 毎回，注射部位を変えているか，感染や硬結の有無など，皮膚の状態を確認する。

高齢者の理解

老年看護学とは何か

老年看護の理論・概念

保健医療福祉制度

高齢者の権利擁護

経過別にみた老年看護

外来における老年看護

8 治療における老年看護

地域・在宅における老年看護

リスクマネジメント

③口腔内の乾燥に対して適切な対応をする。

- 先に水で口腔内を湿らせてから，十分な水分と一緒に服用を促す。

④嚥下機能によっては剤形を変え，嚥下補助ゼリーを用いる。

⑤むせやすい場合は，錠剤と散剤は別々に服用する。

⑥難聴により説明を十分に聞き取ることができない場合を考慮する。

- 用法，薬効の理解不足，視力低下や手指の巧緻性の低下などによる取りこぼし，紛失などが起こり得る。

- 服薬管理能力に直結する老年症候群を把握しておく。認知機能や日常生活動作，生活環境をあらかじめ評価する。

⑦飲み残しが多い高齢者，内服したことを覚えていない高齢者では，認知症のスクリーニング検査を行い，早期に対策を検討する。

⑧服薬状況では，家族に生活状況と残薬をチェックしてもらう。

- 期待した薬効の得られていない場合は，薬剤を追加・増量する前に服薬状況を確認する。

⑨薬剤によっては，食べ物との相互作用により，治療効果に影響する場合がある。

- たとえば抗凝固薬であるワルファリン製剤と納豆，クロレラ，血圧降下薬であるカルシウム拮抗薬とグレープフルーツなどがある。

- 注意する食べ物や飲み物がある場合，医師や薬剤師と相談するように促す。

⑩高齢者が「健康のために」習慣的に摂る漢方薬や健康食品にも，薬剤との相互作用が生じる場合があるため確認する。

- 使用状況を，できるだけ実際に確認し，有害事象が考えられる場合は中止を医師，薬剤師に相談するように説明する。

III 手術を受ける高齢者への看護

1. 高齢者に多い手術

　人口の高齢化，有病率の増加によって手術を必要とする高齢者は増加している。また，安全な手術法や麻酔法の確立により高齢者の手術適応は拡大され，手術を受ける高齢者は増加傾向にある。手術を受ける全年代の患者のうち，おおよそ60％が60歳以上であり，75歳以上の後期高齢者の手術件数も増加してきている（図8-2）。

　高齢者に多く行われる手術には，悪性腫瘍（肺がん，食道がん，胃がん，大腸がん，皮膚がん，前立腺がん，乳がんなど）に対する手術や，心血管系（冠動脈，弁），骨格筋系（大腿骨，股関節，膝関節，脊椎など）の手術などがある（表8-6）。

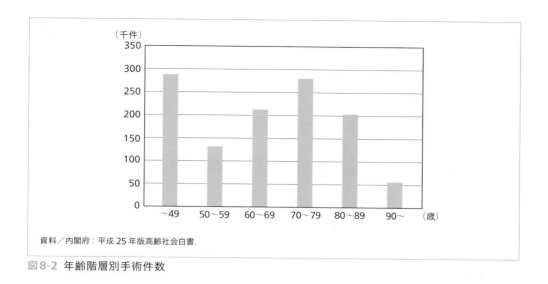

資料／内閣府：平成 25 年版高齢社会白書.

図8-2 年齢階層別手術件数

表8-6 高齢者に多い手術

系統	主な手術
循環器系	人工弁置換術，冠動脈バイパス術，経皮的冠動脈形成術など
呼吸器系	肺がん手術，胸腔鏡下手術など
脳・神経系	慢性硬膜下血腫除去術，V-P（脳室 - 腹腔）シャント術，脳圧除去など
泌尿器・生殖器系	子宮・卵巣・乳房切除術，前立腺摘除術など
筋・骨格系	人工膝・股関節置換術，人工骨頭置換術，腰椎椎弓切除術など
外皮系	皮膚悪性腫瘍切除術，陥入爪手術など
消化器系	食道・胃・肝・膵・大腸がん手術，ポリペクトミー，痔核に対する結紮切除術など
視聴覚器系	白内障手術，硝子体手術，鼓膜形成術など

2. 手術前の高齢者の特徴

1 高齢者における手術・麻酔のリスク

　手術には，皮膚粘膜組織損傷や創部感染，体液喪失，疼痛など様々な侵襲が伴う。麻酔法は，こうした生体の内部環境の恒常性をかく乱する外的刺激や，それに対する過剰な生態防衛反応をコントロールするために発達したが，麻酔効果の遷延化によって，中枢神経系や呼吸・免疫系などに悪影響を及ぼす場合もある。近年実施率の高い手術はクリニカルパスに沿って日帰りや短期間の入院で進められることも多くなっているが，高齢者は若年と異なる負担を感じる可能性があるため，侵襲の小さい手術であっても，個人の予備能に合った援助が必要となる。手術・麻酔に伴うリスクについて表8-7に示す。

2 高齢者の術前のアセスメント

　高齢者では，加齢による身体機能の低下がみられるほか，現病歴が長かったり，併存疾

1 高齢者の理解
2 老年看護学とは何か
3 老年看護の理論・概念
4 保健医療福祉制度
5 高齢者の権利擁護
6 経過別にみた老年看護
7 外来における老年看護
8 治療における老年看護
9 地域・在宅における老年看護
10 リスクマネジメント

表8-7 高齢者の手術・麻酔に伴うリスク

局部麻酔・部分麻酔のリスク	麻酔薬中毒症，硬膜外血腫，血圧低下・徐脈，呼吸抑制
全身麻酔導入時のリスク	血圧低下，頻脈，呼吸抑制，歯牙欠損
手術中のリスク	頻脈・高血圧，高血糖，大量出血，肺塞栓症
全身麻酔覚醒時のリスク	覚醒遅延，呼吸抑制，嗄声・咽頭痛
手術後のリスク	頻脈・高血圧，心不全，静脈血栓塞栓症

表8-8 高齢者の術前アセスメントと看護のポイント

	術前アセスメントのポイント	看護のポイント
身体的側面	● 既往歴・薬剤内服歴：糖尿病や高血圧，COPDなど，術後合併症リスクを高める既往があることが多い。また内服薬を複数使用していることも多い。 ● ADL：食事，排泄，清潔，移動動作などが，どこまで自分で行えるかチェックし，術後の離床プログラムの指導とする。 ● 術前検査：術前検査では，採血により栄養状態，腎機能，肝機能，出血性素因の評価，また胸部X線検査，心電図，呼吸機能検査から，呼吸・循環器系の老化および慢性疾患の有無を評価する。	● 既往歴の確認により，術後合併症のリスクを整理する。 ● 不要な内服薬がないか確認し，適宜医師へ報告する。 ● 障害の程度をチェックし，残存機能の維持が図れるような看護計画を立案する。 ● 術前検査によって異常値が認められれば，精密検査が行われる。 ● 検査値に応じ，術前に呼吸訓練，禁煙，食事療法の指導などを行う。
心理的側面	● 入院や手術に関するストレス：環境への適応が難しい高齢者において，慣れない入院生活はストレスになる。手術を受けることは，さらにストレスを増強させる。 ● 認知機能低下：記憶力や記銘力の低下によって，新しい情報を習得するのにも時間がかかる。	● 高齢者の言動，態度などを観察し，入院への適応を評価する。 ● 不安から闘病意欲が低下しないよう，看護支援を行う。 ● 患者の認識力，理解力，認知症の有無を把握し，理解力に合わせてオリエンテーションを行う。
社会的側面	● 家族の支援力の低下：介護者も高齢であることが多く，頻繁に面会に来れず入院中のサポートが不足することがある。また家族の身体機能・認知機能の低下から退院後の適切なサポートが得られないこともある。	● 家族的背景を十分考慮し，より良いサポート体制をつくる。 ● 介護保険などの利用状況を聞き，必要に応じて申請を勧める。 ● ケアマネージャーなどとの連絡をとる。

患や障害のために複数の薬剤を常用的に服用していたりするため，若年者と比べて術前状態は不利なことが多い。しかし同じ年齢であっても個人差があるため，術前の機能評価にあたっては，歩行などの ADL や会話時の様子，抑うつ状態の有無，認知機能，自宅での生活の様子などを，多職種によって多面的に評価していく必要がある。高齢者の術前アセスメントと看護のポイントを表8-8に示す。

3 | 術前教育

❶術前オリエンテーション

　術後合併症の予防や不安の軽減を目的として，術前オリエンテーションや術前訓練を行う。高齢者の場合，パンフレットを用いたり，同じ説明を複数回行ったりするなどの配慮が必要である。また，認知機能など個々の状況に合わせて説明内容を適宜修正する必要もある。

　高齢者に対する術前オリエンテーションでは，手術前後の絶食期間などを，高齢者自身

の生活パターンに合わせて，高齢者が理解できるよう説明する。高齢者の場合，手術に対して漠然とした不安を抱えていても，遠慮や「お任せしている」という認識から，不安や疑問を表出しないこともあるため，具体的な説明を交えて，不安や疑問を解消していく必要がある。

❷術前訓練

呼吸法，喀痰，歩行，大腿四頭筋訓練などを行う。高齢者では，訓練方法自体を習得するのに時間がかかることがあるため，術前訓練の指導を複数回実施することが望ましい。

3. インフォームドコンセントと看護の役割

1 | 高齢者に対する術前のインフォームドコンセント

高齢者に対する術前のインフォームドコンセントに関して，治療の方向性を医療者と家族のみで権威的・合理的に決める（パターナリズム），もしくは高齢者であるというだけで最善の治療を提供しない（エイジズム）などの倫理的問題が存在する。高齢であっても，自分の受ける治療やケアについて，自立的に決定する権利が保障されるように援助する必要がある。

2 | インフォームドコンセントにおける看護の役割

病名や治療方法の説明だけでなく，元気になったら何をしたいか，どのようなことが最も不安であるかなど，高齢者の具体的な考えを引き出しながら，周術期から退院までの自分の状態がイメージできるように説明する。

高齢者，特に認知機能低下が疑われる高齢者では，医療者の説明を理解しないまま「はい，はい」と返答していることも少なくない。さりげなく理解の程度を確認する。また，高齢者が「医療者の考えにお任せ」という態度であっても，本人の疑問や意見を表出できるように促す支援が必要である。

本人の認知機能が低下している場合，家族が手術の同意など代理決定することも少なくないが，その場合でも，家族がきちんと本人の立場に立って判断できているか確認する必要がある。

4. 手術後の高齢者の特徴と看護支援

1 | 術後の特徴的な問題点

❶侵襲（麻酔・手術）に対する生体反応が低下する

・合併症が生じても，自覚的・他覚的所見の発現が遅く，診断と治療が遅れることが多い。

❷創傷治癒の遅延

・加齢とともに創傷治癒は遅延する傾向にあり，消化管の縫合不全などの発生が増加する。

1 高齢者の理解
2 老年看護学とは何か
3 老年看護の理論・概念
4 保健医療福祉制度
5 高齢者の権利擁護
6 経過別にみた老年看護
7 外来における老年看護
8 治療における老年看護
9 地域・在宅における老年看護
10 リスクマネジメント

❸術後感染症

・高齢になるほど術後感染症の発症率が高まる。また術後感染から多臓器不全に発展しやすい。

2 | 手術後早期の代表的な看護問題と看護援助

❶循環血液量低下・不整脈などによる心拍出量低下

・バイタルサインや心電図のモニタリング，水分出納，末梢循環動態を評価する。

❷無気肺・術後肺炎・疼痛などによる換気機能および気道クリアランス機能低下

・呼吸状態や呼吸音，酸素飽和度，胸部X線での確認を行う。

・適切な酸素供給，排痰ケア，早期離床を行う。

・疼痛に対する鎮痛薬管理や安楽な体位の調整をする。

❸創部痛・疼痛

・痛みの表出だけでなく，表情や活動量などから痛みのアセスメントを的確に行い，鎮痛薬によって対処する。

・適切な鎮痛薬の使用は有害ではないことを説明する。

❹術後せん妄

・意識レベルや表情，言動を定期的に観察する。

・要因となる疼痛や低酸素血症などの症状を検索し，早期対処する。

・時間や場所などの見当識を与える言葉かけや環境に配慮し，患者が訴えやすい態度を示す。

・転倒・転落や，チューブ類の自己抜去などを回避できるように予防的な調整を行う。

❺廃用症候群

・術後より床上でできる運動を行う。

・可能な限り早く食事や入浴を開始し，ベッドから離れた生活を送れるように支援する。

・新聞を読むなどの趣味や退院後にやりたいことなどを話し，活動やリハビリテーションへの意欲を向上させる。

❻食欲低下，腸管麻痺などによる栄養不良

・腹部の身体所見や排泄状況などから腸管麻痺の早期発見を行う。

・食欲低下の原因を探り，可能な限り除去する。嗜好に合わせて食事内容を検討する。

❼末梢循環不全・血栓症

・水分出納や血液データ（血小板数，腎機能や電解質の評価）の観察を行う。

・ベッド上での足関節背屈運動や早期離床を勧める。

❽褥瘡

・適切な褥瘡予防用具を使用する。

・良肢位の保持やポジショニング，皮膚の清潔保持を行う。

Ⅳ 高齢者に対する化学療法・放射線療法

1. がんと化学療法・放射線療法

多くのがんは 60 歳以降で発症率が増加するため，長寿大国のわが国は 2 人に 1 人ががんにかかる時代を迎えている。近年，化学療法や放射線療法は治癒を目指すがん治療としてはもちろんのこと，術前・術後の補助療法として，また，生存期間の延長，症状緩和やQOL 向上などのために，がん初期から終末期までのすべての時期に，あらゆるがんに対して行われている。そのため，化学療法や放射線療法は，がん治療において，ますます重要な位置を占めるようになってきている。

従来のがんの化学療法・放射線療法は入院により行われてきたが，在院日数の短縮化，支持療法の進歩・普及，外来化学療法・外来放射線療法に診療報酬が認められたこと，経口抗がん剤の増加などから，近年ではそれらの治療の場は入院から外来・在宅へと移行している。外来や在宅での支援の場合，医療者が高齢者と直接かかわる時間に限りがあることから，高齢者本人とその家族が病気や治療を理解し，治療の有害作用をセルフモニタリングしながら有害事象の予防・早期発見・早期対処ができるような患者支援，患者教育が不可欠である。そのため，患者の生活の視点から，個別的に，継続的に高齢者を支える看護の役割が，ますます重要となっている。

2. 高齢者に対するがんの化学療法と看護

高齢者においても化学療法の導入は原則，若年者と同様に検討される。一方で高齢者に対する薬物療法では加齢による臓器予備能の低下から，薬物動態（吸収，分布，代謝，排泄）の変化が起こり，薬物有害作用の発生が起こりやすいなどの問題があることが知られており，化学療法においても臓器予備能の低下した高齢者では若年者と比較して有害作用が起こりやすいことが報告されている。しかし，健康な高齢者においては若年者と同様の治療効果が得られるため，年齢のみにとらわれず，臓器予備能や合併症の重症度に着目し，化学療法の導入の検討がされる必要がある。

また化学療法においては，病気や治療のセルフマネジメントが治療中・治療後の QOLに大きく影響するため，高齢者では肝機能，腎機能といった臓器予備能の評価のほか，ADL や認知機能，栄養状態など全身機能の評価を行い，化学療法によって受ける負担や生活全般への影響をアセスメントする必要がある。特に ADL が低下している高齢がん患者に対する化学療法では，介護保険など社会資源の調整や家族への指導が欠かせない。本人・家族への介護保険サービスなどの説明や地域の訪問看護師などとの連携，情報共有も重要な看護の役割である。

■ 3. 高齢者に対するがんの放射線療法と看護

　放射線療法は手術や化学療法と比べ比較的侵襲（しんしゅう）が少なく，臓器機能や予備力の低下した高齢者でも安全に施行できるため，近年放射線療法を受ける高齢がん患者が増加している。一方，高齢者に対する放射線療法では有害事象の発生が増えることが知られており，その代表に放射線皮膚炎がある。

　高齢者は加齢に伴う皮膚の脆弱性（ぜいじゃく），乾燥などから皮膚炎が生じやすくなり，放射線皮膚炎になると治療終了まで継続することが多く，悪化させないためのセルフケアが重要である。患者自身が自己の身体に関心を深め，主体的にケアに取り組めるような教育と支援が必要になる。そのため，高齢者への放射線治療の開始前には，臓器予備能，ADL，合併症，栄養状態などを評価し，その高齢者の日常生活における具体的なセルフケア方法を指導していく必要がある。

文献
1) 鳥羽研二，他：薬剤起因性疾患，日本老年医学会雑誌，36（3）：181-185，1999.
2) Kazuya,M., et al.：Factors associated with nonadherence to medication in community-dwelling disabled older adults in Japan, Journal of the American Geriatrics Society, 58（5）：1007-1009, 2010.

第 **9** 章

地域・在宅における老年看護

この章では

● 介護保険3施設とよばれる施設と各施設の特徴を学ぶ。
● 地域密着型サービスについて学ぶ。
● 地域密着型サービスにおける看護師の役割について学ぶ。

I 老年看護における地域・在宅とは

1. 高齢者にとっての地域・在宅とは

　高齢者の誰もが，健康を維持し，住み慣れた地域のなかで自分らしく安心して暮らし続け，そして人生の終幕を「終の棲家」で迎えたいという希望をもっていることだろう。入院は非日常の空間であり，患者は日常性から分断され，主体性（自分らしさ）を主張することも難しくなる。このような環境の変化は高齢者にとって大きなストレスとなる。

　地理的な意味での地域は「徒歩圏・自転車圏」[1]といった生活圏域を指すこともある。しかし，高齢者にとっての地域や在宅は単なる物理的な場ではない。そこには，高齢者にとって「なじみの人」「なじみの場所」「大切な物」，それらとの関係から生まれる「大切な出来事」が存在している。自宅をベースに地域のなかで生き，そして生を終えるとは，突きつめると，慣れ親しんだ環境において，家族を含む人々とのつながりのなかで営まれる生活の継続とその蓄積（歴史）である。地域包括ケアシステムは，できる限り在宅での暮らしを継続し，生活の連続性を保つという高齢者のニーズに応えようとするものであり（その後，対象は高齢者に限定せず，地域に住む人すべてに拡大された），「まち全体をケアのある暮らしの場」[2]ととらえるしくみである。

2. 老年看護における地域・在宅とは

　地域のとらえ方には様々な見解がある。地域を高齢者にとってのコミュニティととらえた場合には，社会的交流の場であったり，社会関係資本としてのネットワークと考えたりすることもできる。一方，高齢者では健康状態や経済状態，家族の事情などによって，生活や療養の場が変更されることがある。このような場合には，地域は在宅・病院・施設を包含する場の基盤と考えることができる。さらに，地域そのものを活動や介入の対象として把握するとらえ方もある。

　地域包括ケアシステムには，高齢者のすまい（自宅やサービス付き高齢者住宅など）を中心に，急性期病院，リハビリテーション病院などの医療機関，介護老人保健施設，介護老人福祉施設，グループホーム，看護小規模多機能型居宅介護事業所，さらには老人クラブや自治会など多様な場や機関が含まれている。健康の増進，疾病予防から穏やかで尊厳ある最期を迎える段階にある高齢者のニーズに対し，それぞれ場の目的や特性に応じた看護が提供されている。医療機関と最も異なるのは，自宅や施設での看護は暮らしや生活を重視している点である。在宅はこれまで「自宅」を指すことが一般的であったが，近年では，在宅の概念が「生活の場」へと拡大されている。このような「生活の場」としての在宅における高齢者の生活のしかたは個別的であり，医療と生活の双方の視点から必要なケアや医療が生活のなかに組み込まれるよう支援していく必要がある。

くわえて，在宅・地域で暮らす高齢者のニーズは，医療だけでなく，福祉，介護など多岐にわたる。生活の連続性を保つためには，①「施設－地域社会－在宅」の連続性，②サービスの連続性，③時間的連続性，④領域間連続性（保健－医療－福祉の連携）が確保[3]される必要がある。高齢者がどのような暮らしをしたいのか，どのような治療を望むのかを尊重し，療養の場が変わっても，必要な治療，看護，リハビリテーション，生活支援等のサービスを調整して，その人が自立して生活できるよう支援する。そして高齢者にとって避けられない死についても高齢者の意向や選択を尊重した場で最期が迎えられるよう，支援していくことが重要である。高齢者を支えるサービスがシームレスに提供されるためには，在宅・地域・施設の看護師間の連携，他職種との連携，地域コミュニティとの連携などきめ細やかで重層的な支援が求められる。

Ⅱ 退院支援

Ⓐ 退院を取り巻く高齢者の社会状況

　高齢者人口の増加により，受療率や慢性疾患が増加し，わが国の国民医療費は増大を続けてきた。急速に進行している超高齢社会に対応するためには，医療費の適正化と病床を有効に活用していくことが望まれ，医療費の削減，在院日数の短縮化が図られている。そのため，急性期治療が終了した段階で，入院中に十分なリハビリテーションが実施される前に退院となるケースが多くなった。

　さらに医療技術の進歩により，以前は困難とされていた疾病の治療が在宅や外来で可能になったこともあり，在宅で何らかの医療処置や医療管理，ケアを継続しながら療養する医療依存度の高い高齢者もいる。

1. 高齢者の退院をめぐる課題

▶ 入院関連機能障害　高齢者は必ずしも疾病が治癒した状態で退院するとは限らず，入院前と比べ日常生活動作（activities of daily living：ADL）や手段的日常生活動作（instrumental activities of daily living：IADL）の低下がみられ，何らかの障害を抱えたりすることで，以前と同様の生活に戻ることが困難なことも多い。これは入院関連機能障害（hospitalization-associated disability：HAD）とよばれる（図6-10参照）。

　高齢者は入院により，環境変化，薬物や処置，治療に伴う絶食，身体安静のための廃用などの多様なストレスがかかり，そのうえに急性疾患による機能障害が生じる。疾患による機能障害は，心理面への影響も大きく，抑うつ傾向になり，悲観的傾向につながる。この心理面の影響や入院による多様なイベントから自主性の低下を引き起こし，身体機能障

害が助長される。そして疾患と入院による二重の影響により，虚弱（フレイル）や要介護状態を生じさせる。高齢者は入院すると，疾患の経過が医学的要因だけではなく，環境要因の影響も強く受けているため，継続的・包括的なアセスメントや評価が極めて重要になってくる。

▶ **退院の状況**　病気や障害があることによってもたらされる生活のしづらさを抱えながら，医療と介護のはざまで生きる高齢者が増加し，自宅退院ではなく回復期リハビリテーション病床や療養型病床・施設などに転院することも少なくない。また，患者の状態として在宅療養が可能な場合でも，核家族化による老夫婦のみの世帯，または高齢者の独居世帯が多く，介護力不足や低下が問題となり，自宅退院が困難なケースもある。

▶ **継続看護**　1969（昭和44）年，ICN（国際看護師協会）において「継続看護は，その人にとって最も適切なときに，最も適切なところで，最も適切な人によってケアをされるシステムである」と定義された。医療機関・高齢者ケア施設と居宅を結ぶ看護において，患者や療養者が望む重要なことは，病院から居宅へと看護の提供者が変わっても，必要な看護が一貫して提供されることであり，どのライフステージに移行しても，その時々のニーズに応じた適切な看護が切れ目なく提供されることである。このような継続看護を推進していくための必要な支援として，退院調整や退院支援がある。

▌2. 高齢者医療をめぐる制度の変化

▶ **介護保険制度**　1990年代の後半より，病院では地域連携や退院支援部門の設置，退院調整看護師の配置などが行われるようになり，適切な病床管理をしていくうえでも，これらは必要不可欠となってきた。こうした流れのなか，2000（平成12）年に介護保険制度が創設され，ケアマネジャー（介護支援専門員）が退院後の在宅サービスを調整するしくみができた。これによって入院中からケアマネジャーに相談し，退院後の介護を含めた在宅療養の準備をしていくことが可能になってきた。

▶ **医療法の改正**　しかし，在宅医療と介護サービスの連携の必要性はうたわれていたが，病院側の患者の療養継続体制は未熟で，機能していないところも多かった。そのため，2006（平成18）年に改正された医療法において「病院又は診療所の管理者は，当該病院又は診療所を退院する患者が引き続き療養を必要とする場合には，保健医療サービス又は福祉サービスを提供する者との連携を図り，当該患者が適切な環境の下で療養を継続することができるよう配慮しなければならない」と示された。これは病院に対して患者の療養の継続にかかわる必要性，かつ重要性を強調し，法的に義務化したことを意味している。

▶ **診療報酬改定**　さらに，2008（平成20）年度での**診療報酬改定**で，退院調整加算が新設され，退院調整の経験を有する看護師または社会福祉士を配置した退院調整部門を設置することが，その要件となった。この加算の創設により，退院調整を行う看護師を配置する病院が増加した。その後，退院支援・退院調整のしくみを病院に根付かせ，在院日数の短縮および地域包括ケアの推進につなげていくことを目的に，2016年には**退院支援加算**へと

名称が変わった。それにより，早期に患者・家族と面談を行うことや多職種チームによるカンファレンスの開催，地域の医療機関やケアマネジャーとの連携が強化されていった。2018（平成30）年には，地域包括ケアシステム構築のための取り組み強化として，患者の状態に応じた入退院支援や医療連携を推進する観点から，退院支援加算を**入退院支援加算**と改称している。

高齢者の理解 ①

老年看護学とは何か ②

老年看護の理論・概念 ③

保健医療福祉制度 ④

高齢者の権利擁護 ⑤

経過別にみた老年看護 ⑥

外来における老年看護 ⑦

治療における老年看護 ⑧

地域・在宅における老年看護 ⑨

リスクマネジメント ⑩

Ⓑ 退院支援における看護の実際と役割

▶ **退院支援と退院調整**　宇都宮[4]は「退院支援」と「退院調整」を以下のように定義している。

- **退院支援**：外来・入院中から退院後の生活を見越して行う支援
- **退院調整**：地域医療・介護へ移行していくためのマネジメント

　退院支援は，退院後も医療管理や看護・介護が必要な状況にある高齢者に対して，高齢者が抱える「退院後も継続するであろうと予測できる問題」について入院時（できれば，外来受診時）からアセスメントし，高齢者が望む生活の場に移行するまでのプロセス全体を支援することであり，包括的な定義で用いられている。**退院調整**は，「退院時，患者に利用可能な社会保障制度や社会資源に適切につなぐ」という狭義の意味で用いられている。

　以上のように，退院支援は，高齢者の病状と必要な医療処置や医療管理，高齢者・家族の状況と意向を踏まえ，高齢者と家族は何を知っていて，何がわからないのか，退院後の生活を考える際に何が必要となるのか，不安は何かを引き出しつつ，高齢者・家族が退院後の生活をどのように送るのか，自ら考え決定していくことを支える意思決定支援である。そして，高齢者・家族により意思決定された療養先に，円滑に移行できるように調整することである。

▌ 1. 退院支援の必要な患者の把握

　退院支援は，入院早期から展開していくことが必要不可欠であるが，入院時に退院支援が必要な高齢者であるかどうかを把握していくことが，第一のステップとなる。

　退院後も必要な医療や介護を高齢者・家族だけで自立して行えるかという視点から，支援が必要なケースをスクリーニングしていく。退院支援が必要になる可能性が高い患者の主な特徴を以下に示す。

①入院前に比べ，ADL や IADL が低下し，自立した生活が送れない。

②退院後も，何らかの医療処置や医療管理の継続が必要となる。

③がんや難病，認知症など，進行する症状を抱えながら療養生活が継続する。

④在宅において病状管理が不十分で，入退院を繰り返している。

⑤独居や高齢者のみ世帯など，家族の介護力が乏しい。

　以上のことを踏まえつつ，これまでの生活状況や社会資源の活用状況，家族関係，介護

状況，住宅環境など，退院支援に必要となる情報と合わせながら必要性を考慮し，退院支援の必要の有無を見きわめていく。

▌2. 患者・家族の自己決定を促進するための連携・協働

退院支援を柔軟に円滑に進めていくためには，退院支援部門にいる**退院調整看護師・メディカルソーシャルワーカー**（medical social worker：**MSW**）と共に，入院早期から病棟看護師と共に連携・協働をしていくことが望ましい。

一般に退院調整にあたっては，病院内に医療相談室・退院支援部門などの形で退院調整の専門部門を設置し，専任の看護職員（退院調整看護師）や MSW などを配置している。近年では，専任の看護職員以外に各病棟に**リンクナース***を配置し，退院調整看護師との連携を図れるようにしている病院も増えてきている。

▌3. 退院支援におけるアセスメントの視点

退院支援が必要と判断された場合，入院目的，治療方針，今後の予測される高齢者の状況などについて，高齢者にかかわる医師・看護師をはじめとする多職種が情報の共有をしていくことが必要である。退院支援における情報共有とアセスメントの視点としては，特に「医療管理上の課題」と「生活・介護上の課題」が重要であり，この2点を視野に入れ，アセスメントしていく。

▶ 医療管理上の課題　退院後も継続となる医療処置や医療管理を明確にし，高齢者もしくは介護者となる家族が対応できるのかなどを検討する。

▶ 生活・介護上の課題　高齢者の ADL や IADL が入院前・後でどの程度低下しているのか，回復はどの程度まで見込めるのか，見通しを確認し，生活面の工夫や変更の必要性の有無，また対応していくことが可能であるのかなどを検討する。

▌4. 患者・家族の意思決定支援と目標の共有

明らかになった課題に対して，高齢者・家族が病気・病態をどのように受けとめているか，どう向き合っているかを，医療者として十分に理解し，今後どのように「生活していきたい」と思っているのかを引き出すことが必要である。なぜなら，高齢者と家族員間で意向が異なることも多々あり，高齢者は家族への遠慮から自ら希望を表出せずに，その意向を家族に託すこともある。また，家族は在宅療養生活をイメージすることができず，それが不安につながり，自宅退院に消極的な姿勢を示すことにもなり得る。看護師は，高齢者・家族の発している言葉や態度から，退院後の生活をどのように考えているのか，その言葉に含まれる意味や本質を理解することが必要である。そして，それぞれの意向を確認しながら，互いが歩み寄れる地点を見つけ，今後の療養場所や療養方法について，意思決

---

* **リンクナース**：医療施設の中にある緩和ケアチーム，褥瘡対策チーム，感染対策チーム，栄養サポートチームなどの医療チームや各種委員会と，臨床現場の看護師をつなぐ役割をもつ看護師のことをいう。

定できるように支援していくことが重要である。

5. 高齢者の退院支援の特徴と留意点

▶ **包括的アセスメント**　高齢者が入院した際にかかわる病棟看護師は，退院支援の必要性の有無だけではなく，せん妄予防の観点からも，せん妄のスクリーニングはもとより，**高齢者総合機能評価**（comprehensive geriatric assessment：**CGA**）を用いて包括的に継続的にアセスメントしていく必要があり，狭く治療や看護を受ける対象として患者をとらえるのではなく，病と共に生活していくその人として，とらえていくことが重要である。

▶ **多職種によるカンファレンス**　高齢者にかかわる多職種によるカンファレンスでは，この高齢者が入院加療後に，どのような状態で病と共に生活ができたらよいのかを見定め，多様な専門職の視点から情報共有しておくことが重要である。特に高齢者・家族が，退院時の状態をどのようにイメージしているのかを情報収集しておくことは必要性が高い。なぜなら，家族は入院時には想像し得なかった入院関連機能障害に陥った患者の状態を目の当たりにして，介護に対する不安感や負担感が考えていたよりも増し，自宅に帰ることを断念することがある。そして転院先を探すという流れになり，ある場合には行き場を見つけづらい高齢者となってしまう。

▶ **行き場を見つけづらい高齢者**　行き場を見つけづらい要因としては，①家族の介護力がないケース，②生活保護ではないが経済的に苦しいケース，などの社会的な課題によるもの，また，③認知症・精神疾患があるケースなどが多くみられる。

▶ **生活の視点**　これらを考慮すると，高齢者への退院支援では，入院関連機能障害を防ぐようなかかわりと，入院時にすでに退院時のことを思い描けるような本人・家族への動機づけは必要不可欠である。また，病棟看護師も「この人が自宅に帰ったら，どんな生活をするのだろうか」と療養生活を想像できることが必要である。特に，医療提供の場を非日常ととらえ，患者が退院していく場が，その人にとっての日常の生活の場であることを認識する必要がある。そこでは「専門職が患者を管理する」という医療の視点から，「患者は病をもちながら生活をする人」という生活の視点に切り替えるべきである。そのような視点が，高齢者にとってのよりよい退院支援へとつながる。

▶ **チームのコーディネート**　退院支援は病院全体で取り組むものである。患者や家族にかかわる医師，歯科医師，看護師，MSW，理学療法士，作業療法士，薬剤師，栄養士などの多職種が，患者や家族の生活を中心に考え，その意向を踏まえて目標を共有し，それぞれの専門性を活かしながらチームでかかわる。そして病院内だけではなく，地域の医療・保健・福祉関係者とも連携・協働していくことが必要となる。そのなかで，医療と生活の両者の視点をもちながらケアを提供する看護職が果たす役割は大きく，それらのチームをコーディネートする役割も期待されている。

　退院支援は，患者と家族の退院後の生活の QOL 向上を目指すが，そこでは患者のみならず療養生活をサポートする家族への支援も重要である。また，病院内と地域の多職種と

1 高齢者の理解

2 老年看護学とは何か

3 老年看護の理論・概念

4 保健医療福祉制度

5 高齢者の権利擁護

6 経過別にみた老年看護

7 外来における老年看護

8 治療における老年看護

9 地域・在宅における老年看護

10 リスクマネジメント

協働しながら，幅広い視野をもって展開していかなければならない。

Ⅲ 在宅看護

Ⓐ 在宅看護における法律・制度の整備

1. 老人保健法と在宅看護

わが国は，諸外国に例をみないスピードで高齢化が進み，それとともに老人医療費が高騰し，医療費の適正化が重要な課題となっている。このような高齢化の背景を踏まえ，1982（昭和57）年に，予防からリハビリテーションに至るまでの保健・医療の一体化を目指し，老人保健法が制定された。

老人保健法の基本理念は，①国民は，自助と連帯の精神に基づき，自ら加齢にともなって生ずる心身の変化を自覚して常に健康の保持増進に努めるとともに，老人の医療に要する費用を公平に負担する，②国民は，年齢，心身の状況などに応じ，職域もしくは地域または家庭において，老後における健康の保持を図るための適切な保健サービスを受ける機会を与えられる，というものである。

老人保健法によって**在宅看護**という法的な根拠が与えられ，40歳以上の国民を対象として，市町村が6つの保健事業（①健康手帳の交付，②健康教育，③健康相談，④健康診査，⑤機能訓練，⑥訪問指導）と医療事業等の実施主体となった。

6つの保健事業のうち**訪問指導**は「40歳以上の在宅寝たきり者および訪問指導が必要と認められた者を対象に，ア．家庭での療養に関する指導，イ．家族の支援，ウ．諸制度活用の指導，エ．認知症の指導，オ．住宅改造の指導等を行う」[5]とされ，主治医の指導のもとに保健師，看護師が訪問指導を実施し，必要に応じて理学療法士，作業療法士，栄養士の協力を得ることが明示された。

2. 訪問看護

▶ **訪問看護の診療報酬**　老人医療事業のなかでは，1983（昭和58）年に老人診療報酬において**退院患者継続看護・指導料**が設けられ，訪問看護が初めて点数化されることとなった。

1986（昭和61）年の診療報酬改定で「精神科訪問看護・指導料」が新設され，さらに1988（昭和63）年の診療報酬改定では「在宅患者訪問看護・指導料」が加わり，高齢者以外の対象者にも訪問看護が実施できるようになった。これにより，退院患者の在宅における訪問看護や医療を提供することが本格化していった。

▶ **訪問看護ステーションの誕生**　1991（平成3）年には老人保健法の改正があり，**老人訪問看**

護制度が創設され，1992（平成4）年には**老人訪問看護ステーション**が誕生した。また同年に医療法の改正があり，わが国では初めて「居宅」が「医療提供の場」として位置づけられた。1994（平成6）年には健康保険法の改正により**訪問看護制度**が創設され，老人訪問看護ステーションから全年齢を対象とする**訪問看護ステーション**が新たに誕生した。

▶ 地域保健法の制定　保健の分野では，1994（平成6）年に保健所法が**地域保健法**へと名称変更され，公衆衛生活動において市町村と都道府県の役割が見直された。具体的な内容としては，市町村はより住民に身近な存在になるような役割をもち，保健所にはより専門的・技術的な機能が期待されるようになった。そして，保健・医療・福祉の連携が重視され，それを担(にな)うマンパワーの確保について規定された。

　この地域保健法の制定は，あらゆる健康予防レベルと保健・医療・福祉を包括したケアの推進を目指しているものであるととらえることができ，現在うたわれている地域包括ケアシステムの構築への端緒となっている。

Ⓑ 高齢者を地域で包括的に支えるシステム

1. 地域包括ケアシステムとは

　わが国は諸外国に比べ急速に高齢化が進行している。現在，65歳以上の人口は国民の4人に1人以上に達し，団塊(だんかい)の世代（1947〜1949［昭和22〜24］年生まれ）が75歳以上となる2025（令和7）年に向けて，医療や介護の需要が増加することが予測されている。

　このため，厚生労働省は2025年を途中に，高齢者の尊厳の保持と自立生活の支援の目的のもと，人々が疾病(しっぺい)や障害をもっていても，重度な要介護状態となっても，可能な限り住み慣れた地域で，自分らしい暮らしを，人生の最後まで続けることができるように，住まい・医療・介護・予防・生活支援が一体的に提供される地域包括ケアシステムの構築を推進している。また，2025年時点の高齢化の状況には地域差があると予測されており，さらには今後，認知症高齢者の増加も見込まれている。

　地域包括ケアシステムは，市町村により地域の特性に応じて，医療・介護・保健（予防）・住まい・生活支援という5つの視点での取り組みが，高齢者の日常生活圏域において，包括的・継続的に行われることを目指すものである。また，それによって住み慣れた地域で自分らしく暮らしたいという住民のニーズに応えるものである。

　地域包括ケアシステムは連携のシステムであり，それぞれの要素がばらばらに存在し提供されるものではない。さらに個人個人のニーズを的確に把握し，適切なサービスの組み合わせを行う必要があり，目指すところはあくまでも本人・家族の生活の質（QOL）の維持・向上である。

1 高齢者の理解
2 老年看護学とは何か
3 老年看護の理論・概念
4 保健医療福祉制度
5 高齢者の権利擁護
6 経過別にみた老年看護
7 外来における老年看護
8 治療における老年看護
9 地域・在宅における老年看護
10 リスクマネジメント

2. 地域包括ケアシステムにおける看護職の役割

地域包括ケアシステムを推進するにあたり，医療・介護の連携が必須である。この連携において「つなぐ」役割をしているのが看護職であることが多い。

療養者の生活の質（QOL）の向上のためにという共通の目的をもちながら，医療と介護を真に「つなぐ」看護職の役割は重要であり，大きな期待もされている。そのためには連携能力および調整能力をもつ看護職は，医療者としての機能を十分に発揮しつつ，介護に対する理解と尊重の念をもち協働しなければならない。時には療養者への支援のスタンスをもちながら，療養者のQOLの維持・向上を目指す「生活モデル」で看護を展開する。看護師は多職種のチームの一員であることを認識しながら協働していくことが重要である。

C 在宅療養を支える看護活動

超高齢社会を迎え，今後もますます要介護者は増加すると予測される。それに伴い，自宅において療養を望む高齢者も増えている。多死社会を迎えた現在，住み慣れた場で，病をもちながら生活をする人々を支える在宅看護への期待は高まるばかりである。

在宅看護の主な目的は，病をもちながら生活をする療養者とその家族の生活を，保健・医療・福祉を包括して支え，暮らしの場における生活の質（QOL）の維持・向上を目指すことである。

1. 在宅看護において対象となる人々

健康問題を抱え，介護を要する家族員が在宅で療養生活を送るということは，共に生活していても，していなくても家族に様々な影響を与えていく。

家族が要介護高齢者を介護することによって，家族内の絆を強くするなど，介護体験がプラスの方向に影響することもあれば，逆に介護負担が強くなり，心身の健康状態を損ね，家族内の人間関係に亀裂を生じさせ，家族のQOLが脅かされる事態になることもある。さらには要介護高齢者だけではなく，介護者である家族員の健康も損なわれれば「共倒れ」となり，療養者の在宅療養生活を継続させていくことが困難になっていくこともある。

このように，要介護高齢者の心身の安定が，家族の心身の安定をもたらすことにもつながり，それと同時に，家族の心身の安定があるからこそ，要介護高齢者の心身の安定も，またもたらされている。それは家族というものが互いに密接に依存し合い，影響し合っている構成員からなる小さな集団だからである。そのため，家族を理解するには療養者・家族構成員の個々人のみならず，家族全体の相互関係をみていく必要があり，在宅看護では家族を1つの単位としてとらえた支援が必須となってくる。

また，在宅看護で対象にしている人々は，何らかの健康問題を抱え，すでに要介護状態

にある人と，その家族だけではない。在宅看護は予防的な観点から，疾病を予防し，健康を維持し，健康レベルをさらに高められるように，あらゆる健康レベルの人々を対象にしている。そのため看護職は，在宅看護においては対象者を柔軟にとらえ，看護活動をしていくことが望まれる。

2. ケアマネジメントの視点をもつ在宅看護

在宅は，まさに療養する高齢者の生活の場であり，生活の主体は高齢者本人である。そのためケア提供者である看護職は，様々な職種と協働しながら，高齢者が病を抱えながら，どのような人生，日常生活を望んでいるのか，高齢者の願いや意思を確認し，それらを尊重し，その実現を支えていくことが必要である。

高齢者や家族の状況は常に変化していくため，その時々に応じて，高齢者と家族の心身，生活，社会環境上のニーズを広く把握しなければならない。そして，看護職には，そのニーズに応じた新たなサービスを提案したり，現在のサービスが対象者のニーズを満たしているのかモニタリングし，改善に向けて働きかけたり，または必要な社会資源を発掘したり，創設するようなケアマネジメントの視点が求められる。

高齢者は病をもちながら生活をしている「生活者」である。その高齢者と家族が生活の場で必要としている医療・看護・介護・福祉が，包括的に，継続的に提供されなければ，その人が望む生活，QOL の維持・向上を目指すことは不可能である。医療だけではない，介護だけでもない，その人の望む生活ができるように，様々な職種が連携・協働を図り，それぞれの専門性を発揮しながら，必要なサービスがタイムリーに提供されるように，ケアマネジメントの視点をもって支援していくことが重要なのである。

D 在宅看護の特徴

以下には，在宅看護において，看護が提供されている主な場の特徴を示す。

1. 訪問看護

前項にも述べてきたが，**訪問看護**という言葉が世に出たのは，老人保健法が制定されてからである。その後，現在の全年齢を対象とする訪問看護ステーションが誕生したのは，1994（平成 6）年のことである。

訪問看護は，1990（平成 2）年の日本看護協会訪問看護検討委員会において，「対象が在宅で主体性をもって健康の自己管理と必要な資源を活用し，生活の質を高めることができるようになることを目指し，訪問看護従事者によって，健康を阻害する因子を日常生活のなかから見出し，健康の保持・増進・回復を図り，あるいは疾病や障害による影響を最小限にとどめる。また安らかな終末を過ごすことができるように支援する。そのために具体的な看護を提供したり指導をして，健康や療養生活上の種々の相談に応じ，必要な資源の

1 高齢者の理解
2 老年看護学とは何か
3 老年看護の理論・概念
4 保健医療福祉制度
5 高齢者の権利擁護
6 経過別にみた老年看護
7 外来における老年看護
8 治療における老年看護
9 地域・在宅における老年看護
10 リスクマネジメント

導入・調整をする」と定義されている。

　言い換えれば訪問看護は，その対象の心身の健康状態，疾病<ruby>しっぺい</ruby>や治療の状況，社会生活，人間関係など，その時々の抱える問題や取り巻く状況において包括的なアセスメントから引き出されたニーズを把握し，そして，そのニーズに応じた直接的な看護の提供，人間関係や社会生活上の調整，必要なサービスの導入，家族支援など多岐にわたる看護活動を生活の場である在宅で提供することである[6]。

■ 2. 通所サービス

　通所サービスは，高齢者が「通う（日帰り）」という形で介護リハビリテーションサービスを受けられるようにした事業である。

　在宅高齢者は，特に要介護高齢者においては，社会的な役割の減少や社会との交流が減少するとともに，日常生活動作（ADL）や手段的日常生活動作（IADL）の低下も伴い，自宅に閉じこもるなど，社会的にも孤立しやすい。閉じこもりは，身体的にも精神的にも後退を招きやすく，それにより介護者の負担感も，ますます増強し，家族関係においても悪循環に陥りやすい。

　要介護高齢者は通所サービスを受けることで，外出の機会が提供され，社会的孤立が解消され，健全で安定した在宅生活を過ごせ，心身機能の維持や向上を図ることができる。高齢者の通所サービスとしては，デイサービス（通所介護）とデイケア（通所リハビリテーション）がある。これらは目的とサービス内容に違いがあり，高齢者の利用目的によって使い分けられている（表 9-1）。

▶ **デイサービス（通所介護）**　在宅において生活している要介護者を厚生労働省令で定める施設または老人デイサービスセンターに通わせ，当該施設において入浴，排泄，食事などの介護そのほかの日常生活上の世話および機能訓練を行う。

▶ **デイケア（通所リハビリテーション）**　在宅において生活している要介護者を，介護老人保健施設，病院，診療所そのほかの厚生労働省令で定める施設に通わせ，当該施設において，その心身の機能の維持回復を図り，日常生活の自立を助けるために行われる理学療法，作業療法そのほか必要なリハビリテーションを行う。

Ⅳ　施設看護

Ⓐ 介護保険施設

　介護保険施設とは，介護保険法に基づいて都道府県知事の指定を受けた施設のことであり，介護療養型医療施設，介護老人保健施設，介護老人福祉施設（特別養護老人ホーム）の

表9-1 生活機能の維持・向上を目指した通所系サービスの普遍的機能と実施内容

区分	通所系サービスの機能	実施内容等
通所リハ	**医学的管理** ● 医師の診察等による医学的管理 ● 看護師による処置等の医療機能	● 通所リハ担当医と主治医が情報交換を行い，定期的な診察等により疾患管理を行う。 ● 通所リハ担当医の指示に基づき，看護職が処置等を実施する。
	心身・生活活動の維持・向上 ● 早期退院者，在宅にて急変した方への専門的リハビリテーション ● 生活活動（ADL/IADL）の各行為を向上するリハビリテーション	● 医師の指示に基づき，PT・OT・ST が専門的観点から評価し，チームとして目標設定を行い，心身機能や生活活動（ADL/IADL）の生活行為の維持・向上を図る
通所介護・通所リハビリテーション共通機能	**ソーシャル・ケア** ● 日常の健康管理，自立した生活に資する活動 ● 参加機会の確保	● 利用時の体調管理や，関連職種による運動指導等，活動の機会の確保 ● 他の利用者・職員との交流を通じた参加機会の確保により，社会性の向上を図る。
	レスパイト・ケア ● 介護者等家族の支援 ①精神的介護負担軽減 　お預かり機能 ②身体的介護負担軽減	● サービス利用（いわゆるお預かり機能）による介護者等家族の直接的負担軽減 ● 介護者等家族の心身および介護環境の両面にわたる負担の軽減を図り，介護者等家族の社会参加を含めた介護者支援を行う。

・4つの機能の組み合わせにより「自立した生活」と「安定した生活」をサポート。
・ケアプランを踏まえつつ独自のアセスメントを実施し，個別の通所計画を作成し，複雑で多岐にわたる利用者のニーズを把握することが不可欠。
・リハの提供に関しては，基本動作・体力・ADL・IADLへの働きかけを網羅し，専門職やケアスタッフによる個別の対応，アクティビティの活用や，集団によるかかわりなど，より多くの方法をもつことが望まれる。
資料／全国デイ・ケア協会：通所サービス実践ガイドライン，第3版.

3つの施設を**介護保険3施設**とよんでいる。

以下に，それぞれの施設の特徴と看護について述べる。

1. 介護療養型医療施設の特徴と看護

1 介護療養型医療施設とは

介護療養型医療施設とは，療養病床等を有する「病院又は診療所であって，当該療養病床等に入院する要介護者に対し，施設サービス計画に基づいて，療養上の管理，看護，医学的管理の下における介護その他の世話及び機能訓練その他必要な医療を行うことを目的とする施設」（旧介護保険法第8条第26項）である。

対象は急性期を脱した状態にあるが，常時，医療者の観察，治療を必要とする人である。**療養型医療施設**には，介護保険の適用を受け，介護や看護・リハビリテーションなどの提供をする**介護療養型医療施設***と，医療保険を適用した**医療療養型医療施設**の2つがあるが，ここでは介護保険の適用を受けた介護療養型医療施設について述べる。

2 介護療養型医療施設の果たす役割

病状は安定しているものの，疾患や健康障害によって継続的に療養生活を送るための施

***

* **介護療養型医療施設**：厚生労働省は，介護保険と医療保険の機能分担の明確化などの観点から，介護療養型医療施設について2024年3月末で廃止するとしている。

1　高齢者の理解
2　老年看護学とは何か
3　老年看護の理論・概念
4　保健医療福祉制度
5　高齢者の権利擁護
6　経過別にみた老年看護
7　外来における老年看護
8　治療における老年看護
9　地域・在宅における老年看護
10　リスクマネジメント

設であるが，原則として家庭や社会生活への復帰を目的としている。

3 介護療養型医療施設で働く職種・人員配置

介護保険3施設のなかで，疾病の症状管理を要求される施設である。医師と看護師の人員は，ほかの介護保険施設に比べて多い。高齢者100人あたり医師3人，看護師17人，介護職員17人，理学療法士および作業療法士（適当数），介護支援専門員（ケアマネジャー）1人のほか，薬剤師，栄養士などが働く。

4 介護療養型医療施設における看護

急性期は脱しているものの，疾病・症状管理を必要とする高齢者を対象とした施設のため，看護師は，経管栄養，インスリン注射，気管切開による喀痰吸引などの医療処置や検査の介助を行い，その役割は一般病院における看護師が果たす役割に近い。

しかし，介護療養型医療施設の看護師に特化して求められるのは，老いて病とともにある人への看護であり，慢性疾患，生活習慣病の症状マネジメント能力，病状の急性増悪，急変時の対応といった看護実践能力と共に，高齢者自身が，自分のからだに起きている異変や病について知り，症状に合わせた暮らしができるように，高齢者のもつ力を引き出す看護が望まれる。

そのためには，看護師は老年期にある人の心身の特徴を把握し，根気よく向き合うことが必要である。高齢者の病状の発現や進行は，成人期にある人と比べてはっきりせず，定型的でないことが多い。薬の効果も成人とは異なり不明瞭なため，老いと病によって生じる生活の不便さや困難をとらえるには，細やかな観察とかかわりが鍵を握る。生活のなかで高齢者がふと漏らした一言や，いつもと違うちょっとした言動の変化をとらえ，少しずつ浮き彫りになってきた問題を，高齢者と共に一つひとつ解決していくのである。

解決の過程では，コミュニケーションをとおし，高齢者が自身のもつ力に気づき，未来に希望をもてることが大切である。療養中の高齢者は，水分，食事，塩分，カロリーなどの摂取に制限があったり，決められた運動やリハビリテーションを継続したりする必要性の高い人が多い。そのため，看護師は，ともすると高齢者に食事や水分の制限を求め，決められた活動を強いる存在となってしまう。健康を維持し，病気の重症化を防ぐために，生活上の制限を守らなければならない理由を説明し，理解を促しながら，過剰に制限する必要のない部分を見きわめ，それを提示し，高齢者が生きることを楽しめるような看護が望まれる。

また，高齢者と家族をつなぎ，介護職との連携や，家族の協力，社会資源を生かすことも重要な看護である。

2. 介護老人保健施設の特徴と看護

1 介護老人保健施設とは

介護老人保健施設は，1982（昭和57）年に制定された老人保健法に基づいて生まれた施設だが，介護保険法施行後は老人保健法は実質的になくなり，介護保険法に則って運営されている。

介護保険法では「施設サービス計画に基づいて，看護，医学的管理の下における介護及び機能訓練その他必要な医療並びに日常生活上の世話を行うことを目的とする施設」（介護保険法第8条第28項）とされる。ある程度自力で生活が送れるようになるまで施設で生活する**入所**のほか，リハビリテーションを中心に日中通う**通所リハビリテーション**（デイケア），一時的に入所できる**短期入所**（ショートステイ）がある。

2 介護老人保健施設の果たす役割

疾病によって低下した体力を回復させ，ADLの再獲得を促し，家庭環境の調整や生活機能の向上，障害と向き合う心理的な葛藤への支援が求められる。また，近年，看取りケアのニーズも高まっている。

3 介護老人保健施設で働く職種・人員配置

リハビリテーション，生活機能回復を目的としているため，理学療法士または作業療法士，あるいは言語聴覚士，栄養士，医師，看護職員，支援相談員，介護職員，介護支援専門員（ケアマネジャー）の配置が義務づけられている。

看護職と介護職の数は，入所者3人に対して看護・介護職合わせて1人以上配置するようになっている。看護職員の数は，看護・介護職員の総数の7分の2程度，介護職員の数は看護・介護職員の総数の7分の5程度になるよう定められている。

4 介護老人保健施設における看護

介護老人保健施設は，要介護度1〜5までの高齢者が利用できる。本来は在宅療養へ向けた機能回復，生活復帰を目的とした一時入所施設の位置づけであるが，近年，入院期間が短くなっており，以前より重篤（じゅうとく）な身体合併症をもった人が入所する傾向にある。

核家族化や高齢者世帯の増加に伴い，家族の介護体制が整わないなど，在宅に戻ることは容易ではない。介護老人保健施設の看護師は，リハビリテーションを通じて，入所者の心身の活性化を図り，在宅生活復帰を視野に入れたかかわりが求められる。時には，重篤な疾病を抱えながら生活を送る人のケア，終末期を支えるケアなどを，入所者の状態像に応じ，臨機応変に行う。

認知症を伴う人の利用も増えており，看護師は，上記で述べたような広範囲な対象を前

1 高齢者の理解

2 老年看護学とは何か

3 老年看護の理論・概念

4 保健医療福祉制度

5 高齢者の権利擁護

6 経過別にみた老年看護

7 外来における老年看護

8 治療における老年看護

9 地域・在宅における老年看護

10 リスクマネジメント

に，フィジカル・メンタルアセスメントを行う技術と，その結果に基づいたケアを立案していく力を磨き続けなければならない。最終的には，入所している高齢者が，自宅，もしくは自宅に近い環境で暮らせるよう，リハビリテーションの場面におけるアセスメントだけでなく，食事や入浴介助といった生活場面における健康上のニーズをとらえていく。そのため，介護職と協働してリハビリテーションにつなげる力や，的確なヘルスアセスメント能力も要求される。

さらに，在宅復帰を目指すという意味で，家族看護の視点も重要となる。面会にやってきた家族と言葉を交わしながら，家族の表情やその言葉から家族の置かれている状況や心情をとらえたり，時には家族の健康状態についてもアセスメントしたりして，必要に応じたサポートをする必要がある。

▌3. 介護老人福祉施設（特別養護老人ホーム）の特徴と看護

1 │ 介護老人福祉施設（特別養護老人ホーム）とは

介護老人福祉施設（老人福祉法における名称は**特別養護老人ホーム**）は，要介護度3以上と認定を受けた高齢者が，入浴，排泄，食事などの介護や，そのほかの日常生活上の世話，機能訓練，健康管理や療養上の世話を受けられる場である。特別養護老人ホームは，1963（昭和38）年に制定された老人福祉法に基づいて設立されており，運営は地方公共団体または社会福祉法人に限られる。都道府県知事の指定を受けた施設は，指定介護老人福祉施設とよばれる。

特別養護老人ホームは，在宅で介護を受けている高齢者が日中の一定時間，家から離れ，健康チェックや，入浴や昼食のサービスを受けながら，ほかの利用者とコミュニケーションを図るデイサービスを開設しているところも多く，デイサービスをもつ特別養護老人ホームでは，家族の介護支援という働きも担っている。デイケアが主にリハビリテーションを中心とした訓練による回復（改善）が目的なのに対し，デイサービスは食事や入浴，レクリエーションなどによる日常生活全般のケアを行うことが目的である。

2 │ 介護老人福祉施設（特別養護老人ホーム）の果たす役割

介護老人福祉施設（特別養護老人ホーム）の入居対象者は，2015（平成27）年4月から要介護3以上となり，ADLの低下が顕著で常時介護が必要な人となった。そのため，特別養護老人ホームは，入居者の生活支援と，人生の後半を送る住まいとしての役割を担っているといえる。

3 │ 介護老人福祉施設（特別養護老人ホーム）で働く職種・人員配置

前述のように，介護老人福祉施設（特別養護老人ホーム）の入所者は，ADLの低下があり常時介護が必要な人である。そのため，生活を支え，健康を見守る様々な職員が配置され

ている。職員は，看護職員，医師，介護職員，介護支援専門員，生活相談員，栄養士など多岐にわたる。看護職は，入居者100人に対し常勤3人，医師は非常勤で1人，介護職31人，介護支援専門員1人という配置基準である。

4 介護老人福祉施設（特別養護老人ホーム）における看護

　介護老人福祉施設（特別養護老人ホーム）に暮らす高齢者は，そこで暮らし最期を迎えることが多い。看護職は，入居者の老化に伴う生活への影響を見きわめるアセスメント技術，入居者の状態に応じた看護を臨機応変に行う能力が求められる。また，健康管理や疾病の早期発見，対処，そして終末期ケアも求められる。介護老人福祉施設（特別養護老人ホーム）における健康管理，疾病の早期発見，終末期ケアは，介護職との連携・協働が大きな鍵を握る。病院と異なり，看護職の配置人数が少なく，入居者の生活のなかで垣間みられるちょっとした変化，急変を予測させる兆しを介護職員が発見することも多く，看護職，介護職両者の気づきを生かし合う体制やチームワークづくりも求められるのである。

　さらに，特別養護老人ホームは，高齢者にとっての暮らしの場，住まいであるため，生活の楽しみや喜びを感じられる活動の企画や実践も，ケアの要素となる。看護師は，医療処置に目を向けすぎることなく，入居している高齢者の生活が楽しく，生き生きしたものになるための働きかけをすることが重要となる。

■ 4. 介護保険施設の課題と看護

　これまで，介護保険3施設について個別に述べてきたが，次に各施設に共通する課題と看護について述べる。いずれの施設も，開設当初よりも，より健康上のニーズの高い人々が利用するようになり，継続的な服薬や定期的な診察，医療処置が必要になってきている。そのため，各施設で看護職に期待される役割は，ますます大きく，能力もより高いものが求められ，活躍が期待されている。

　一方で，一般病院よりも看護職の配置人数が少なく，限られた医療機器のなかで重篤化する身体疾患へ対応する必要があるといった困難を抱えている看護職は多い。また，介護職との連携や協働をスムーズに行うにはどうしたらよいか，悩み，努力を要することも多く，さらに地域包括ケアの実現に向けて施設の中だけでケアを完結させるのではなく，家族や地域の人々とのつながりや社会資源の活用も求められている。

❶慢性的な疾患を抱える人への健康管理・処置と急変対応

（1）日々の健康観察，慢性疾患の症状管理

　多くの高齢者が，糖尿病や高血圧，骨粗鬆症などの慢性疾患を抱えている。疾患が進行，悪化している徴候がないかを確認し，適切な服薬ができているかどうか，薬物による作用と有害作用の影響はみられないかなどを継続して見ていく。

（2）生活場面のなかでの急変対応

　食事中の窒息や，レクリエーション中の脳梗塞や心筋梗塞の発作などの緊急事態に，適

1 高齢者の理解
2 老年看護学とは何か
3 老年看護の理論・概念
4 保健医療福祉制度
5 高齢者の権利擁護
6 経過別にみた老年看護
7 外来における老年看護
8 治療における老年看護
9 地域・在宅における老年看護
10 リスクマネジメント

切な処置を素早く行い，その人に合った医療を見きわめ，つなぐことが必要となる。

❷看取りケア

　老いの先には死がある。高齢者が最期のその時をどのように迎えたいのか，最期の時をどのように生きたいかを知り，人生の最期を穏やかに迎えられるケアを行う。

❸心身の健康状況に応じた生活の楽しみを見つけ，能力を引き出す

　いずれの施設も，健康上の問題や介護を必要とする高齢者が身を置いている。しかし，高齢者一人ひとりは困りごとを抱えていながらも，様々な能力をもった人でもある。その能力を引き出す看護が望まれる。

❹家族支援

　目の前の高齢者のみならず，家族の思いに耳を傾け，応えていくことも望まれる。家族のなかには，自分の健康に不安を抱えながらも介護者としての役割を担っている人もいる。家族の心身の状況や健康状態に目を向け，時にはゆっくり語り合い，高齢者本人と家族が笑顔になれるような看護を展開することが必要である。

　最期の時が近づいている高齢者の家族に対しては，これまでの人生を共に振り返りながら最期の時を穏やかに迎えられるような環境づくりが望まれる。

Ⓑ 地域密着型サービス

　地域密着型サービスは，認知症高齢者や中等度〜重度の要介護高齢者などが，できる限り住み慣れた地域で生活できるように，2006（平成18）年4月の介護保険制度改正により創設されたサービス体系である。このサービスは，以下に述べる認知症対応型共同生活介護（グループホーム），小規模多機能型居宅介護のほか，定期巡回・随時対応型訪問介護看護，夜間対応型訪問介護，認知症対応型通所介護，地域密着型特定施設入居者生活介護，地域密着型介護老人福祉施設入所者生活介護などがある。

1. 認知症対応型共同生活介護（グループホーム）の特徴と看護

1 認知症対応型共同生活介護（グループホーム）とは

　本来，**グループホーム**とは，病気や障害などで生活に困難を抱えた人たちが，専門スタッフなどの援助を受けながら，自分のもっている力を生かし，小人数で，施設ではない通常の住居で生活するケアの場・形態を指す。そのため，グループホームといった場合，認知症高齢者だけでなく，精神障害をもつ人の暮らすホームや，知的障害の人が集うホームもある。

　認知症対応型共同生活介護（認知症対応型のグループホーム）は，医師から認知症症状が現れていると診断され，要介護認定を受けている高齢者で，重篤な身体疾患がなく，少人数の生活になじめそうな人が対象となる。1軒のグループホームに通常5〜9人が暮らす。こ

の5〜9人という入居者数が1つの単位（ユニット）となっており、建物の基準やスタッフの配置人数を満たせば、1つのグループホームに最大2ユニットまでつくることが可能で、ホームによっては最大18人が暮らす。

日本では介護保険制度が開始された2000（平成12）年から徐々にグループホームが設立された。

2 認知症対応型共同生活介護（グループホーム）の果たす役割

記憶力や判断力が徐々に低下していく認知症高齢者は、見知らぬ人に囲まれたり、なじみのない場所では、緊張が高まり混乱を招きやすくなる。そこで、少人数の仲間とともに、自宅に近い環境のなかで暮らすことで、不安を軽減し、今もっている力を発揮できることを目指している。

入居者一人ひとりに部屋があり、リビングや食堂などは共用となる。自宅で暮らしていたときと同様、自分の時間をもちながら、同じ雰囲気をもつ仲間と共同生活を送る環境がつくられている。

3 認知症対応型共同生活介護（グループホーム）で働く職種・人員配置

職員は、介護職員（介護福祉士、ホームヘルパーなど）、管理者、計画作成担当者（ケアマネジャー）、代表者がいることが義務づけられている。介護職員は、介護福祉士、ホームヘルパーのほか、看護職も職員として換算されるが、必ずしも看護職を配置する規定はない。看護職が多くいるグループホームもあれば、まったくいないグループホームもあり、スタッフのありようも様々である。

なお、グループホームでも人員配置や環境を整え、市町村の指定を受けられれば、デイサービスや短期入所を行うことができる。

4 認知症対応型共同生活介護（グループホーム）における看護

認知症高齢者は、記憶力や判断力が低下し、時間や場所、人の認識が徐々にあやふやになり「私はここに居ていいのだろうか？」「何のために、ここに居るのか？」「ここに居る人は、私にとってどういう人なのか？」といった答えが見つけられなくなる。「自分はなぜここに居るのか？」「ここに居てよいのか？」という意味を見つけられないことは、不安や混乱、焦燥を招き、その人が本来もっているはずの力までも押しつぶしてしまうことになる。

食事、洗濯、入浴など、様々な場面で入居者が自分のできる役割を担い、気の合う誰かとやりとりするなかで人とつながり、自分がここにいてよいことを実感するなかで「今、ここにいる意味」を感じてもらい、「失敗しても大丈夫」という保証と安心感を得てもらうことが重要になる。職員も食事を共にし、一緒に洗濯物をたたんだりするなかで、入居者と目線を同じくし、入居者が自分の力を発揮できる機会をつくることが重要である。

1 高齢者の理解
2 老年看護学とは何か
3 老年看護の理論・概念
4 保健医療福祉制度
5 高齢者の権利擁護
6 経過別にみた老年看護
7 外来における老年看護
8 治療における老年看護
9 地域・在宅における老年看護
10 リスクマネジメント

以下，グループホームにおける看護師の役割を具体的にあげる。

❶ 24時間を共有し入居者とつながる

職員と認知症高齢者が生活を共にすることが，グループホームケアの特徴である。入居者と空間や時間を共有し，食器や家具などを入居者と共に使い，食事を共にし，家事や趣味活動を共にし，共に笑うということである。暮らしを共にすることの大きな意味は，時間・物・空間を共有する体験のなかで，入居者が孤独でないこと，看護職はいつでもかたわらにいることを感じてもらうことにある。認知症高齢者は，自分の記憶が失われ，知的な活動に取り組めないつらさを抱えている。その気持ちを敏感にとらえる感性をもって，相手と向き合うことが必要である。

❷ 心身の健康管理，身体合併症へのケア

認知症対応型共同生活介護（グループホーム）で暮らす認知症高齢者は，ほかの高齢者と同様，複数の慢性疾患を抱え，複数の薬剤を併せて飲んでいる。看護師は，フィジカルアセスメント，精神機能のアセスメントをし，早期に対応する必要がある。対応とは，異常を察知したら，すぐに受診につなげるというだけではない。アセスメントの結果を，生活の工夫につなげることも意味している。食事を食べるスピードが遅くなっている人がいたら，口腔内のトラブル，飲み込みの問題，もしくは食べ方がわからなくなっているのではないか，空間見当識が障害されて食べ物を箸でとらえられなくなっているのではないか，などをアセスメントし，献立や配膳の工夫，認知症の人の姿勢の改善などにつなげていくのである。

❸ 認知症の症状緩和ケアと医療連携

認知症高齢者は，ちょっとした刺激で，もの盗られ妄想，幻覚，うつ，せん妄が現れることがある。看護師は，入居者の症状を悪化させるような刺激をアセスメントし，緩和するよう働きかける。また，アルツハイマー病などによる認知症は徐々に進行するため，その人の疾病の進行状況や症状に応じたケアが必要になる。症状や段階を見きわめ，異変を適切にキャッチするとともに，医療機関との連携が必要か否かを見きわめ，必要に応じて協力医療機関に連絡する役割も望まれる。

❹ 重度化したときのケア，終末期のケア

ここでいう**重度化**とは，認知症が進行し，脳神経系の機能が低下したときと，高齢者がもっていた生活習慣病などの身体合併症が重篤化したときの両方を指す。

認知症対応型共同生活介護（グループホーム）が設立され始めた頃は，認知症の初期支援に焦点が当てられていたが，近年，グループホーム内での看取りも増えている。脳神経系の萎縮に伴い生じる，痙攣や呼吸困難などの症状を緩和・軽減しながら，最期を穏やかに看取るケアが実践されている。

看取りケアで難しいのは，「本人がどのように生き抜きたいと考えているのか」ということを，本人，家族，職員などの意見をすり合わせながら，具体的なイメージをつくっていくことである。たとえば口から食事をとることができなくなりつつある人に，点滴など

で栄養・水分を補うのがよいのか，口から食べられるだけでよいのか，といったことである。

　また，日頃から生活を共にしている入居者どうし，職員と入居者，職員どうしのつながりが非常に密接となるグループホームでは，死が近づきつつある入居者の異変を，他の入居者が何となく感じ取ることも多い。そんなとき，グループホーム内の雰囲気が不安に包まれないよう配慮することも望まれる。看護師自身がどのように看取りケアを行うのかというだけでなく，グループホームで働く介護職員にも看取りのプロセス，急変時への対応を伝え，どういう状況になったら何をするのか，協働のあり方を確認することが大切である。

❺ 家族や地域の人との交流

　認知症対応型共同生活介護（グループホーム）に入居したからといって，家族や社会から切り離されるわけではない。グループホームに入居したことによって，新たな関係も築かれていく。家族や本人のペースに合わせた面会や外出，外泊，地域の行事への参加など，グループホームに暮らしながら新しい関係を築いていけるような働きかけが求められる。

2. 小規模多機能型居宅介護の特徴と看護

1　小規模多機能型居宅介護とは

　小規模多機能型居宅介護は，在宅で介護の必要な高齢者に対して，「通い」「訪問」「泊まり」の3つのサービスを提供する。心身の状況や置かれている環境などのニーズに応じて3つのサービスを柔軟に組み合わせ，在宅で暮らす高齢者を臨機応変に支える場である。

2　小規模多機能型居宅介護の果たす役割

　小規模多機能型居宅介護は，事前に登録をしてもらった高齢者のニーズに応じて，「通い」「訪問」「泊まり」の3つのサービスを柔軟に提供できる。そのため，心身に何らかの健康上の問題を抱えた高齢者が，自宅で生活を送りながら，体調や事情に応じて，たとえば泊まりのサービスを利用しながら，在宅・地域で暮らせるようにサポートする役割が期待されている。

3　小規模多機能型居宅介護で働く職種・人員配置

　認知症対応型共同生活介護（グループホーム）とは異なり，看護職員1人を必ず配置することとなっている。そのほか，介護職員，介護支援専門員を配置することとなっている。

4　小規模多機能型居宅介護における看護

　2006（平成18）年4月に地域密着型サービスとして創設された介護保険サービスの一つで，ほかのサービスに比べると歴史が浅く，運営の実際については，まだ試行錯誤を重ね

高齢者の理解　1

老年看護学とは何か

老年看護の理論・概念　2

保健医療福祉制度　3

高齢者の権利擁護　4

経過別にみた老年看護　5

外来における老年看護　6

治療における老年看護　7

地域・在宅における老年看護　9

リスクマネジメント　10

ている段階である。看護職の具体的なケアについても，これから明らかにされていく段階
といえるが，現時点で明らかとなっているのは以下のものである。

❶在宅高齢者の健康に関する総合的なアセスメント

　心身両面において健康ニーズを抱えた，在宅・地域で生活している高齢者が対象となる
ため，生活場面をとおして相手の状態を把握し，異変を感じたら，それを掘り下げていく
能力が求められる。

❷要介護度の高い高齢者，医療依存度の高い高齢者へのケア，看取りケアの実践

　今後，要介護度の高い高齢者，医療依存度の高い高齢者が家に戻り，在宅で看取るとい
うケースも増えることが予測されている。在宅で療養生活を送る高齢者本人と家族に対し，
その状態や事情に合わせたケアを実践する。

❸健康ニーズをもつ人，疾病と共に生きる人と地域をつなぐ

　要介護度が高く医療的なケアを必要とする人が，住みなれた家や地域で安心して生活す
るために，看護師が貢献できることは多い。そこで暮らす高齢者のかたわらにいて，時に
訪問し，時に施設でケアをしながら，最期までその人が地域で暮らすことを支える。

文献

1) 建築研究所：高齢者が生き生きと暮らせるまちづくりの手引き，建築研究資料，2014，p.1-237，https://www.kenken.go.jp/
japanese/contents/publications/data/159/index.html（最終アクセス日：2020/09/30）
2) 山崎亮：ケアするまちのデザイン，医学書院，2019.
3) 森本佳樹：地域包括と地域福祉；小規模多機能拠点の意義〈高橋紘士編：地域包括ケアシステム〉，オーム社，2015，p.119-129.
4) 宇都宮宏子編著：退院支援実践ナビ，医学書院，2011.
5) 厚生労働統計協会編：国民衛生の動向 2016/2017，厚生労働統計協会，2016.
6) 川越博美，他編：最新訪問看護研修テキスト；ステップ1，日本看護協会出版会，2005，p.21.

参考文献

・堀内園子：認知症看護入門，ライフサポート社，2008.
・三宅貴夫，堀内園子，内田勝也：病気を生き抜く①；〈医師〉〈看護師〉〈患者・家族〉による認知症の本，岩波書店，2010.
・堀内園子：系統別高齢者フィジカル・メンタルアセスメント，日総研出版，2013.

第 **10** 章

高齢者特有の
リスクマネジメント

I 高齢者における医療安全

A 医療事故から医療安全へ

1. 医療安全への動き

　第2次世界大戦後に起きたわが国の大きな医療事故として，1951（昭和26）年8月に福井県の病院で起こった，女性看護師が2人の入院患者の治療としてブドウ糖注射をしようとしたところ，誤って麻酔用の薬剤（ヌペルカイン）を注射したため，2人とも昏睡状態になり，数分後に死亡した事例があげられる。この医療事故を含め，患者の取り違え，薬剤上の過失など，相次ぐ事故があり，これをきっかけに，日本看護協会は医療安全に関する指針やガイドラインの作成，医療安全管理者養成研修の実施などを進めてきた。

▶ 医療安全教育　こうした経緯を経て，厚生労働省では，2008（平成20）年に保健師助産師看護師学校養成所指定規則の一部を改正する省令を公布。2009（平成21）年度から「統合分野」を創設して「看護の統合と実践」のなかに「医療安全」を明記し，看護基礎教育における医療安全教育が開始された。

▶ 安全性の目標と改善策　アメリカ科学アカデミーズの医学研究所（Institute of Medicine：IOM）は，2001年の報告書「質の狭間を越えて；21世紀の新しい医療システム」（Quality Chasm 報告）[1]において，①安全性，②有効性，③患者中心志向，④適時性，⑤効率性，⑥公平性の6つの目標を掲げ，一番に「安全性」をあげている。その安全性の改善策として，①患者に危害を加えてはならない，②同じ誤りを繰り返さない，③研修により新たな技術，知見を得て，安全性を高める，の3つをあげている。

2. 医療安全対策の義務化

　1990年代には，医療事故はあってはならないものであり，個々人の注意で防ぐことができるものといったみかたがされていたため，医療事故が起こると個人を対象として責任が問われる傾向にあった。しかし，2000（平成12）年以降は医療事故は誰もが起こし得るものというみかたがされるようになり，チームや組織全体のありかたを改善し，事故を防止するという方向性が示されるようになった。

　わが国では2007（平成19）年4月，医療法の一部改正が施行され，医療機関に対する医療安全対策が条文化され，義務化された。これに伴い，無床診療所や薬局においても医療安全対策が義務化された。また，院内感染防止策，医薬品安全使用，医療機器安全使用を確保するための体制整備も同様に義務化された。

　義務化された内容の一部を以下に示す。

①国，都道府県，保健所を設置する特別区は医療の安全に関する情報提供や研修を行うよう努めなければならない。

②医療機関の管理者も同様の努めを帯びる。

③都道府県，保健所を設置する特別区は医療の安全の確保に関する事務を行うため，「医療安全支援センター」を設けるよう努めなければならない。

Ⓑ 高齢者医療事故の現状

┃ 1. 高齢者医療事故の概要

▶ 医療事故の増加　高齢者人口の増加に伴い，全患者数に対する比率も増加している。厚生労働省の患者調査によると，直近2020（令和2）年では，入院患者の7割強が65歳以上で占められており（図10-1），増加傾向にある。

　また日本医療機能評価機構の2022（令和4）年の年報[2]によると，全国の医療機関から報告があった医療事故は4631件で，年単位の集計を始めた2005（平成17）年以降，前年（4674件）に次いで多かった。そのうち70歳以上の事故事例割合が半数を占めていた。

▶ 医療事故の対象者と当事者　報告の内容別の最多は，治療や処置に関する事例（32.4％）で，患者の転倒など療養上の世話に関する事例（31.1％）が続いた。入院患者の7割強が65歳以上で占められている前提で考えれば，医療事故対象者のほとんどが高齢者といえるかもしれない。一方，同報告を事故当事者別でみると，延べ6888人中，医師が3505人，次いで看護師2945人と，両者で9割以上を占めている。

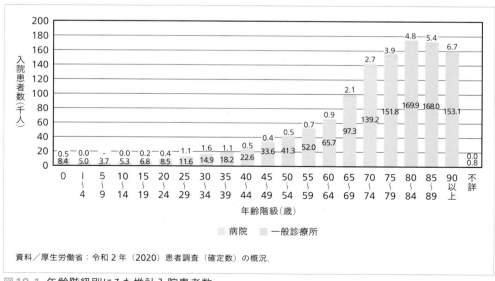

資料／厚生労働省：令和2年（2020）患者調査（確定数）の概況.

図10-1　年齢階級別にみた推計入院患者数

高齢者の理解
老年看護学とは何か
老年看護の理論・概念
保健医療福祉制度
高齢者の権利擁護
経過別にみた老年看護
外来における老年看護
治療における老年看護
地域・在宅における老年看護
10 リスクマネジメント

2. 高齢者医療事故の実態

寺井ら[3]は，ケアミックス型高齢者医療における医療事故内容の分析を報告した（表10-1）。アクシデント事例のなかでは，表皮剝離，打撲症，皮膚切・裂傷，骨折の報告例が多い。このうち，表皮剝離の発生頻度は最も高く183件と，全アクシデント件数の54.0％，身体的トラブル全件数の60.6％であった。チューブトラブル，処方トラブル，点滴・注射トラブル，胃瘻栄養管理トラブルに区分される事例報告は，それぞれ19件，1件，14件，3件あげられており，チューブトラブルに関しては10例で19件の事例が発生し，この10例中3例では繰り返して発生していることが認められた。

表皮剝離は各種介護行為中に発生することが多く（183件中62件：33.9％），打撲症，皮膚切・裂傷，骨折事例に関しては，転倒・転落がその発生原因の過半数を占めていた。この実態調査は一施設の報告ではあるが，高齢者関連施設では同様の医療事故が想定できる。

3. 高齢者医療事故の対策（制度）の現状

前述のとおり，2006（平成18）年4月の診療報酬改定により医療安全対策加算が新設さ

表10-1 アクシデント事例の実態調査

各事例別事象の内訳		報告件数
身体的トラブル（302件）	表皮剝離	183
	打撲症（頭部・頸部・顔面・体部・四肢）	42
	皮膚切・裂傷（頭部・顔面・四肢）	31
	骨折（四肢・骨盤・脊椎）	28
	熱傷	3
	爪剝離	3
	脳挫傷	3
	股関節脱臼	2
	低酸素血症（慢性呼吸不全急性増悪）	2
	一過性意識障害（原因不明）	1
	手指腱断裂	1
	膝関節症	1
	金属誤嚥	1
	直腸出血	1
チューブトラブル（19件）	気管カニューレ抜去（自己）	10
	経鼻 or 胃瘻チューブ抜去（自己）	5
	尿道バルーンカテーテル抜去（自己）	2
	尿道バルーンカテーテル抜去（移乗介助時牽引）	1
	吸引カテーテル牽引（自己）	1
処方トラブル（1件）	出し忘れ（抗凝固薬：血液異常）	1
点滴・注射トラブル（14件）	IVH管理不備（滴下調整ミス：低血糖，高血糖）	5
	誤注射（K製剤，止血剤，骨粗鬆症治療薬：血液・血圧異常）	3
	IVH抜去（自己）	2
	点滴漏れ（皮膚損傷）	2
	インスリン施行ミス（使用単位数の誤り：高血糖）	2
胃瘻栄養管理トラブル（3件：インスリン使用者）	胃瘻栄養チューブ漏れ（低血糖）	2
	胃瘻栄養注入忘れ（低血糖）	1

IVH：中心静脈カテーテル，血液異常：血液検査値異常
出典／寺井敏，多田斉：ケアミックス型高齢者医療の現状：医療事故内容の分析，日本老年医学会雑誌，47（6）：579，2010．一部改変．

れ，さらに 2018（平成 30）年度診療報酬改定において**医療安全対策地域連携加算**が新設された。各医療機関においては医療安全に対する意識の向上と医療安全管理への病院全体での推進姿勢が求められている。

2006（平成 18）年度厚生労働省老人保健事業推進費等補助金（老人保健健康増進等事業分）による「特別養護老人ホームにおける介護事故予防ガイドライン」[4] が提示され，さらに 2013（平成 25）年度に見直しが行われ[5]，介護事故予防とともに入居者の QOL の向上が目標に掲げられた。また同時期に介護療養型医療施設，療養型病院，全国老人保健施設協会においても，事故発生の防止および発生時対応の指針が打ち出された。

C 医療事故に関する高齢者特有のリスク要因

高齢者ケアの重要な役割として，危険を予測し，安全に過ごすことを支えることがあげられるが，高齢者は常に危険と隣り合わせである。

▶ **高齢者特有のリスク** 高齢者は加齢現象や疾患，障害に伴い，筋力の低下，認知機能の低下，免疫力の低下などの心身状態（表 1-7 参照）から，事故に至る危険性が高い。その状況を伴った高齢者が入院・入居をした場合，環境への不適応となることは容易に想像できる。その結果，高齢者はせん妄を起こしたり，認知機能が低下したり，状況判断力が低下したりという悪循環を引き起こす。また何かしらの認知機能障害をもちながら，身体合併症で入院・入居する高齢者も少なくない。認知機能低下，判断力低下に伴い，混乱を起こしたり，せん妄を起こしたりすることが医療事故につながることも多いと推測できる。

▶ **ケア提供者側のリスク** 一方，高齢者の医療事故の背景としては，医療機関や高齢者施設における人材（人手）不足もあげられるだろう。その点からも，看護職は「多重課題」などのヒューマンエラーを誘発しやすい要因と常に隣り合わせにあり，多くのストレスのなかで勤務している状態にある。また，医療施設，高齢者施設などでは 24 時間切れ目ないケアが行われており，そのなかで看護職は予測される事故予防の役割を担っている。

D 高齢者に起こりやすい事故とリスクマネジメント

以下に，施設や在宅を問わず，高齢者に起こりやすい医療事故を示す。

1. 表皮剝離

▶ **高齢者の特性** 表皮剝離の原因となる皮膚内出血や皮膚剝離は，加齢により皮膚が脆弱化するために起こる。ちょっとした摩擦や打撲でも起こりやすく，たとえば，ベッドから車椅子への移乗介助をする際に，手の甲が手すりに接触しても表皮剝離が発生する。また，絆創膏を外す際に皮膚も一緒に剝がれてしまうこともある。

▶ **表皮剝離の予防** 表皮剝離予防には，①高齢者の皮膚の状態を整える，②看護側のスキ

高齢者の理解
老年看護学とは何か
老年看護の理論・概念
保健医療福祉制度
高齢者の権利擁護
経過別にみた老年看護
外来における老年看護
治療における老年看護
地域・在宅における老年看護
10 リスクマネジメント

ルアップが必要になる。脆弱化した皮膚ケアとしては，①皮膚の湿潤化，②栄養状態の
チェック，③着衣の選択が必要である。一方，看護側のスキルとして，①移動・移乗動作
技術，②処置の見直し，③福祉用具の見直しが重要となる。

2. 転倒

▶ **高齢者の特性**　高齢者は転倒を生じやすいといわれている。その原因には，加齢による
身体バランスの悪さ，筋力低下，関節可動域の縮小，感覚器機能の低下があげられる。そ
して高齢者は骨強度が低下し骨粗鬆症もあるため，転倒により容易に骨折してしまう。

▶ **転倒の原因**　厚生労働省の 2019（令和元）年の国民生活基礎調査では，高齢者が介護を
必要とするようになった原因として「骨折・転倒」が第 4 位となっている。この骨折・転
倒は，施設・在宅の場を問わず起こっており，重篤化リスクも高いことが特徴である。

▶ **転倒の場所**　生田らの調査[6]によれば，1 万 3198 例の入院患者のうち 2.7％に入院中の
転倒が認められた。転倒場所は 76％がベッドサイドなどの病室内であった。事故報告書
の多くは看護職・介護職のミスが要因とされ，「見守りが徹底していなかった」「訪室が少
なかった」などがあげられていた。また，国民生活センターの調査[7]によれば，高齢者
の家庭内事故のきっかけで多いものは転落 30.4％，転倒 22.1％の順で（図 10-2），そのな
かでも階段での事故が最も多くなっている。65 歳以上では，家庭内事故により中等症以
上の危害を負った者の割合が 41.3％を占めていた（図 10-3）。

▶ **転倒の予防**　事故報告書の多くは看護職・介護職のミスであり，支援する側の体制もア
セスメントしておくことが重要だと考える。そして転倒要因は単独ではなく，複数の要因
が複雑にからみ合っていることも理解しておく必要がある。

　高齢者が安全に過ごしていくためには，本人・環境・支援体制の 3 方向からアセスメン
トしていくことが重要となる。生活環境（食事や排泄，入浴場所など）がその人にとって安全
であるか，対象者の危険認知能力，認知障害，記憶障害，見当識障害，視空間認知障害，
周辺症状などはどうか。そして支援する側の疾患の理解，技術などもモニタリングしてお
く必要がある。

3. 窒息

▶ **高齢者の特性**　高齢者は，加齢により嚥下機能が低下し，気管へ入った食物を咳嗽反射
で吐き出すことができずに窒息を招きやすい。また窒息に至らないまでも，食物や喀痰，
唾液が気管から肺へと移行し，誤嚥性肺炎を起こしやすい。

▶ **窒息の原因**　窒息による死亡者数を月別にみると，年間で最も多いのは 1 月，次いで 12
月と報告されている[8]。これは窒息を起こしやすい餅を食す機会が多いことが原因と考え
られる。窒息による死亡は，年間を通じて 85％以上が 65 歳以上で，特に 1 月には 65 歳
以上が約 90％を占めている。消費者庁と国民生活センターとの共同事業によるデータで
は，医療機関から寄せられた窒息などの事故の情報のうち 65 歳以上の事例（17 件）をみ

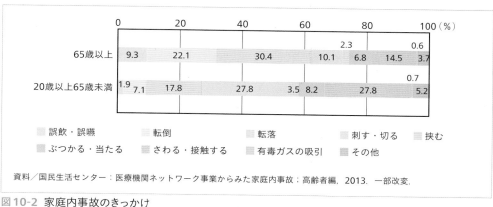

資料／国民生活センター：医療機関ネットワーク事業からみた家庭内事故：高齢者編，2013．一部改変．

図10-2 家庭内事故のきっかけ

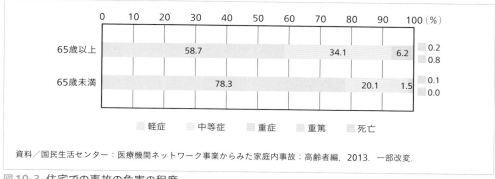

資料／国民生活センター：医療機関ネットワーク事業からみた家庭内事故：高齢者編，2013．一部改変．

図10-3 住宅での事故の危害の程度

ると，餅・だんごが7件と最も多く，次いでパン3件が続く[9]。これら窒息事故の原因となっているものには注意が必要である。

　なお，2022（令和4）年の日本人の死亡順位で第5位の肺炎は，実にその97.8％が高齢者であり，同じく第6位の誤嚥性肺炎に至っては，その98.8％が高齢者である[10]。

▶ **窒息・誤嚥性肺炎の予防**　窒息・誤嚥性肺炎の予防には，本人の摂食・嚥下状態の把握が必要である。①食物認知，②食事の取り込み，③咀嚼，④舌の状態と食塊形成，⑤舌の送り込み，⑥頸部硬直の有無，⑦嚥下，⑧消化機能，というプロセスの障害の有無をアセスメントする。嚥下訓練やアイスマッサージなどは効果的であると考えられる。

■ 4. やけど（熱傷）

▶ **高齢者の特性**　高齢者の場合，皮膚表面にある温度を感じる温覚の数が非常に少なくなり，皮膚も脆弱化してくる。そのため使い捨てカイロや湯たんぽ，ホットカーペット，こたつなどでも低温やけどをしやすくなる。病院・施設で使う超音波足浴器でも長時間使用で低温やけどを起こすことがある。また，高齢者がシャワーを使う際に熱い湯をかけてしまい，やけどを負った例もある。高齢者のやけどでは，若者に比べて皮膚が薄いため熱が

1 高齢者の理解
2 老年看護学とは何か
3 老年看護の理論・概念
4 保健医療福祉制度
5 高齢者の権利擁護
6 経過別にみた老年看護
7 外来における老年看護
8 治療における老年看護
9 地域・在宅における老年看護
10 リスクマネジメント

伝わりやすく，必然的に深くなり，重篤化しやすい。

▶ 熱傷の原因　死亡事故につながる危険性も高く，家庭内事故の死亡の原因で最も多いのは熱傷である。ろうそくの火が衣服に燃え移り熱傷で死亡，味噌汁をつくろうとしてガスコンロの火が寝巻きに着火し全身熱傷で死亡，浴槽で熱い湯に浸かったことによる死亡などの例が報告されている。「ストーブの火をつけたまま給油」「やかんを火にかけたまま忘れる」など，やけどがもの忘れや不注意に起因する傾向がある。

▶ 熱傷の予防　高齢者が自宅で使い捨てカイロや湯たんぽを使用する場合は，直接肌に当てず，必ずタオルなどで包んで使用することを伝える。湯たんぽでの熱傷は入院中でも認められるため，看護側のスキルとしても見直しを行う。また，電気毛布は就寝前に温めておき布団に入ったらスイッチを切ること，暖房便座の温度は中温以下にして長時間座らないことなどを心がけてもらう。

　自宅での調理は，かっぽう着のように袖口がすぼまった衣服で行うこと，調理器具は，高温になったり空焚きをしたりすると自動で消火する安全装置付きのものか，火を使わないIH調理器具への交換を検討することも，予防対策となる。

▌ 5. 溺死

▶ 高齢者の特性　高齢者では，不慮の事故による死亡が死因の第7位に位置する[11]。不慮の事故はその大半が交通事故以外によるものであり，そのなかでも家庭内での溺水・溺死の増加が目立っている。

▶ 溺水・溺死の原因　脱衣所と浴室の室温の差や湯温が高齢者の心臓機能に悪影響を及ぼし，血圧を大きく変化させ，それが意識障害や湯あたり（めまい，ふらつき含む）につながることによる。

▶ 入浴事故の予防　以下に入浴事故予防の注意点をあげる。
①脱衣所や浴室をあらかじめ暖め，入浴時の温度差を少なくする。
②浴槽は浅め（あるいは水位を低く）で半身浴が望ましく，縁に手をかけておく。
③ぬるめの温度（39〜41℃）で，長湯はしない。
④入浴後は水分を補給する。
⑤高齢者が入浴しているときは，家人や周囲の人が声かけするようにする。
⑥単身者の場合，出浴時に浴槽の栓を抜く習慣をつけるのも溺水の予防となる。

▌ 6. 感染症

▶ 高齢者の特性　介護老人保健施設（老健施設）をはじめとした高齢者施設では，免疫力が低下した高齢者が集団で生活しているため，感染症に対し常に注意が必要であることはいうまでもない。以下に主な感染症をあげておく。

・**インフルエンザ，かぜ症候群**：咳やくしゃみによって飛び散り，手指に付着したウイルスが，体内に入り込むことによって感染する（飛沫感染）。A型・B型インフルエンザウ

イルスによるものが最も重篤である。感染の度合いによって異なるが，潜伏期間2日〜1週間程度で，咳，鼻水に続き，頭痛，発熱，悪心（おしん）など様々な症状を呈する。さらに重症になると，意識障害や肺炎を起こし，死に至ることもある。高齢者の場合は重症になりやすく，複数の疾患を併せもっている場合は，死に至る割合も高くなる。インフルエンザの罹患（りかん）予防対策の基本は，休養とバランスのとれた栄養，不織布（ふしょくふ）製マスクの着用，流行前のワクチン接種などである。

- **新型コロナウイルス感染症**：新型コロナウイルス（SARS-CoV-2）はコロナウイルスのひとつである。一般的には飛沫・接触感染により感染する。主な症状に，発熱・空咳・倦（けん）怠感（たいかん）がある。

- **食中毒**：冬季に多くみられるノロウイルスなどの**ウイルス性食中毒**と，夏季にみられる**細菌性食中毒**がある。これらの感染経路のほとんどは経口感染であり，発熱・嘔吐（おうと）・下痢などの症状がみられる。

- **誤嚥性肺炎**（ごえんせい）：高齢者に多く，口腔内（こうくう）・喉頭（こうとう）の菌，胃から逆流した食物が気道内に進入して起きる。

- **日和見感染**（ひよりみ）：易感染者に起こる感染症で，院内感染症の一つ。特にメチシリン耐性黄色ブドウ球菌（MRSA）をはじめとする多くの薬剤耐性菌感染症がある。接触によって感染する。

- **疥癬**（かいせん）：院内感染症の一つ。ヒゼンダニの皮膚角質層内への寄生によって発症する。約1か月の潜伏期間で，皮膚に赤色の小丘疹やあずき大の結節がみられ，異常な瘙痒感（そうようかん）が現れる。高齢者はもちろん，糖尿病やがんの患者，またステロイド薬や免疫抑制薬を使用している人，栄養状態の悪い人などは重症化しやすい傾向にある。角化型疥癬（ノルウェー疥癬）は普通の疥癬が重症化したものであり，免疫力が低下した高齢者に多くみられる。既往歴を確認しておくことも必要である。

- **結核**：最近，高齢の結核患者が増える傾向にある。咳やくしゃみの飛沫に含まれた結核菌を吸い込むことによって発症する。症状としては，痰や咳が長く続き微熱を伴うほか，全身の倦怠感もみられる。

▶ 感染症の予防　高齢者は免疫低下から悪化が予測されるため，生活リズムなどの把握，呼吸器疾患や体力低下などもみていく必要がある。

II 高齢者における災害看護

わが国は災害大国であり，毎年のように災害に見舞われ多くの被災者を出している（表10-2）。記憶に新しいところでは，2011（平成23）年の東日本大震災や2016（平成28）年の熊本地震や2019（令和元）年の令和元年東日本台風（台風19号），2020（令和2）年の熊本県球磨川氾濫などがあり，広域にわたって甚大な被害をもたらした。地震，台風，豪雨，

1 高齢者の理解
2 老年看護学とは何か
3 老年看護の理論・概念
4 保健医療福祉制度
5 高齢者の権利擁護
6 経過別にみた老年看護
7 外来における老年看護
8 治療における老年看護
9 地域・在宅における老年看護
10 リスクマネジメント

表10-2 わが国における近年の大規模災害

災害名	発生年月	概要
東日本大震災	2011（平成23）年3月	日本観測史上最大のM9.0を記録。最大震度7。死者行方不明者1万8000人以上の甚大な被害をもたらした。特に大津波による被害が壊滅的で、三陸沿岸で遡上高39m超を記録。2019年には震災関連死が3700人を超えた。
御嶽山噴火	2014（平成26）年9月	長野県と岐阜県にまたがる御嶽山噴火による災害で、死者行方不明者63人、負傷者多数、山頂近傍の水蒸気爆発で多数の登山客を巻き込んだ。噴煙は一時上空1万mに達した。
平成27年9月関東・東北豪雨	2015（平成27）年9月	台風18号が東海地方に上陸、また台風17号が太平洋を北上。関東から東北・北海道にかけて2つの台風の影響で数十年ぶりの豪雨となり、東日本各地で河川が氾濫し、茨城県常総市では鬼怒川の堤防決壊により1万棟以上が浸水、豪雨全体で死者8人に及んだ。
熊本地震	2016（平成28）年4月	14日の前震（M6.5）で震度7を観測、16日の本震（M7.3）で熊本市・南阿蘇村などで震度6強を観測した。熊本市・宇城市・益城町・南阿蘇村などで全半壊数1000棟以上のほか、土砂崩れも多発。死者行方不明者50人以上に及んだ。
令和元年東日本台風	2019（令和元）年10月	関東・甲信・東北地方などで記録的な大雨となり、100人以上の死者を出した。台風としては初めて特定非常災害に指定され、特別措置法が適用された。
熊本県球磨川氾濫	2020（令和2）年7月	梅雨前線の停滞により、集中豪雨が起こり、一級河川が氾濫し、特別養護老人ホームに入居する高齢者多数が犠牲となった。

竜巻などの大規模災害は多くの命を奪い、また被災者の健康状態を悪化させるが、ここでは、災害に対する高齢者のリスク、あるいは被災した高齢者の健康・生活面の課題を考えたい。

Ⓐ 災害と災害看護

1. 災害

　災害対策基本法では災害を自然災害と人為災害に分類し、基本的には自然災害を優先して対応にあたる。自然災害は、大きく気象災害と地震・火山災害とに分けられる。人為災害には戦争やテロが含まれており、また鉄道・航空機・自動車などの交通機関の事故、原子力発電所や工場の爆発事故、有害物質の流出事故なども含まれる。2011（平成23）年に発生した東日本大震災に起因する原発事故は、自然災害と人為災害が複合した災害としてとらえることができる。

▶ 災害の定義　災害対策基本法では、災害を「暴風、竜巻、豪雨、豪雪、洪水、崖崩れ、土石流、高潮、地震、津波、噴火、地滑りそのほかの異常な自然現象または大規模な火事もしくは爆発そのほかその及ぼす被害の程度においてこれらに類する政令で定める原因により生ずる被害」と定められており、また政令で定める「放射性物質の大量の放出、多数の者の遭難を伴う船舶の沈没そのほかの大規模な事故」も含まれる。

2. 災害看護

▶ 災害看護の定義　日本災害看護学会では「災害に関する看護独自の知識や技術を体系的にかつ柔軟に用いるとともに，他の専門分野と協力して，災害の及ぼす生命や健康生活への被害を極力少なくするための活動を展開すること」と定義している。

B 高齢者のリスク

わが国の総人口は 2022（令和 4）年 10 月 1 日現在で 1 億 2494 万 7000 人，65 歳以上人口は過去最高の 3623 万 6000 人である。

厚生労働省の調査では 2025（令和 7）年には約 5 人に 1 人が認知症になるとの推計もあり，その多くが，施設などへの入居ではなく地域で暮らしていると推測される。これらの動向をふまえ，災害時に地域で暮らす高齢者をどのように支援するかということを，常に考えておくことは重要であろう。

高齢者の増加に伴い，近年，高齢者が被災する事例が多発している。その背景には，災害発生時に高齢者が避難するにあたっての課題が存在する。

1. 情報不足

高齢者の 3 割強は，自宅周辺における自然災害の危険がある場所を知らず，また避難経路・避難場所の存在を知らないといわれている。さらに避難場所などの防災情報についても，視覚や聴覚に障害がある，同居者がおらず伝達が遅れるなど，情報が入手しにくい状況が想定される。これは，災害発生直後に高齢者の避難を支援するための情報伝達が非常に困難な状態といえる。災害時の情報不足が，高齢者の被災を広げることにつながるため，災害発生時において高齢者が適切かつ迅速に避難できるように，地方公共団体は，避難情報を早期に確実な方法で提供・伝達することが重要である。

2. 避難支援の困難

災害発生時は高齢者の避難が困難な状況にある。たとえば，緊張すると足がうまく運べない，筋力低下がある，関節症があるなど，逃げ遅れる要因のある高齢者は多い。近隣の人の協力を得ながら，迅速な避難が行えるような支援体制づくりが必要である。

3. 生活拠点の変化への適応困難

被災の程度によっては，避難所への移動や一時的措置として入院・入所が行われる。健康時であっても，高齢者は新しい環境に適応しにくいという特徴がある。また，避難所などは集団での暮らしとなるため，個人に合わせたトイレの使用をはじめ室温や換気の調整も，非常に困難な状態となる。こうした生活の拠点の変化により，高齢者は容易に健康障

1 高齢者の理解
2 老年看護学とは何か
3 老年看護の理論・概念
4 保健医療福祉制度
5 高齢者の権利擁護
6 経過別にみた老年看護
7 外来における老年看護
8 治療における老年看護
9 地域・在宅における老年看護
10 リスクマネジメント

害や生活障害を起こしてしまう。しかし，高齢者は自らの不調を我慢し，あるいは適切に表現できず，慢性疾患が急性増悪したり，腸管感染症・呼吸器感染症が重度化したりと，悪循環を繰り返すこととなる。予防のためには，災害サイクルに則った災害看護の実践が重要である。

▌4. 災害関連疾患

東日本大震災の避難所で筆者が見かけたのは，生活空間がダンボールで仕切られつくられている光景であった。外はまだ雪がちらつき，非常に寒い時期だった。避難所では，一定の室温は保てず，水・食料の制限も多い。住みなれた家を離れ，他者との集団生活のなかで，毎日，豆腐の味噌汁，ごはん，さんまの缶詰などの食事が続く。トイレも思うように使えず，入浴も自由ではない。

このような生活が続けば，当然，脱水，尿路感染症，腸管感染症，呼吸器感染症，肺炎，深部静脈血栓症／肺塞栓症（エコノミークラス症候群）のリスクは高くなる。また，慢性疾患を抱えていればその服薬管理も不十分となり，症状が悪化したり，高齢者ゆえにせん妄が起こったりするリスクが高い。ここでは災害地でみられる主な疾患をあげる。

- **血栓塞栓症**：避難所生活では血栓塞栓症が多く認められる。血栓の要因は，動かないこと（避難所や車での生活），水分摂取の減少（ライフラインの遮断），ストレスによる血液凝固系の亢進などがあげられる。また，このような血栓は脳梗塞の発生につながる危険性が高い。避難生活で，いかに運動を取り込み，栄養バランスのとれた食事と，適度な水分摂取が行えるかが重要である。
- **循環器疾患**：東日本大震災後の4週間で，心不全，急性冠症候群，脳卒中が，いずれも震災前4週間と比べて有意に増加したとの報告がある。また震災直後，急激なストレスで心機能に負荷がかかり，壮年者・高齢者ともに血圧上昇が認められた。このように上昇した血圧は継続しやすいといわれている。そのため高血圧による脳出血や大動脈解離などは，災害後は長期的にフォローする必要がある。
- **消化性疾患**：ストレスが引き金となり，災害直後に出血性の消化性潰瘍が発生しやすい。
- **肺炎**：肺炎の患者数は災害後10～20日後がピークで，なかでも誤嚥性肺炎が多い（本章Ⅰ-D-6「感染症」参照）。建物の倒壊などによる粉塵が原因のものもある。
- **感染症**：災害時に注意すべき感染症は，急性呼吸器感染症（インフルエンザなど），感染性胃腸炎（ノロウイルスなど），皮膚創傷からくる感染症が主である（本章Ⅰ-D-6「感染症」参照）。特に高齢者は，避難時に生じた皮膚創傷により感染しやすいため，小さな傷口であっても清潔に保つことが重要である。熱感，発赤，腫脹，疼痛などの徴候があれば，医師の診察を受ける必要がある。
- **生活不活発病（廃用症候群）**：高齢者が外出する目的や手段がなく，避難所や住宅のなかで活動することなく過ごすことにより起こる。これは，筋力や関節のみならず，脳神経，感覚器，消化器，循環器などのあらゆる機能が低下する病態である。高齢者が日常生活

のなかで，役割をもって社会生活に参加できる支援が重要とされる。

C 災害サイクルにおける看護

災害看護は，災害直後における支援だけではなく，長期にわたり支援していくものである。災害時の看護の役割は災害の種類，時間軸，活動場所，機能や立場，支援参加状況でそれぞれ変化していく。時間軸で区分けをすれば，急性期，亜急性期，慢性期，復興期，静穏期に分けられる（図10-4）。ここでは，これらのサイクルを簡単に解説していく。

1. 災害発生期（災害発生時）

災害発生期は，その名のとおり災害発生時をいう。この段階では，看護師は看護師自身を含め，まわりの人の安全を確保していかなければならない。東日本大震災時でも，訪問看護師が療養者の命を救ったり，反対に一緒にいたことで共に命を落としたりというケースがみられた。

▶ 看護師の役割　看護師は，災害発生の瞬間は自分自身を守りながら，すぐに患者や利用者の安全を確保することが重要である。そして，看護師が直面している状況下で，できる限りの救護活動，ライフラインの確認をしていく。

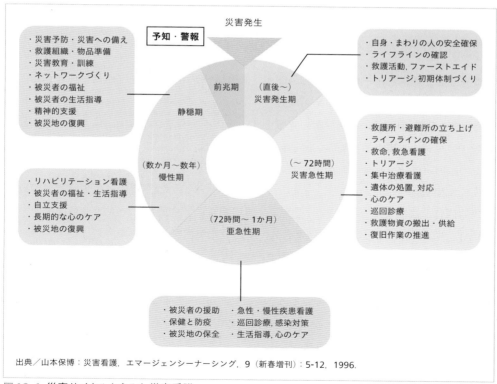

出典／山本保博：災害看護，エマージェンシーナーシング，9（新春増刊）：5-12，1996.

図10-4 災害サイクルからみた災害看護

1 高齢者の理解
2 老年看護学とは何か
3 老年看護の理論・概念
4 保健医療福祉制度
5 高齢者の権利擁護
6 経過別にみた老年看護
7 外来における老年看護
8 治療における老年看護
9 地域・在宅における老年看護
10 リスクマネジメント

具体的には，次のような対応が必要になる。

1 | 要医療者・要援護者への対応

まず在宅酸素療法，人工透析，胃瘻，吸引などの処置を行っている者，脳血管障害の後遺症者（ADLの自立性の低下，寝たきり），難病，糖尿病，心疾患，高血圧，がん（化学療法中），ストーマ造設，喘息，感染症，褥瘡，外傷などへの対応をする。必要な医療器具・器械の調達，薬剤の確保もしくは医療・介護施設への搬送などを行う。

また，認知機能，精神機能，感覚機能に障害がある者に対しては，落ち着いて避難行動がとれるように誘導する。家族・親族など安心できる人と共にいることができる居室の確保，もしくはケア施設への搬送の判断を行う。さらに，落ち着き，安心できるように声かけを行う。

2 | 環境整備

慣れない環境での転倒の危険性も高いため，環境整備（居室，トイレ，階段などの段差，照明など），居住空間のオリエンテーションを行う。

3 | 脱水・便秘のリスクへの早期対応

排泄・水分補給の保障を行い，いつでも安心して排泄できるトイレの確保，水分補給のための飲み物の確保・配給を手配する。

2. 急性期（災害発生〜72時間）

看護師は，通常ではない医療体制のなか，アセスメント，判断を即座に行いながら，高い技術を提供していくことが求められる。

▶ **看護師の役割**　①救護所・避難所の立ち上げ，②ライフラインの確保，③救命・救急看護，④トリアージ，⑤集中治療看護，⑥遺体の処置・対応，⑦心のケア，⑧巡回診療，⑨救護物資の搬出・供給，⑩復旧作業の推進があげられる。

▶ **災害派遣医療チーム（DMAT）**　上記の役割③〜⑤については，特に厚生労働省が認めた専門的研修・訓練を受けた医師・看護師・業務調整員で構成された災害派遣医療チーム（DMAT）が48時間以内に現場に派遣され，その役割が遂行される。

▶ **災害派遣精神医療チーム（DPAT）**　上記の役割⑦は厚生労働省が認める災害派遣精神医療チーム（DPAT）が担い，被災地域の精神保健医療ニーズの把握，ほかの保健医療体制との連携，各種関係機関などのマネジメント，専門性の高い精神科医療の提供と精神保健活動の支援を行っていく。このような活動を行うために，都道府県および政令指定都市が災害派遣精神医療チームを組織している。

▶ **急性期での高齢者のリスク**　この時期の高齢者のリスクには以下のようなものがある。

❶**低栄養・栄養の偏り**：原因をアセスメントし対処する。

❷ライフライン途絶による浴室での入浴困難：保清用具の調達，自衛隊支援による風呂，近隣の保健・福祉施設，保養所，旅館などの風呂の利用を促す。

❸食中毒・感染性胃腸炎の発生

❹かぜ症候群，インフルエンザ，肺炎など呼吸器感染症の発生

❺精神的リスク：自宅や家族の流失・破壊，自宅と異なる不自由かつプライバシー保護が確保されない生活，狭小化した対人関係，見通しがつかない将来への不安，多種多様なボランティアの調査・応対の必要性などによる精神的ストレス。地域の福祉協議会などと連携を図り，多種多様なボランティアによるストレス回避をし，ボランティアの活動状況の把握をする。また，災害派遣精神医療チーム，自治体や医療機関による心のケアチームとの協力を図る。

❻基礎疾患の悪化や新たな疾患や病状などの発生：脱水予防，高血圧のコントロール・血圧測定，服薬，呼吸器疾患に対する対策（喘息，COPD，サルコイドーシス，粉塵など）を図る。

❼創傷関連感染症および破傷風の発生

❽認知機能，精神機能に障害がある人の病状悪化，周囲への影響拡大：福祉避難所対応が必要な人の抽出，移動手続きの手伝い，薬物管理の見守り，環境調整を行う。

次の亜急性期も，このリスクが引き続き起きる可能性が高いため，同様に観察を行っていく。

3. 亜急性期（災害発生72時間〜1か月）

救助された重症患者に対しての集中治療はもちろん必要であるが，集団感染，栄養バランスの低下，慢性疾患の急性増悪，急性のストレス障害を起こしやすい時期であるため，こうした問題にも対応する必要がある。また，深部静脈血栓症／肺塞栓症（エコノミークラス症候群）のリスクも高く，特に高齢者が多く発症する。これらの予測される健康問題をより早く抽出し，予防的に看護実践をしていかなければならない。

▶ **看護師の役割** ①被災者の援助，②保健と防疫，③被災地の保全，④急性・慢性疾患看護，⑤巡回診療，⑥感染対策，⑦生活指導，⑧心のケアがあげられる。

4. 慢性期（災害発生数か月〜数年）

慢性期になると，生活の拠点が避難所から仮設住宅へ移るという変化がある。被災者は再度環境の変化に適応していかなければならない。不十分な復興では，生活調整の準備が整わず，ストレスが過大になる危険性も考えられる。また，慢性期に突入していくと，マスコミでも取り上げられることが少なくなり，地域社会が孤立した状態になりやすい。

▶ **看護師の役割** ①リハビリテーション看護，②被災者の福祉・生活指導，③自立（自律）支援，④長期的な心のケア，⑤被災地の復興があげられる。

▶ **慢性期での高齢者のリスク**

❶ **新たな住居環境への適応を迫られることでのストレス・不適応状態**：新たな対人関係構築

高齢者の理解 1

老年看護学とは何か 2

老年看護の理論・概念 3

保健医療福祉制度 4

高齢者の権利擁護 5

経過別にみた老年看護 6

外来における老年看護 7

治療における老年看護 8

地域・在宅における老年看護 9

リスクマネジメント 10

への支援，元の生活環境に戻れないことへの精神的ダメージへの対応，生きがい，楽しみの喪失への対応を行う。

❷**基礎疾患の悪化，新たな疾患発症，受診行動の遅れ**：健康状態の把握，適切な受診行動への配慮，孤独死を防ぐための見守りを行う。

❸**PTSD（心的外傷後ストレス障害）の発症**

❹**必ずしも快適でない仮設住宅での生活の長期化と支援減少に伴う不便**：暑さ，寒さへの対応，閉じこもり（活動範囲・対人関係の狭小化）への対応，活動性低下（ADL・IADL の低下，買い物・調理・摂食意欲の低下）の予防を行う。

❺**新たな住居への移転予測に伴う精神的ストレス**

▌ 5. 静穏期（災害発生から数年経過後）

静穏期（せいおんき）は，災害発生から数年経過し，地域社会が再建し，被災者らが以前のような生活に戻りつつある時期である。今後の災害に向けた支援が重要な視点となる。

▶ **看護師の役割** ①災害予防・災害への備え，②救護組織・物品準備，③災害教育・訓練，④ネットワークづくり，⑤被災者の福祉，⑥被災者の生活指導，⑦精神的支援，⑧被災地の復興などがあげられる。

▶ **静穏期での高齢者のリスク** この時期の高齢者のリスクには以下のようなものがある。

❶**新たな住居環境への適応を迫られることでのストレス**：新たな対人関係構築への支援，生きがい喪失を防ぐ支援など，不適応状態が生じないような支援を行う。このほか，楽しみの喪失への対応，閉じこもり（活動範囲・対人関係の狭小化）への対応，活動性低下（ADL・IADL の低下，買い物・調理・摂食意欲の低下）の予防を行う。

❷**基礎疾患の悪化，新たな疾患発症，受診行動の遅れ**：健康状態の把握，適切な受診行動への配慮，孤独死を防ぐための見守りを行う。

❸**PTSD（心的外傷後ストレス障害）の発症**

▶ **災害への備え** 再度の災害発生に備え，各医療機関は組織のネットワークや役割を明確化し，組織内外での具体的な担当の確認をしておく。さらに，関係部署や機関や団体，住民組織などとの連絡網を整備し，情報伝達の方法について確認を行うことも災害への備えとして重要である。

＊＊＊

▶ **看護師自身の健康** 看護師は，このような災害サイクルに沿った看護実践を行っていくが，そのためには前提として看護師自身の心や健康の自己管理ができている必要がある。被災者は多くの傷を心身に受けている。そのため多くのことを表現し，看護師はそれを受けとめていくが，それにより看護師の心やからだにダメージを受けることもある。被災者と看護師の双方が，より健康的に過ごせるためには，看護師の自己管理が重要であり，ここでも災害サイクルに沿った看護実践が必要である。看護師は，高齢者のもつ疾患のほかにも個人の性格や置かれている生活環境など，多くのアセスメントと判断を行い，支援に

あたっていかなければならない。もちろん心のケアも十分に行っていく必要がある。

文献

1) 米国医療の質委員会，医学研究所著，医学ジャーナリスト協会訳：医療の質；谷間を越えて21世紀システムへ，日本評論社，2002.
2) 日本医療機能評価機構医療事故防止事業部：医療事故情報収集等事業2022年年報，2023.
3) 寺井敏，多田斉：ケアミックス型高齢者医療の現状；医療事故内容の分析，日本老年医学会雑誌，47（6）：578-584，2010.
4) 三菱総合研究所：特別養護老人ホームにおける介護事故予防ガイドライン，平成18年度厚生労働省老人保健事業推進費等補助金（老人保健健康増進等事業分），2007.
5) 三菱総合研究所：特別養護老人ホームにおける介護事故予防ガイドライン，平成24年度厚生労働省老人保健事業推進費等補助金（老人保健健康増進等事業分），2013.
6) 生田悦子，他：当院における入院患者の転倒転落予防のための実態調査，大津市民病院雑誌，7：26-30，2006.
7) 国民生活センター：医療機関ネットワーク事業からみた家庭内事故；高齢者編，2013. http://www.kokusen.go.jp/news/data/n-20130328_3.html（最終アクセス日：2016/5/16）
8) 消費者庁：高齢者の餅による窒息事故に気を付けて！，2013.
9) 前掲7).
10) 厚生労働省：令和4年人口動態統計.
11) 前掲10).

参考文献

・長寿科学振興財団：入浴事故. https://www.tyojyu.or.jp/net/byouki/kango/nyuyokujiko.html（最終アクセス日：2020/11/12）
・認知症介護研究・研修仙台センター監：避難所での認知症の人と家族支援ガイド；支援者用，平成24年度老人保健事業推進費等補助金（老人保健健康増進等事業）「災害時における在宅認知症者の避難所での具体的な支援方法のあり方に関する研究事業」，認知症介護研究・研修仙台センター，2013.
・兵庫県立大学地域ケア開発研究所：災害看護. https://www.u-hyogo.ac.jp/academics/research/chiiki/index.html（最終アクセス日：2020/11/12）

1 高齢者の理解
2 老年看護学とは何か
3 老年看護の理論・概念
4 保健医療福祉制度
5 高齢者の権利擁護
6 経過別にみた老年看護
7 外来における老年看護
8 治療における老年看護
9 地域・在宅における老年看護
10 リスクマネジメント

1 人口の高齢化に関連した指標の説明で正しいのはどれか。 　(101回 AM58)

1. 60歳以上の人口割合を高齢化率という。
2. 老年人口が35%を超えると超高齢社会である。
3. 高齢化社会から超高齢社会への所要期間を倍加年数という。
4. 生産年齢人口に対する老年人口の比を老年人口指数という。

2 加齢に伴う呼吸循環機能の変化について正しいのはどれか。 　(102回 AM62)

1. 残気量は変化しない。 　　　　2. 肺の弾性は低下する。
3. 左心室壁は薄くなる。 　　　　4. 安静時の心拍出量は増加する。

3 高齢者から生活史を聴取する方法として適切なのはどれか。 　(101回 AM58)

1. 家族の承諾を必須とする。 　　　2. 認知機能の評価尺度を用いる。
3. 事実とは異なる部分を修正する。 　4. 高齢者自身の生きてきた時代背景を聴く。

4 介護老人保健施設の設置目的が定められているのはどれか。 　(106回 PM9)

1. 介護保険法
2. 健康保険法
3. 地域保健法
4. 老人福祉法

5 養護者による虐待を受けたと思われる高齢者を発見した者が，高齢者虐待の防止，高齢者の養護者に対する支援等に関する法律（高齢者虐待防止法）に基づき通報する先として正しいのはどれか。 　(107回 AM60)

1. 市町村
2. 警察署
3. 消防署
4. 訪問看護事業所

6 成年後見制度で正しいのはどれか。 　(96回 AM114)

1. 家庭裁判所は保佐人を選任できない。
2. 施設入所の契約は後見人に依頼できない。
3. 判断能力のあるうちに後見人を指定できる。
4. 寝たきり高齢者の増加によって設けられた制度である。

7 80 歳の男性が終末期を迎えた 70 歳の妻を介護している。

今後，必要となるグリーフケアで適切でないのはどれか。 (98 回 PM66)

1. 男性の健康状態を把握する。
2. グリーフケアは妻の死亡後に開始する。
3. 身内を亡くした人のサポートグループを紹介する。
4. 男性が希望すれば妻の思い出を語り合う機会を設ける。

8 小規模多機能型居宅介護で正しいのはどれか。 (103 回 PM58)

1. 都道府県が事業者を指定する。
2. 介護給付の施設サービスの 1 つである。
3. 1 日あたりの利用定員は 19 人以下である。
4. 要介護者の状態に応じて短期間の宿泊が可能である。

▶ 答えは巻末

1 　　　　解答 4

×1：高齢化率とは，総人口に占める65歳以上の人口（老年人口）の割合をいう。

×2：高齢化率7％以上を高齢化社会，14％以上を高齢社会，21％以上を超高齢社会という。

×3：高齢化率7％から14％に達するまでに要した期間を倍加年数という。日本の倍加年数は24年（1970～1994年）であった。

○4：老年人口指数は，生産年齢人口（15～64歳）に対する老年人口（65歳以上）の比率である。

2 　　　　解答 2

×1，○2：老年期には，肺胞の減少や肺の弾力性低下，胸郭を動かす肋間筋が硬くなることなどにより，残気量の増加がみられる。

×3：加齢により，心筋線維の増大に基づく心臓の肥大が起こる。左心室壁はもともと右心室壁より厚いが，加齢によって薄くなることはない。

×4：加齢により，心臓のポンプ機能が低下し，運動時に収縮機能や心拍出量の低下が起こる。ただし高齢者でなくても，通常は安静時には心拍出量は増加しない。

3 　　　　解答 4

×1：本人の承諾が得られれば聴取は可能である。家族の承諾は必須とはいえない。

×2：生活史の聴取には，認知機能の評価尺度は関連しない。

×3：あくまで個人の生活史を聴取するため，本人から聴いた事柄は，そのまま受け止めることが望ましい。

○4：高齢者個人に対し，生まれてから今日までの生活史を聴取する際には，本人が生きてきた時代背景も同時に聴くことで，理解度がより深まる可能性がある。

4 　　　　解答 1

○1：介護保険法に介護老人保健施設の設置目的が定められている。

×2：健康保険法は，労働者とその被扶養者の健康保険制度について定めた日本の法律である。

×3：地域保健法は，地域保健対策の推進に関する基本指針，保健所の設置，その他地域保健対策の推進に関する基本事項を定め，地域保健対策が地域において総合的に推進されることを確保し，地域住民の健康の保持・増進に寄与することを目的として制定された法律である。

×4：老人福祉法は，高齢者に対して心身の健康の保持や生活の安定のために必要な措置を講じ，高齢者の福祉を図ることを目的として制定された法律である。

5 　　　　解答 1

○1，×2，3，4：高齢者虐待の防止，高齢者の養護者に対する支援等に関する法律（高齢者虐待防止法）第7条では「養護者による高齢者虐待を受けたと思われる高齢者を発見した者は，当該高齢者の生命又は身体に重大な危険が生じている場合は，速やかに，これを市町村に通報しなければならない」と定めている。

6 　　　　解答 3

○3，×1，2，4：成年後見制度は，①法定後見制度，②任意後見制度，の2つに大別される。法定後見制度では高齢者の判断能力に応じて補助・保佐・後見の3つの類型に分けられ，家庭裁判所の手続きにより，それぞれに補助人，保佐人，後見人とよばれる援助者が選任される。一方，任意後見制度は当事者本人の判断能力のあるうちに後見人を指定し，支援内容を決め，契約を結ぶものである。任意後見契約を締結するには，公証人役場で公正証書を作成する必要がある。

<u>**7**</u>　　　　　　　　　　解答 **2**

○**1, 3, 4**：適切なグリーフケアである。
×**2**：グリーフ（grief）とは悲嘆の意であり，家
族や友人など，愛する人を亡くしたときに，そ
の悲嘆を乗り越えようとする死の受容プロセス
である。これを支援するのがグリーフケアで，
死亡前のターミナル期から開始する。

<u>**8**</u>　　　　　　　　　　解答 **4**

小規模多機能型居宅介護とは，要介護状態に
なっても，住み慣れた自宅や地域で生活ができ
るよう，「通い」を中心に，その時々の容体や
希望に応じて，「訪問」と「泊まり」を組み合
わせて活用できるサービスである。

×**1**：介護保険法における居宅サービス事業お
よび居宅介護支援事業を提供する者は都道府県
知事から指定を受けるが，地域密着型の小規
模，多機能事業の場合は，市町村から指定を受
けることとなっている。
×**2**：地域密着型サービスの一つである。
×**3**：小規模多機能型居宅介護事業所の登録定
員は 29 人で，1 日当たりの通所サービスの利
用定員は最大 18 人以下（登録人数等による），泊
まりは 9 人以下と定められている。
○**4**：選択肢のとおり。

索引

新体系看護学全書

老年看護学 ❶

老年看護学概論／老年保健

		定価（本体 2,000 円 + 税）
2002 年 11 月 29 日	第 1 版第 1 刷発行	
2006 年 12 月 13 日	第 2 版第 1 刷発行	
2012 年 11 月 30 日	第 3 版第 1 刷発行	
2016 年 12 月 7 日	第 4 版第 1 刷発行	
2020 年 11 月 30 日	第 5 版第 1 刷発行	
2024 年 1 月 31 日	第 5 版第 4 刷発行	

〈検印省略〉

編　集｜亀井　智子©

発行者｜亀井　淳

発行所｜株式会社　メヂカルフレンド社

https://www.medical-friend.jp
〒 102-0073　東京都千代田区九段北 3 丁目 2 番 4 号　麹町郵便局私書箱 48 号
電話｜（03）3264-6611　振替｜00100-0-114708

Printed in Japan　落丁・乱丁本はお取り替えいたします
ブックデザイン｜松田行正（株式会社マツダオフィス）
印刷｜（株）太平印刷社　製本｜（株）村上製本所
ISBN 978-4-8392-3372-3　C3347

000627-026